# GUIDE MÉDICAL DE L'ENFANT

maladies et symptômes

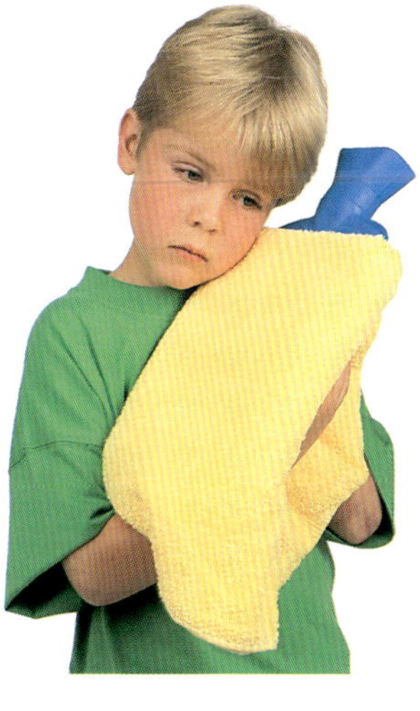

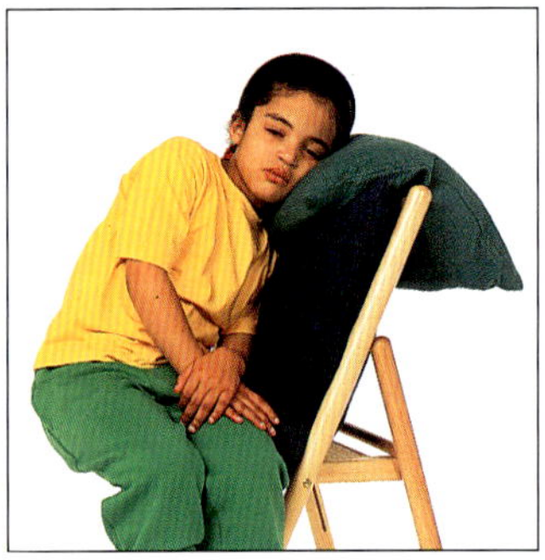
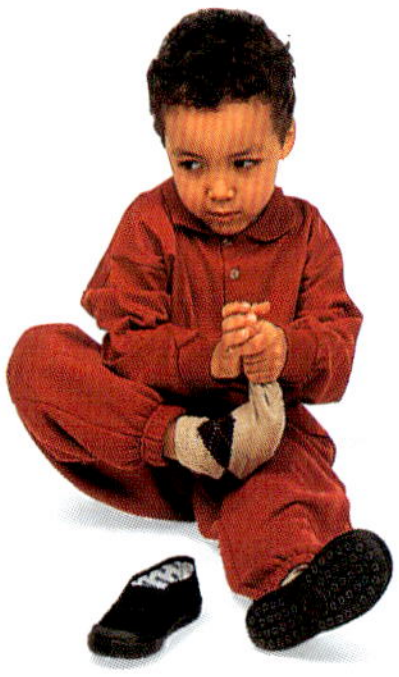
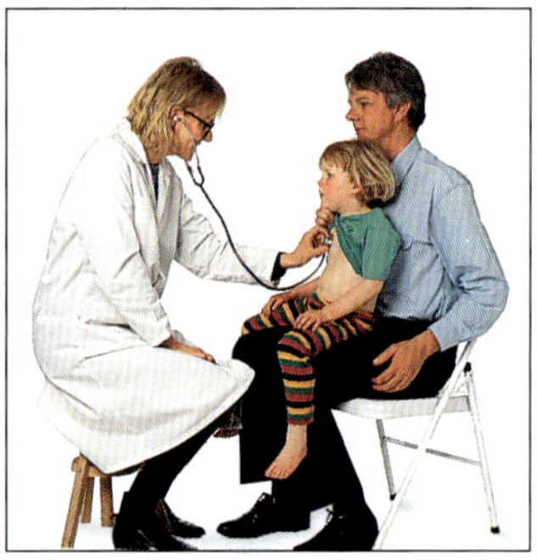
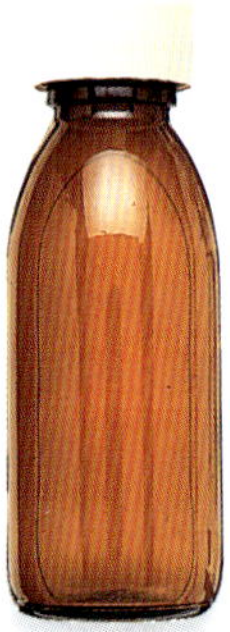
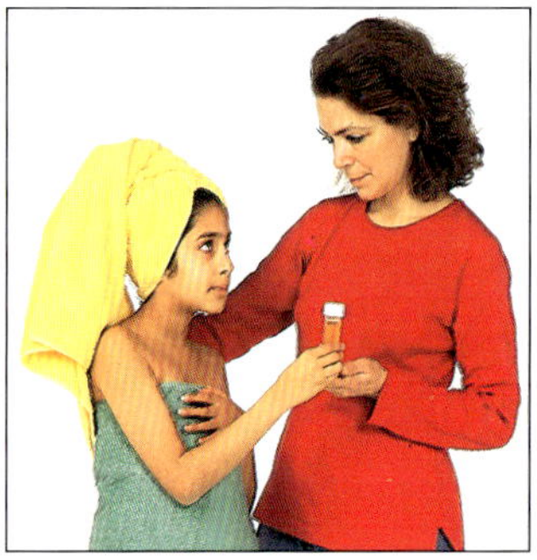
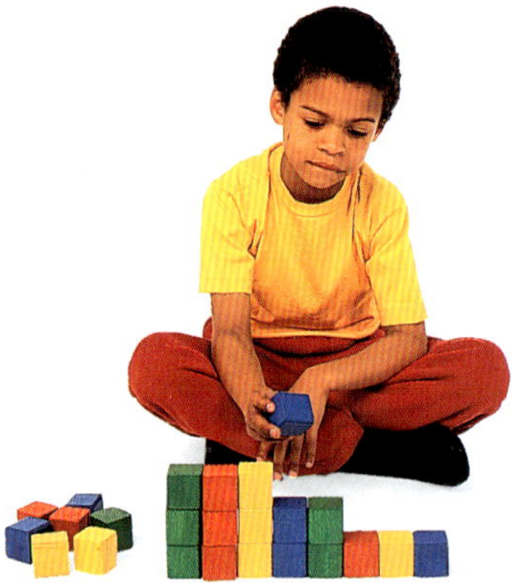
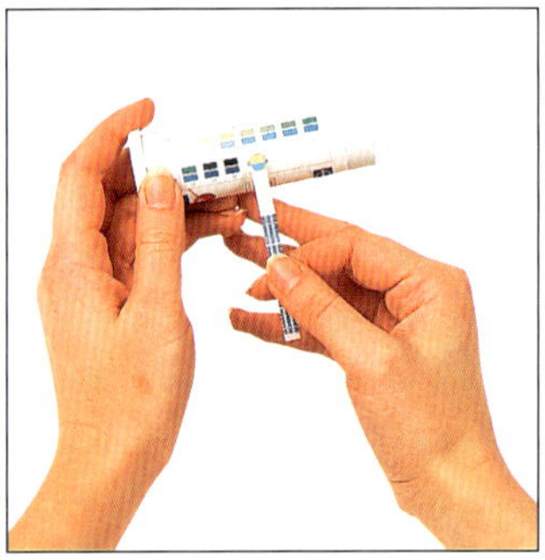
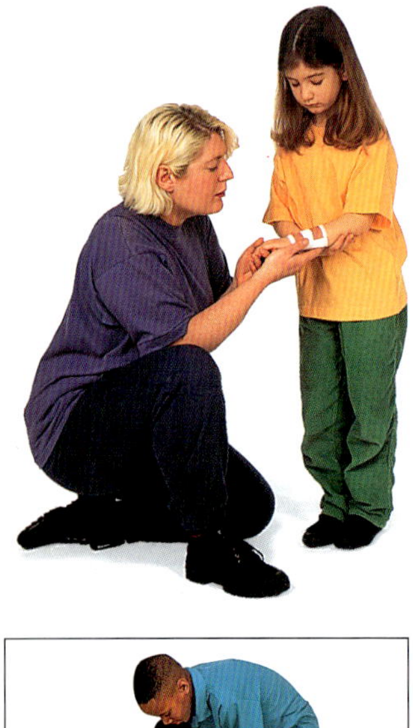
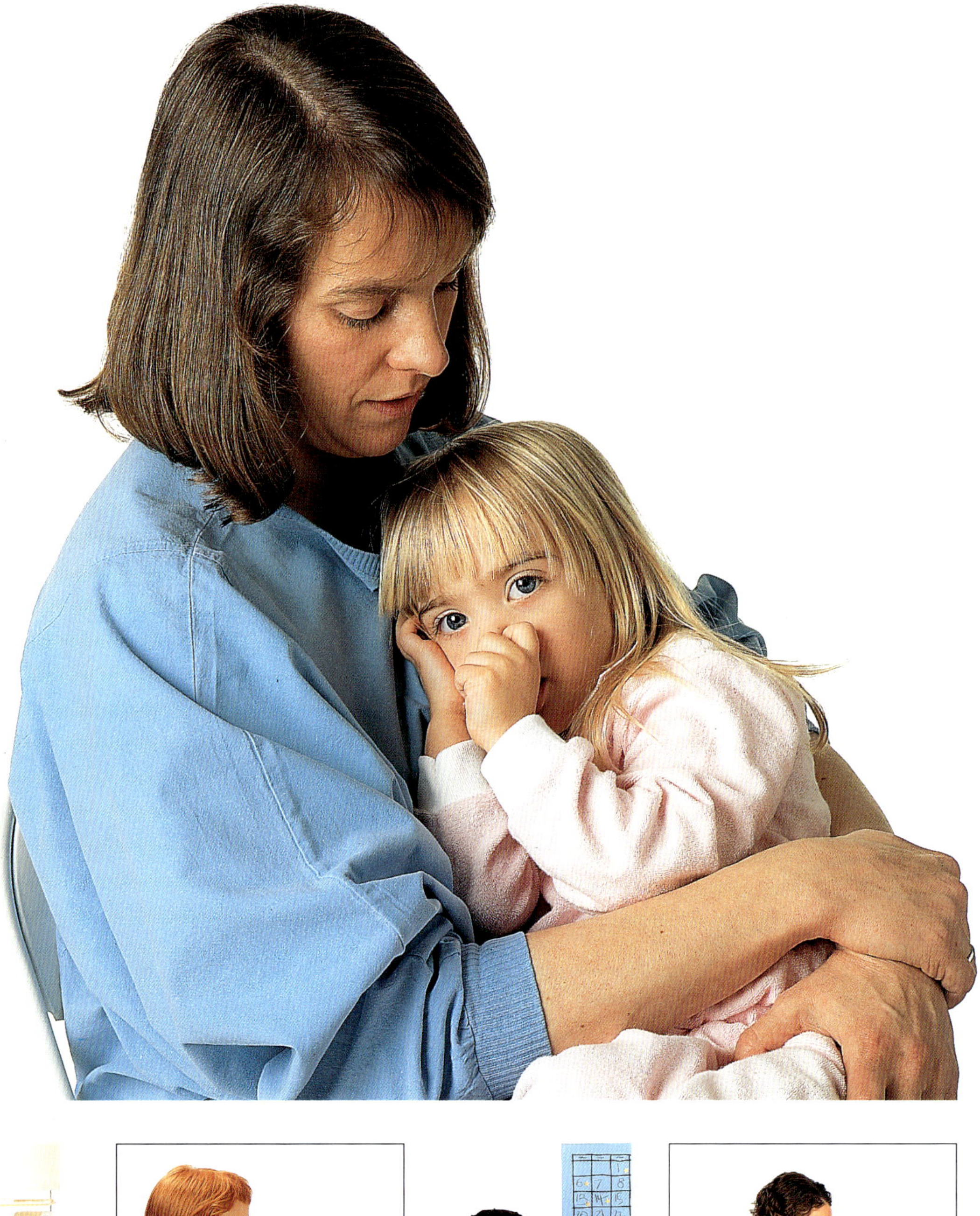
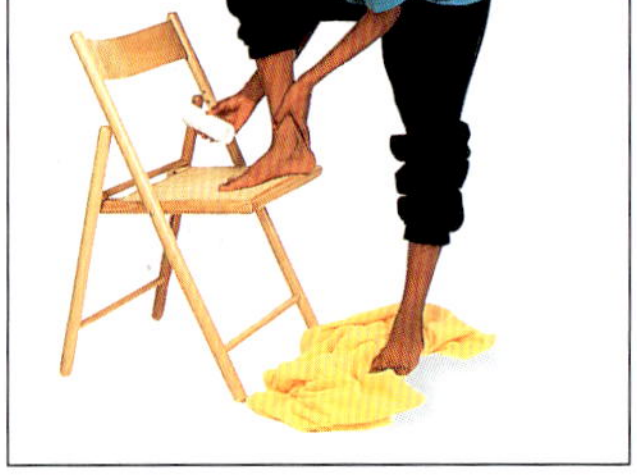
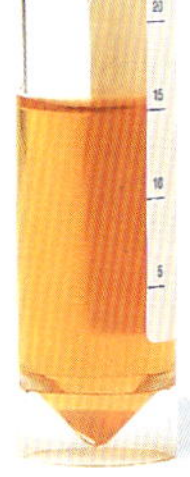
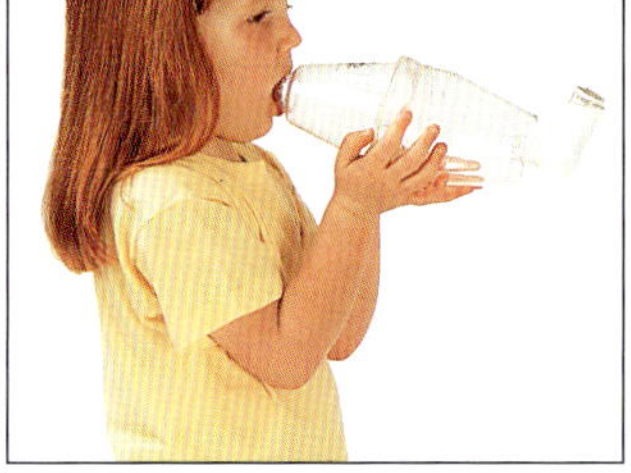
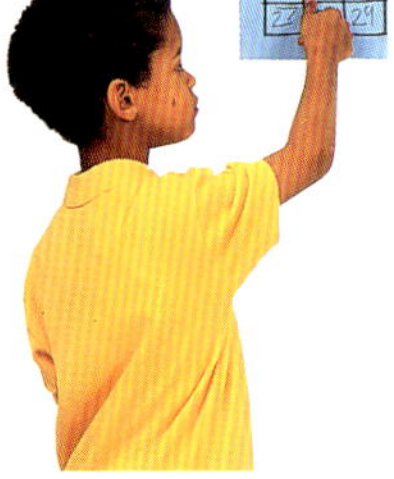
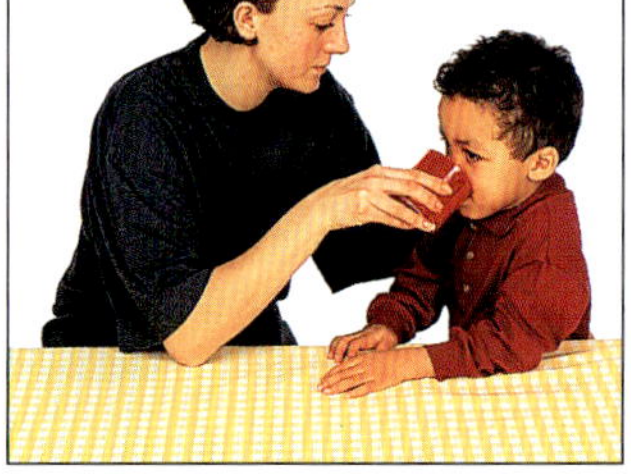

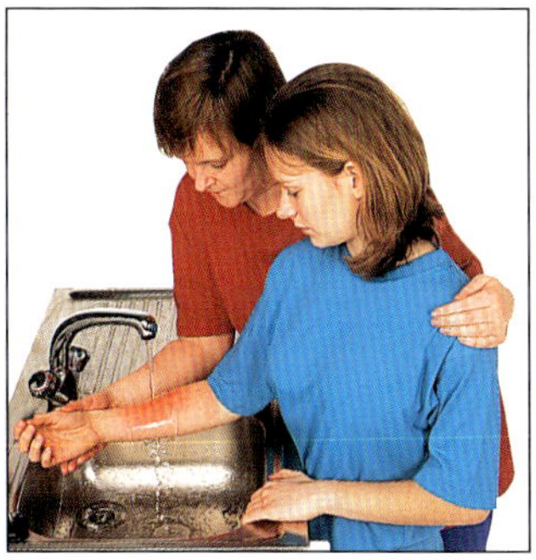
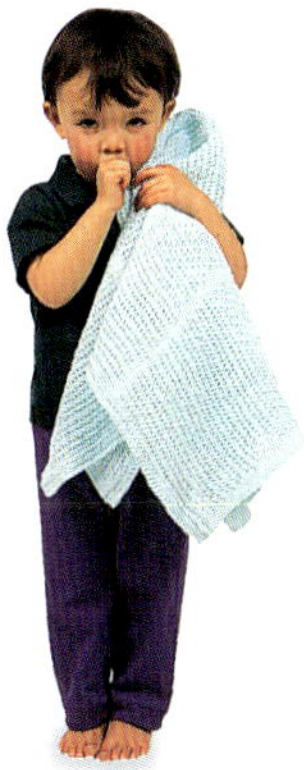
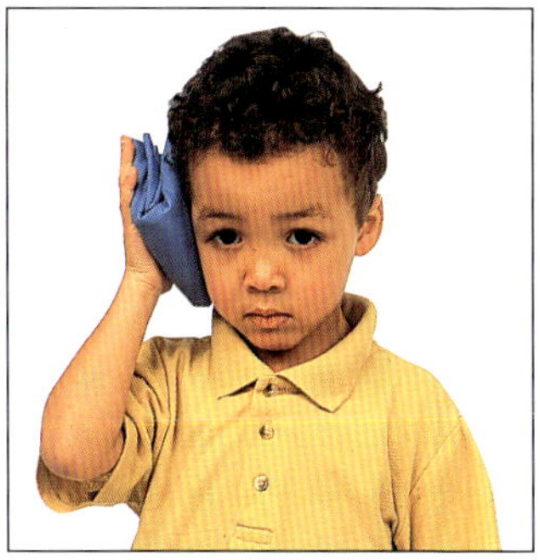
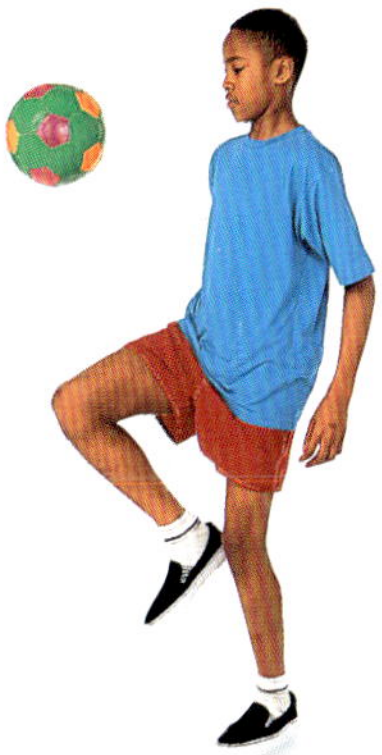
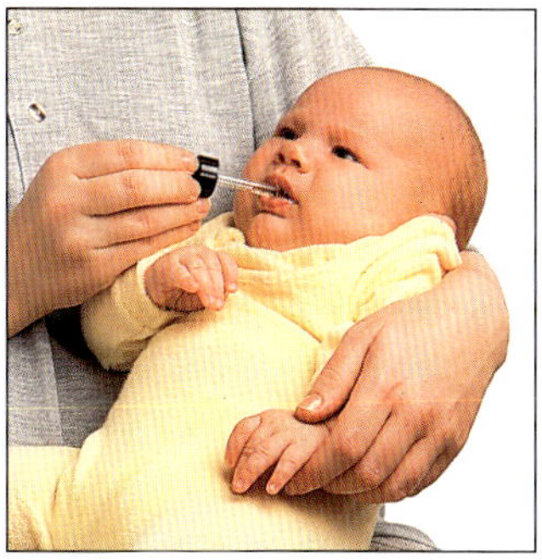

# GUIDE MÉDICAL DE L'ENFANT

## maladies et symptômes


Docteur Bernard VALMAN

Préface du

Docteur Véronique GAGEY


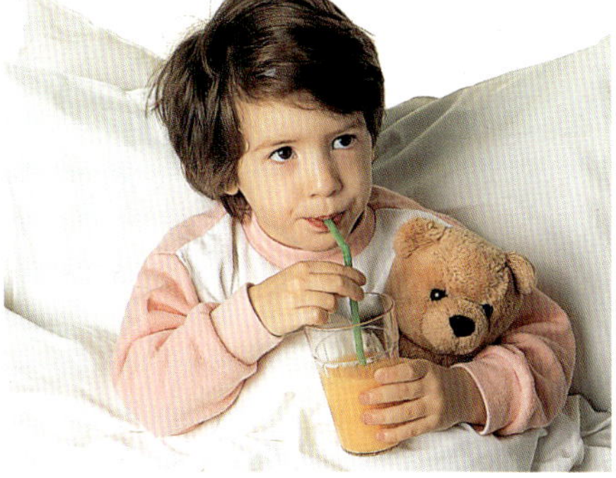
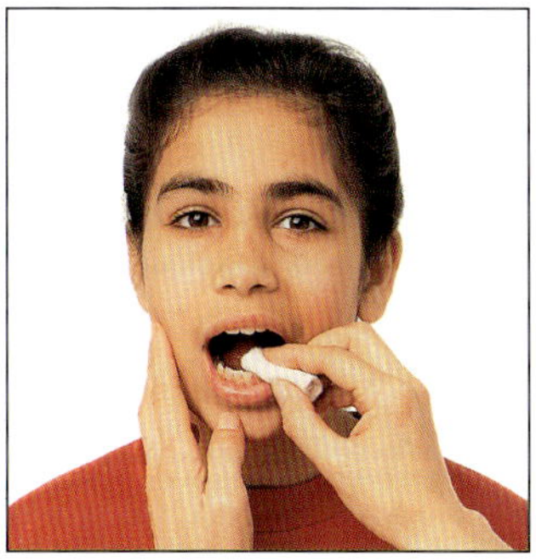
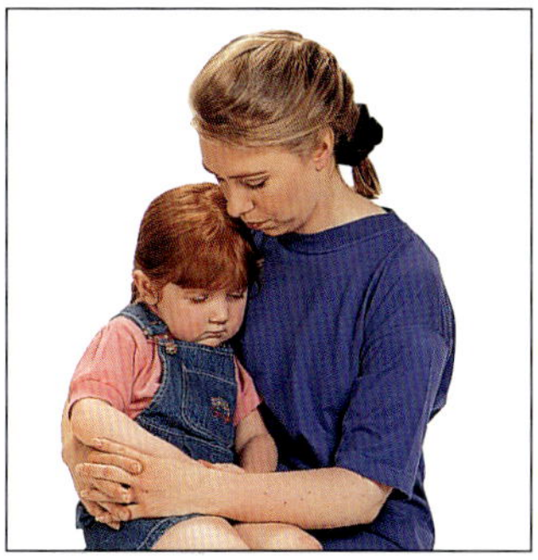


LAROUSSE

21 Rue du Montparnasse 75283 Paris cedex 06

*Conseil scientifique :* docteur Véronique Gagey,
pédiatre attachée à l'hôpital Necker Enfants Malades

*Coordination éditoriale :* Édith Ybert, Youna Brésolin-Duhamel
avec le concours de Cécile de Laubier

*Lecture-correction :* Chantal Barbot

*Fabrication :* Tatiana Nadin

*Composition :* SCCM

*Réalisation :* SR Édition

Malgré tout le soin apporté à la rédaction du *Guide médical de l'enfant,* une erreur aura pu s'y glisser. Nous ne saurions être tenus pour responsables de ses conséquences ou d'une interprétation erronée, car, rappelons-le, aucun livre ne peut remplacer l'avis du médecin.



Distributeur exclusif au Canada : les Éditions Françaises, Inc.

# PRÉFACE

Que faire lorsque mon enfant est malade, qu'il a de la fièvre, des boutons, la diarrhée, lorsqu'il vomit, tousse, pleure, s'agite, s'il est tombé ou s'est blessé ? Comment le nourrir, le comprendre, surveiller sa croissance, ne pas négliger un problème ? Comment prévenir un accident ou faire face à une situation grave et urgente ? Comment discerner s'il faut solliciter le médecin qui suit l'enfant régulièrement, l'appeler à nouveau, de toute urgence ? Questions diverses que se posent les parents.
Ce livre tente d'aider les parents à répondre à ces questions. Sa vocation n'est pas de se substituer au médecin généraliste ou au pédiatre, mais plutôt de préparer les parents à faire face efficacement à des situations préoccupantes.
Une première partie, avec un système de renvois simple et clair, permet, à partir de symptômes aisément reconnaissables à la maison, d'orienter vers une pathologie et de faire la différence entre des problèmes mineurs et des situations graves. Les premiers évoluent spontanément ou avec l'aide de remèdes simples, alors que les secondes nécessitent une prise en charge urgente. La deuxième partie, par une présentation rapide et précise des maladies, procure aux parents et à l'enfant, une fois le diagnostic médical établi, un complément d'informations qui peut servir à éclairer le dialogue instauré avec le médecin sur les causes, la gravité, le traitement et l'évolution de la maladie.
En feuilletant et en lisant attentivement ce livre, les parents se prépareront avec bon sens et intelligence à la responsabilité qui leur incombe dès la naissance de leur enfant.

Docteur
Véronique GAGEY

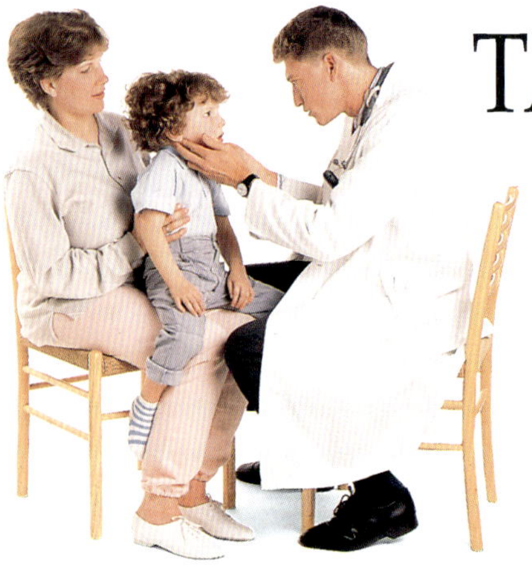

# TABLE DES MATIÈRES

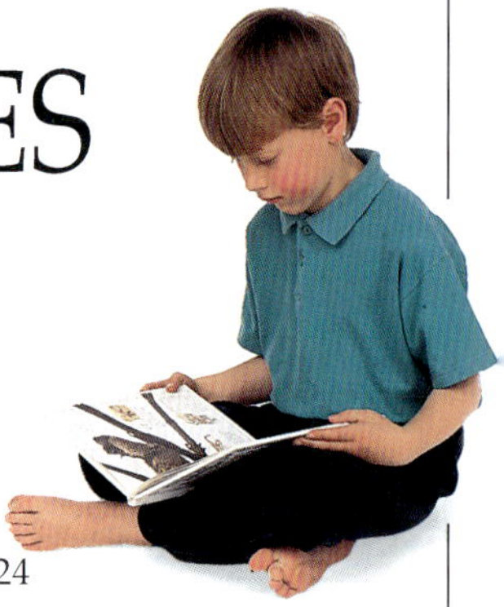



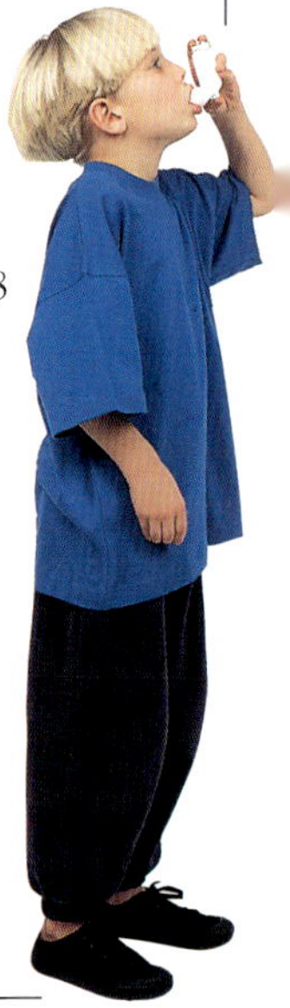

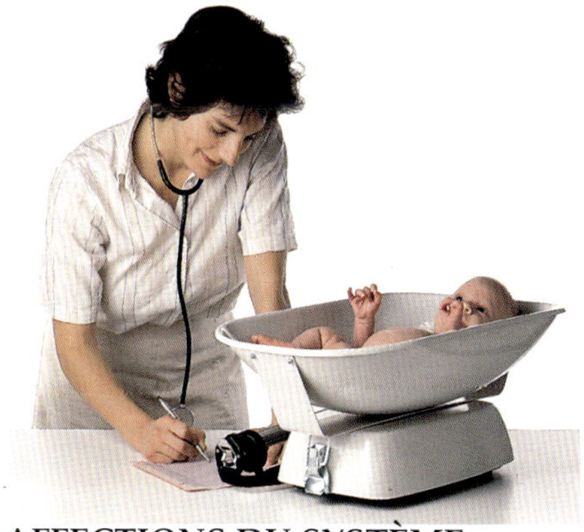



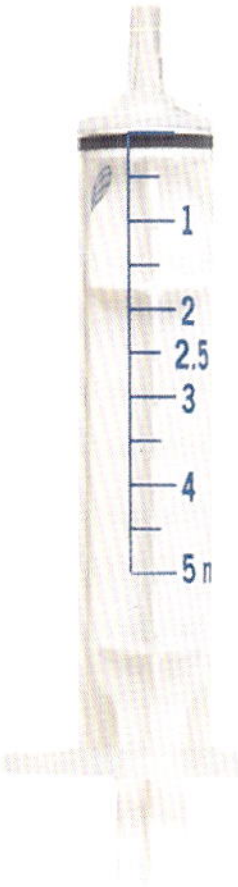
1
2
2.5
3
4



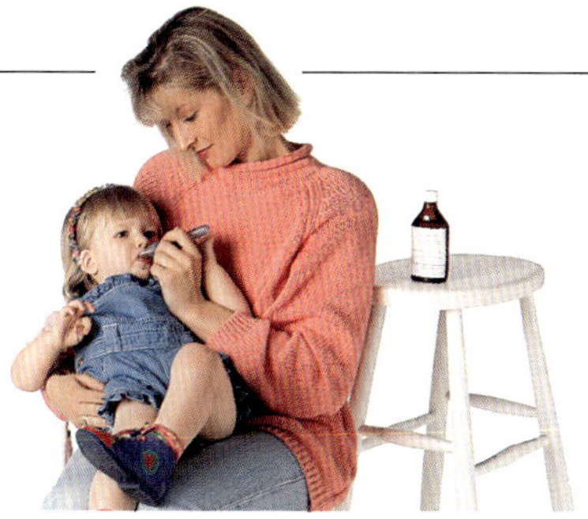



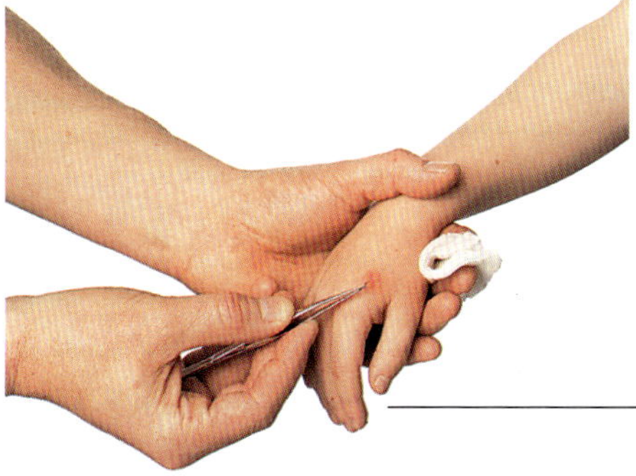

# COMMENT UTILISER CE LIVRE

Cet ouvrage, divisé en quatre parties, est destiné à mieux vous faire connaître le corps de l'enfant, son fonctionnement et ses maladies. La première partie donne des connaissances de base sur l'anatomie, la croissance et le développement. La deuxième partie est constituée des « fiches des symptômes » ; si votre enfant est malade, ces fiches en forme de questions et réponses vous aideront à en rechercher la cause éventuelle et à savoir si vous devez faire appel au médecin. La troisième partie décrit en détail plus de 140 maladies. La dernière partie est consacrée aux techniques des premiers secours et aux urgences.

***Le corps de votre enfant***
*La première partie du livre présente l'anatomie, la croissance et le développement de l'enfant, avant de donner des conseils concernant sa sécurité et sa santé. Les problèmes spécifiques au nourrisson sont traités à la fin de cette première partie.*

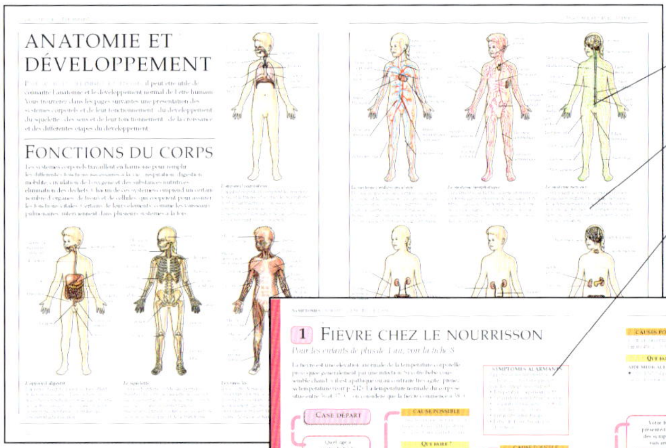


*L'anatomie de l'enfant est présentée sous forme de dessins légendés*

*Un texte clair donne des connaissances de base sur l'anatomie, la croissance et le développement de l'enfant*

*L'encadré « Symptômes alarmants» attire votre attention sur des symptômes qui peuvent être d'une extrême gravité*

*Partant d'une question, un trajet vous conduit à la suivante, à une cause possible ou à une conclusion*

***Fiches des symptômes***
*La partie la plus importante du livre consiste en 41 fiches réparties en trois groupes : nourrissons, enfants de plus de un an et enfants de tous âges. Ces fiches indiquent la cause éventuelle des symptômes, leurs traitements médicaux et ce que vous pouvez faire vous-même.*

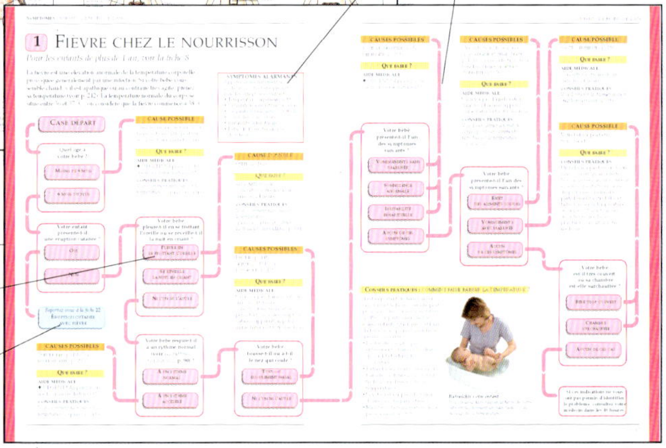


*Tableau en couleurs : chaque couleur correspond à une classe d'âge différente*

*Chaque cartouche contient une réponse possible à la question posée*

*L'encadré « Reportez-vous à » renvoie à une autre fiche*

*Liste des rubriques de ce chapitre*

***Maladies et troubles***
*Classés selon les différentes fonctions de l'organisme, les articles de cette partie décrivent des maladies ou des troubles, indiquent si vous devez appeler le médecin, ce qu'il peut faire, quels premiers soins vous pouvez donner vous-même ainsi que l'évolution de la maladie.*

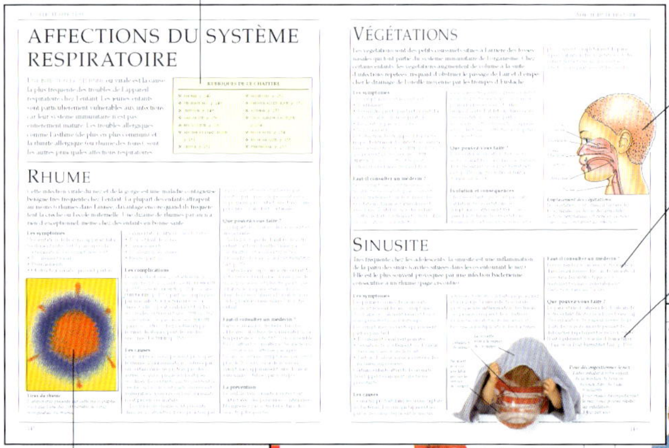


*Un dessin légendé présente la maladie ou son siège*

*Ce paragraphe indique si vous devez consulter le médecin et dans quel délai*

*Exemples de soins que vous pouvez donner vous-même à la maison*

*Une photo évoque la cause ou l'aspect de la maladie*

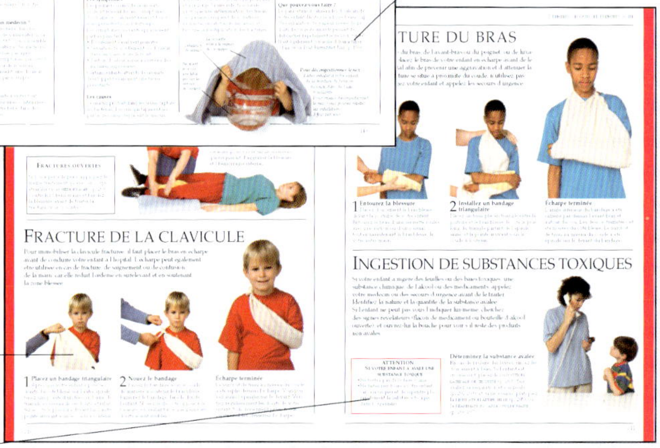


*Plusieurs photos illustrent, étape par étape, les premiers soins à donner*

*Des encadrés mettent en valeur des informations particulières*

***Premiers secours et soins à un enfant malade***
*La dernière partie du livre est consacrée aux premiers secours à donner en cas d'urgence. Elle indique aussi ce qu'il faut faire en cas de fracture ou autre lésion avant d'aller à l'hôpital. Elle explique aussi comment prendre soin d'un enfant malade.*

# COMMENT UTILISER LES FICHES

Cherchez la fiche correspondant au symptôme majeur de votre enfant. À partir de l'encadré intitulé « Case départ », suivez le trajet menant à la première question. Choisissez la réponse appropriée, et suivez le trajet partant de cette réponse. Celui-ci peut vous mener à une autre question ; à une cause éventuelle (qui vous renverra à un autre développement du livre, tout en vous disant si vous devez appeler un médecin et quels soins vous pouvez donner vous-même) ; à un renvoi à une autre fiche ; à une conclusion. ATTENTION, rappelez-vous que ces tableaux ne donnent que des orientations de diagnostic. Si vous avez le moindre doute sur le diagnostic ou le traitement à suivre, vous devez consulter votre médecin.

***« Reportez-vous à »***
*Vous pouvez rencontrer l'un de ces encadrés en recherchant les symptômes de votre enfant. Il vous renverra à une autre fiche correspondant plus exactement à la maladie*

***« Question »***
*Chaque question est suivie au minimum de deux réponses possibles. Choisissez celle qui correspond le mieux aux symptômes, et suivez le trajet partant de cette réponse*

***« Symptômes alarmants »***
*Ce type d'encadré énumère les symptômes révélateurs d'une maladie grave. Si vous reconnaissez l'un de ces symptômes, appelez immédiatement des secours d'urgence ou votre médecin*

***« Causes possibles »***
*Les causes éventuelles des symptômes de votre enfant sont indiquées ici, avec des renvois à d'autres parties du livre*

***« Que faire ? »***
*Les traitements à suivre et les soins à donner vous-même. Comment obtenir une assistance médicale (voir ci-dessous) et/ou comment donner vous-même les premiers soins*

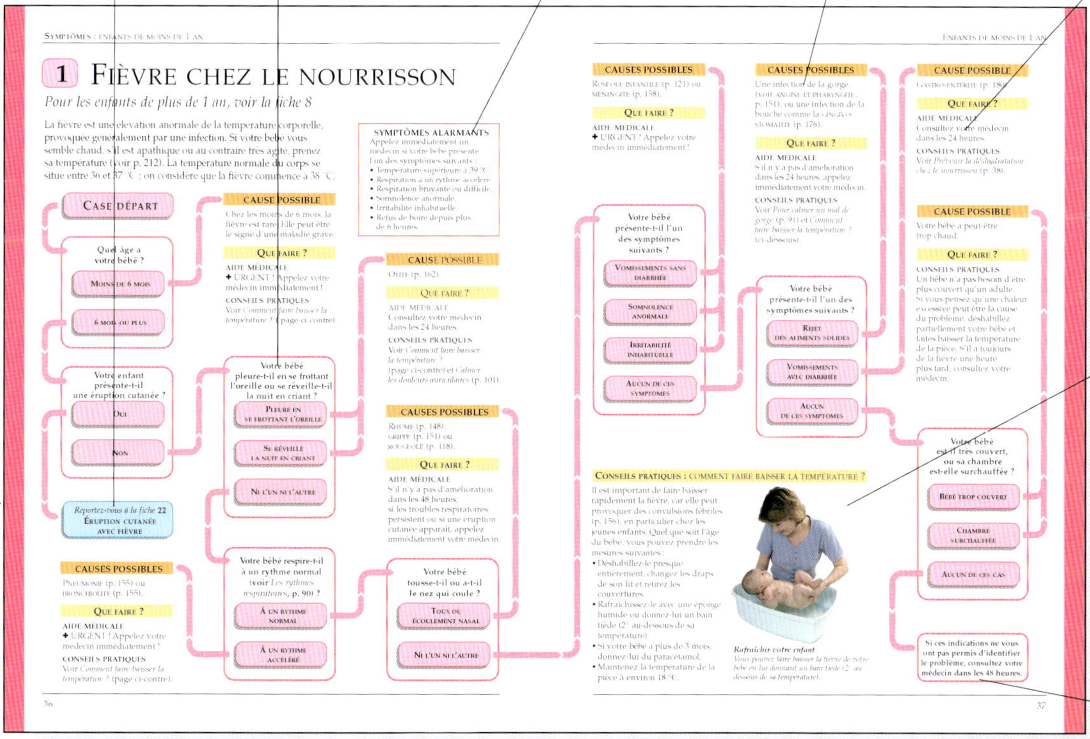


***« Conseils pratiques »***
*Vous y trouverez des conseils précis sur la manière de soulager votre enfant. Dans certains cas, des normes de référence vous permettront de vérifier le rythme respiratoire, la croissance, la vision et l'audition*

***Encadré « Conclusion »***
*Certains trajets peuvent conduire à une conclusion plutôt qu'à une cause éventuelle. Cette conclusion vous dit quand vous devez faire appel au médecin si la fiche ne vous permet pas d'identifier la maladie*

## AIDE MÉDICALE

Il y a 5 niveaux d'aide médicale, selon la gravité de l'état de votre enfant. Si un problème peut être réglé par vos propres moyens, la mention « Aide médicale » est absente.

✚ TRÈS URGENT ! Appelez des secours d'urgence (samu, pompiers...) !

*La vie de votre enfant peut être en danger. Demandez une assistance médicale. Dans certains cas, vous pouvez appeler votre médecin et conduire votre enfant à l'hôpital.*

✚ URGENT ! Appelez votre médecin immédiatement !

*Votre enfant peut avoir une maladie grave exigeant un traitement en urgence. Appelez aussitôt votre médecin ou un service d'urgence.*

Consultez votre médecin dans les 24 heures

*L'état de votre enfant réclame un avis médical en urgence et une consultation médicale dans les 24 heures. Si vous ne pouvez pas voir votre médecin, téléphonez-lui.*

Prenez rendez-vous avec votre médecin

*L'état de votre enfant nécessite un traitement médical, mais il ne court aucun risque si vous devez attendre 3 ou 4 jours avant d'avoir un rendez-vous.*

Consultez votre médecin

*Il n'est pas nécessaire d'appeler votre médecin en urgence; vous lui parlerez des symptômes de votre enfant lors de votre prochain rendez-vous; mais téléphonez-lui si vous êtes inquiet.*

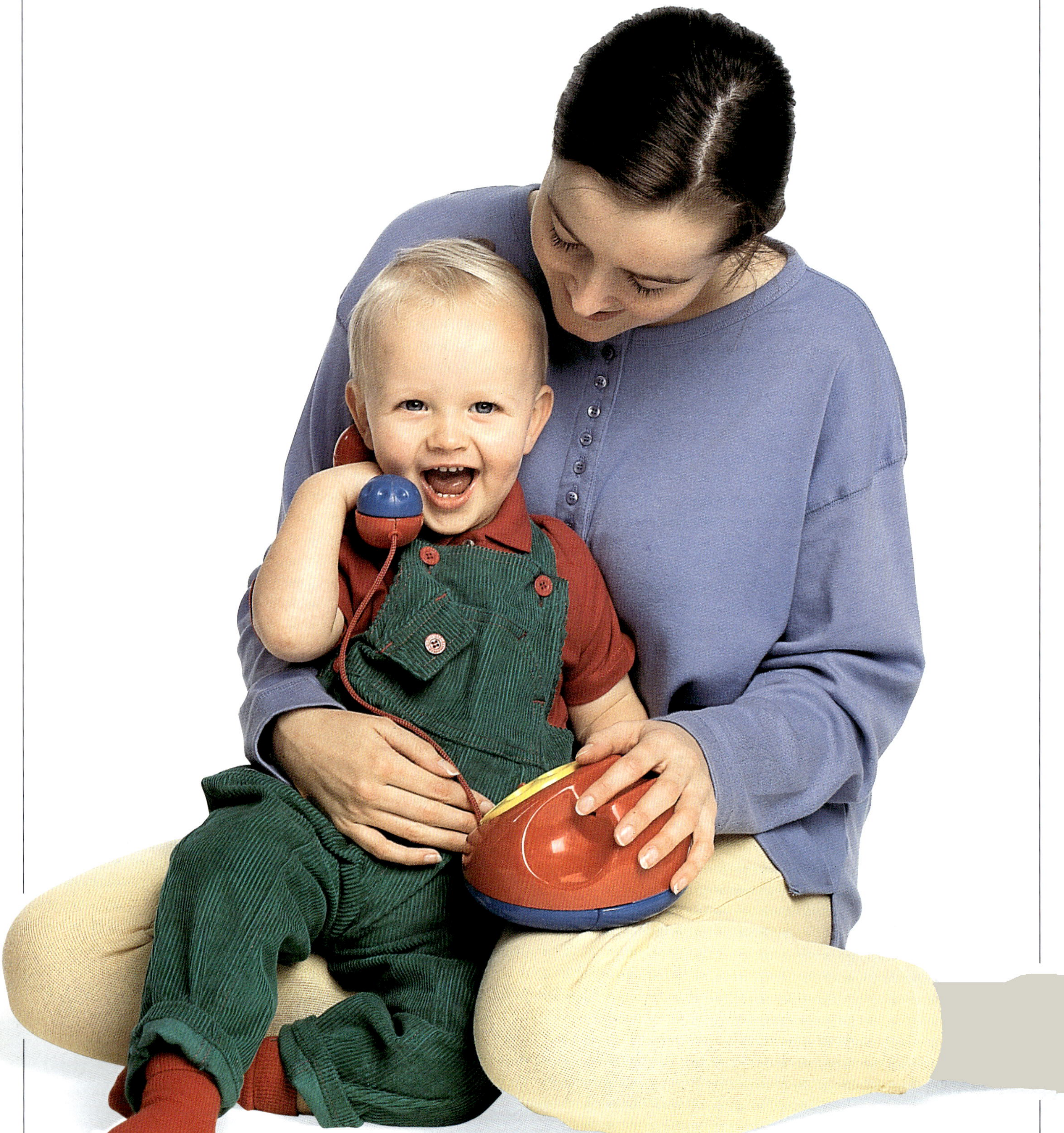

# LE CORPS DE VOTRE ENFANT

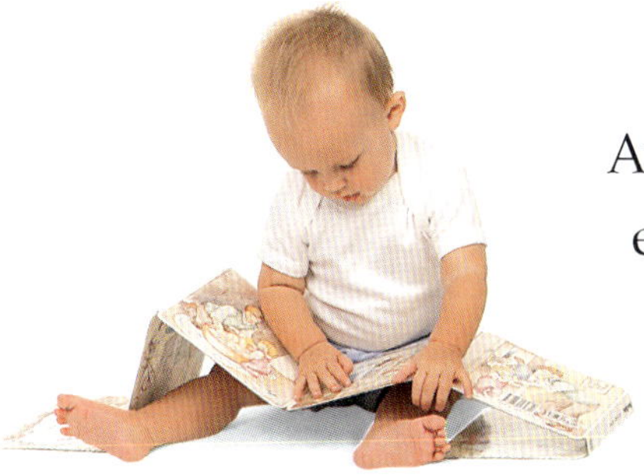

UNE STIMULATION PRÉCOCE PEUT FAVORISER LE DÉVELOPPEMENT INTELLECTUEL

AVOIR DES NOTIONS concernant l'anatomie et le développement normal (physique, affectif, intellectuel) de l'enfant permet aux parents de mieux comprendre les nombreuses difficultés ou maladies communes auxquelles il est exposé. Cette partie s'ouvre sur une présentation rapide du développement de l'enfant, de la naissance à l'adolescence. Elle se poursuit avec des conseils relatifs à l'alimentation et à la diversification, et propose un guide nutritionnel pour les enfants en cours de croissance. Pour assurer la sécurité et la santé de l'enfant, elle donne des informations concernant les vaccinations, la prévention des accidents et les précautions à prendre au soleil. Les nourrissons posent en général des problèmes spécifiques, comme ceux de l'alimentation et du sommeil, qui seront traités en fin de partie.

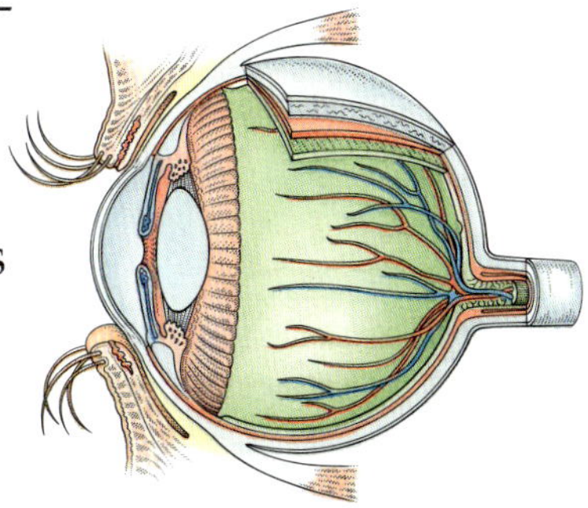

COUPE DE L'ŒIL

# ANATOMIE ET DÉVELOPPEMENT

POUR SAVOIR SI VOTRE ENFANT SE PORTE BIEN, il peut être utile de connaître l'anatomie et le développement normal de l'être humain. Vous trouverez dans les pages suivantes une présentation des systèmes corporels et de leur fonctionnement ; du développement du squelette ; des sens et de leur fonctionnement ; de la croissance et des différentes étapes du développement.

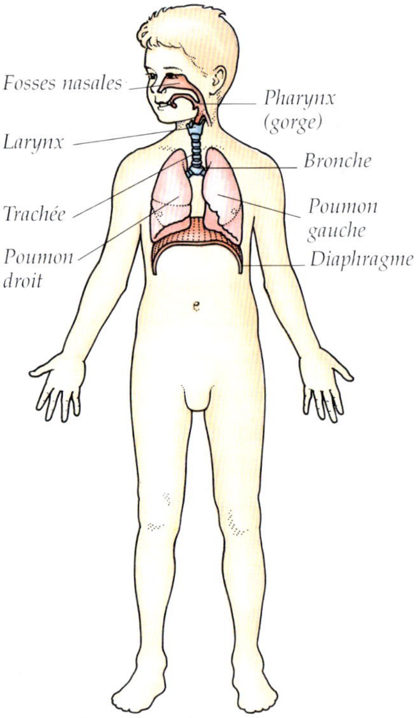


*L'appareil respiratoire*
*L'appareil respiratoire comprend les poumons, le nez et la trachée, et les muscles respiratoires, dont le diaphragme. Les vaisseaux sanguins apportent l'oxygène aux tissus du corps et permettent l'élimination de gaz carbonique en l'acheminant vers les poumons.*

# FONCTIONS DU CORPS

Les systèmes corporels travaillent en harmonie pour remplir les différentes fonctions nécessaires à la vie : respiration, digestion, mobilité, circulation de l'oxygène et des substances nutritives, élimination des déchets. Chacun de ces systèmes comprend un certain nombre d'organes, de tissus et de cellules, qui coopèrent pour assurer les fonctions vitales. Certains de leurs éléments, comme les vaisseaux pulmonaires, interviennent dans plusieurs systèmes à la fois.

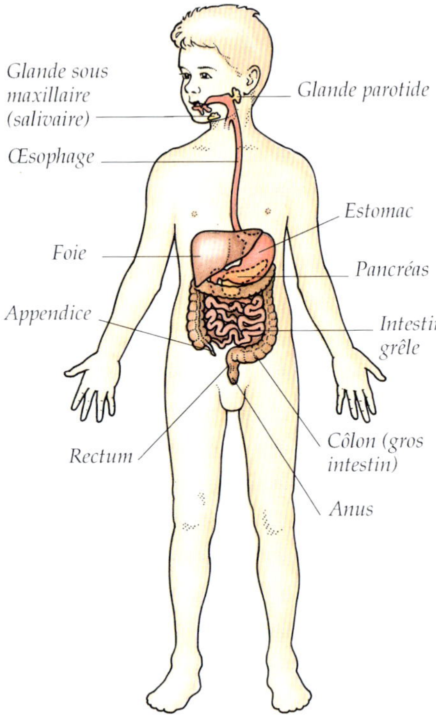


*L'appareil digestif*
*L'appareil digestif est un long tube allant de la bouche à l'anus. Dans ce tube, la nourriture est réduite en molécules absorbées vers le flux sanguin. Les organes digestifs sécrètent des substances chimiques qui concourent à la digestion.*

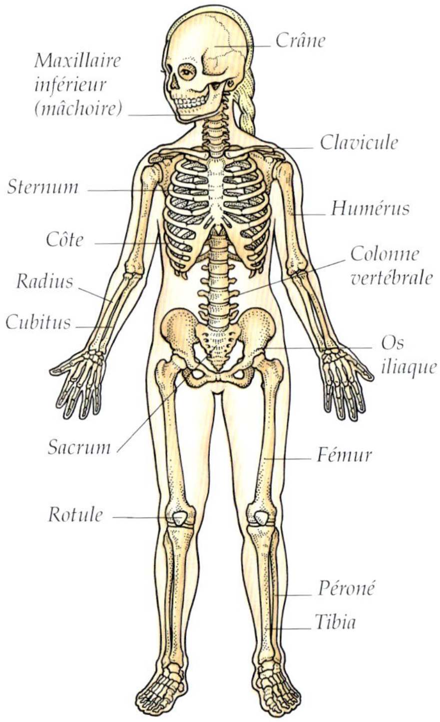


*Le squelette*
*Charpente interne, solide, qui permet le maintien du corps, le squelette ne soutient pas seulement les tissus mous, mais il protège aussi les organes et permet l'ancrage musculaire. Durant l'enfance, le squelette ne cesse de se développer et de se transformer.*

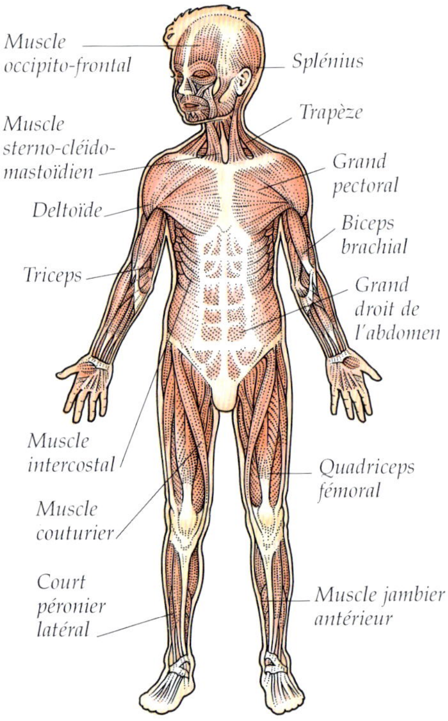


*Les muscles*
*Il y a 3 sortes de muscles : à contraction volontaire, involontaire, et le muscle cardiaque. Les muscles à contraction volontaire (ci-dessus) permettent les mouvements. Les muscles à contraction involontaire se trouvent dans les parois des organes. Le muscle cardiaque forme le cœur.*

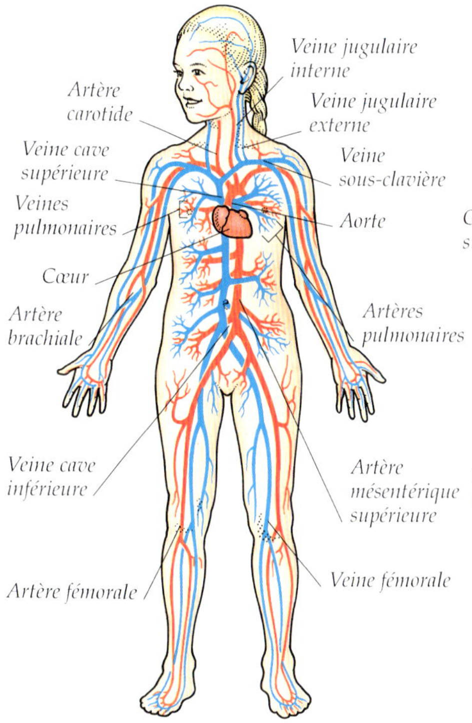


**Le système cardio-vasculaire**
*Le cœur propulse le sang à travers les artères, les veines et les capillaires. Le sang véhicule l'oxygène et les substances nutritives dans toutes les parties du corps et évacue les déchets. Le sang retourne aux poumons pour être réoxygéné et éliminer le gaz carbonique.*

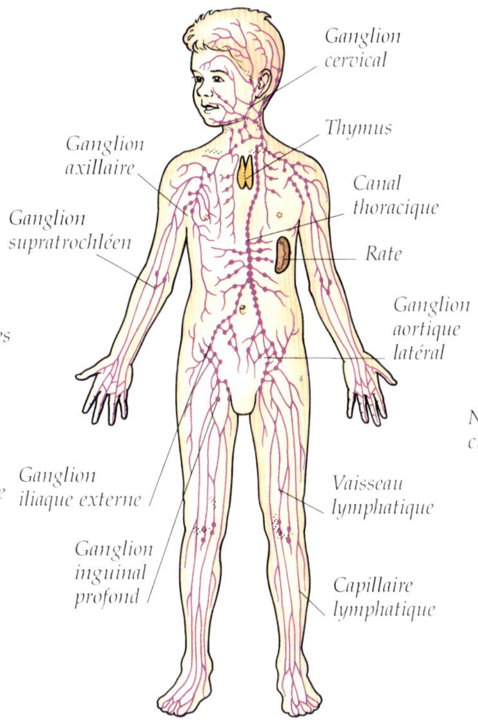


**Le système lymphatique**
*Cet élément essentiel du système immunitaire est formé par un ensemble de vaisseaux et de filtres (ganglions). La lymphe, liquide formé de globules blancs, circule à travers les vaisseaux et détruit les micro-organismes piégés dans les ganglions.*

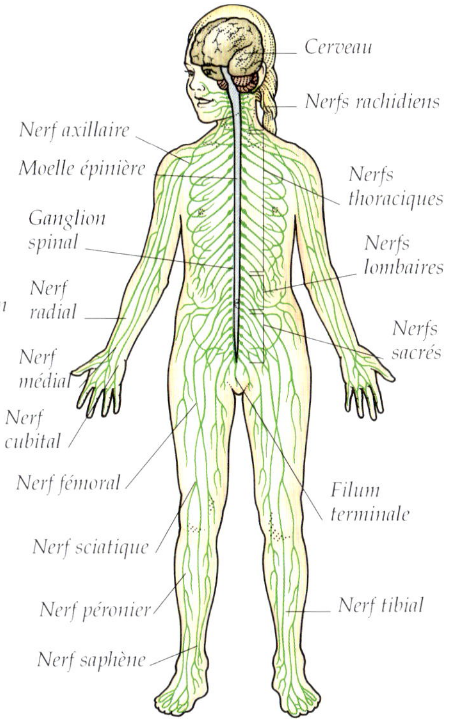


**Le système nerveux**
*Comprenant le cerveau, la moelle épinière et plusieurs millions de cellules nerveuses, le système nerveux est le centre de contrôle de toutes les fonctions volontaires et involontaires du corps. Les nerfs assurent la perception des sensations.*

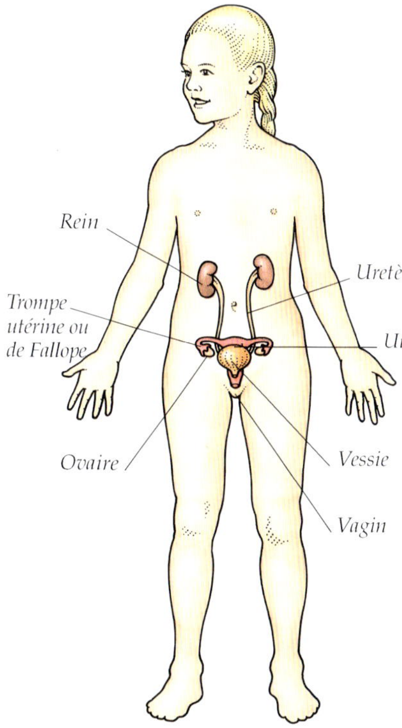


**L'appareil génito-urinaire féminin**
*L'appareil urinaire – reins, uretères et vessie – filtre les déchets, les excédents en eau et en sels minéraux. L'appareil génital est composé de l'utérus, de différents canaux, de 2 ovaires, qui produisent les hormones et, à partir de la puberté, un ou plusieurs ovules chaque mois.*

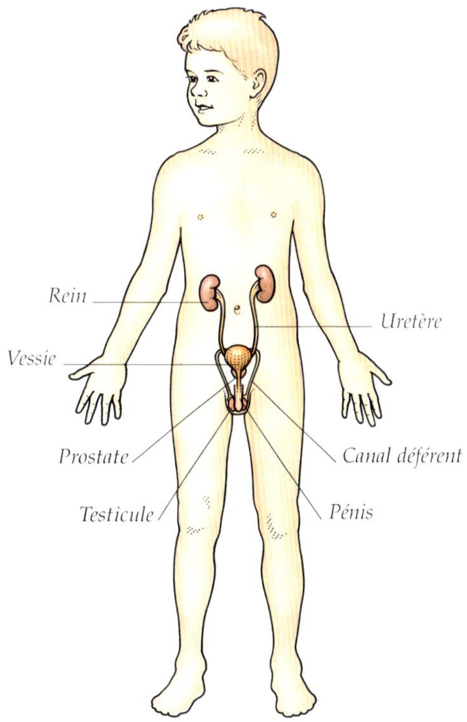


**L'appareil génito-urinaire masculin**
*L'appareil urinaire du garçon comprend les reins, les uretères et la vessie. L'urine et, après la puberté, le sperme s'écoulent par l'urètre et le pénis. Les testicules produisent les hormones qui, à la puberté, donnent au garçon ses caractères masculins.*

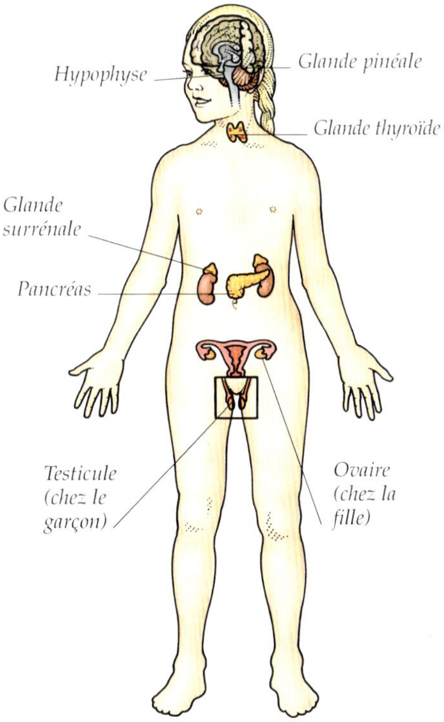


**Le système endocrinien**
*Les hormones sont sécrétées par les glandes endocrines. Propulsées par le sang, elles participent aux processus de régulation interne, telle la croissance. Certaines glandes, comme les testicules et les ovaires, restent inactives jusqu'à la puberté.*

# LES STADES DU DÉVELOPPEMENT

Les enfants ne font pas leurs différentes acquisitions physiques, intellectuelles et sociales au même rythme. Le tableau ci-dessous montre à quel âge interviennent les différents stades du développement. Cette évolution obéit à un ordre spécifique, qui dépend de la maturation du système nerveux et des acquisitions antérieures. Il n'y a pas lieu de s'inquiéter si l'une de ces acquisitions ne se fait pas à l'âge indiqué.

Vous pouvez contrôler le développement de votre enfant en utilisant le tableau ci-dessous de deux manières. Regardez d'abord à quelle classe d'âge correspond telle acquisition. Pour cela, cherchez celle-ci dans le tableau; le trait rouge indique la période correspondant généralement à son apparition.

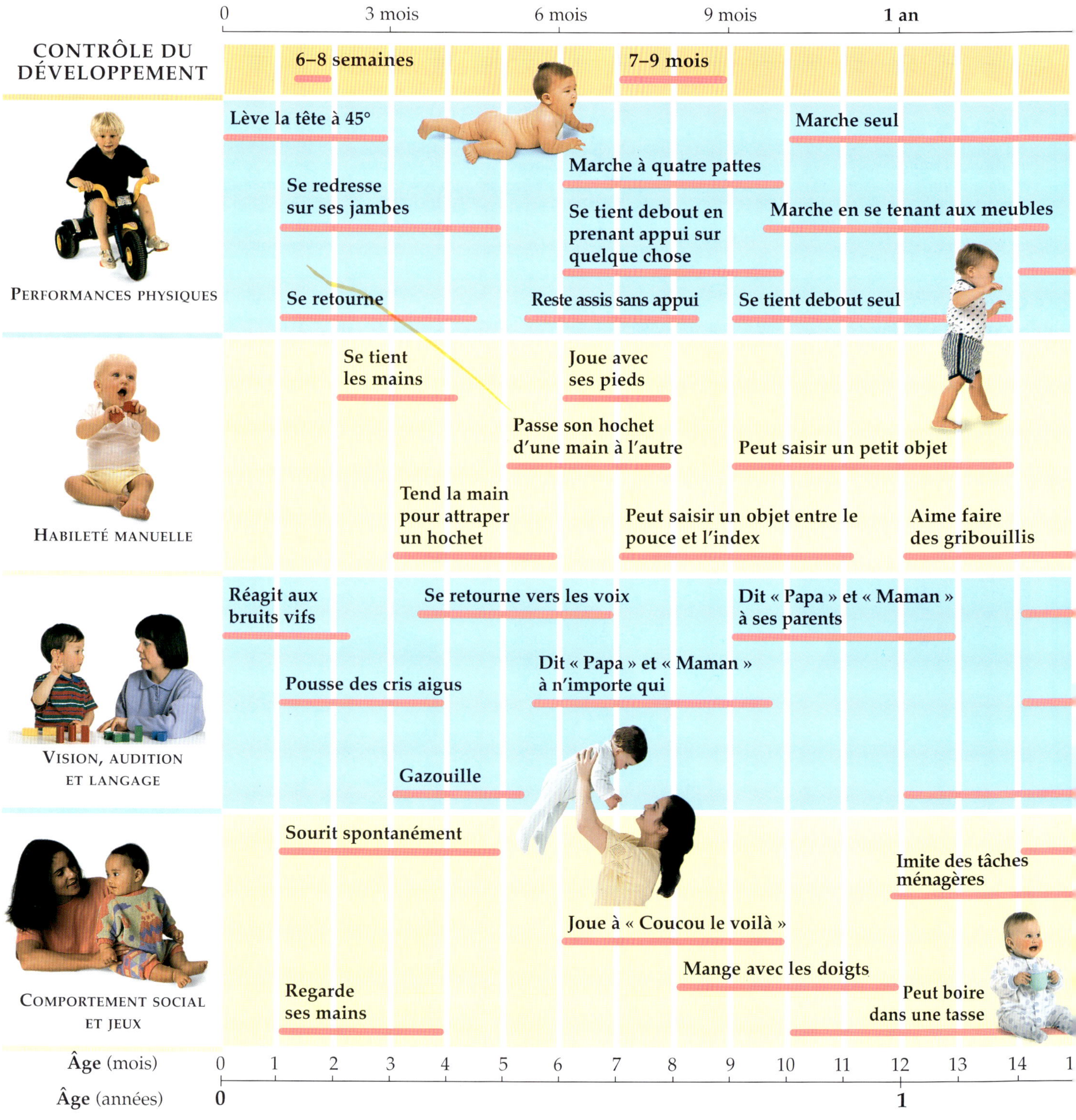

Par exemple, la plupart des nourrissons apprennent à se tenir debout seuls entre 9 et 14 mois.

Vous pouvez aussi utiliser ce tableau pour savoir quelles acquisitions sont normales, à un âge donné. Cherchez l'âge de votre enfant au bas du tableau. Puis remontez le long de la grille : vous croiserez certains traits ou en trouverez d'autres sur la gauche. Physiquement, par exemple, un bébé de 4 mois doit pouvoir lever la tête, se retourner, se redresser sur ses jambes.

Dans le domaine des acquisitions verbales, un bébé doit pouvoir, à 2 ans, énoncer deux mots à la suite l'un de l'autre et désigner les parties du corps. Mais le rythme d'acquisition du langage variant sensiblement d'un enfant à l'autre, vous ne devez pas vous inquiéter si les progrès de votre bébé vous paraissent lents.

L'apprentissage se fait généralement dans le même ordre chez tous les enfants, mais il arrive qu'une étape saute. Certains marchent sans avoir appris à se déplacer à quatre pattes. Jusqu'à 5 ans, le médecin doit contrôler le développement de votre enfant (voir la partie supérieure du tableau). Tout en vérifiant ses acquisitions, le médecin pourra surveiller sa vue et son audition, mesurer son poids et sa taille.

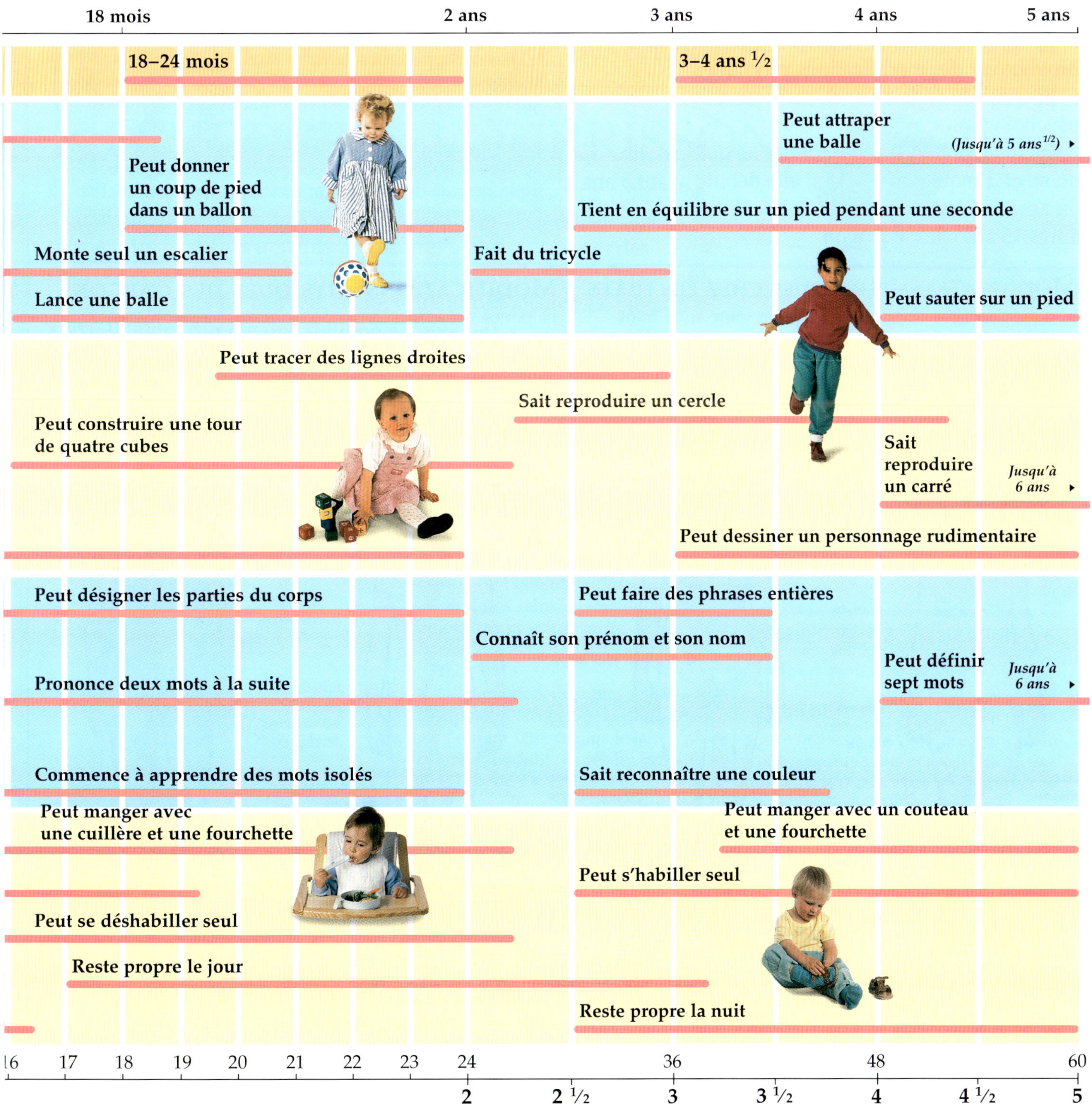

# SÉCURITÉ ET SANTÉ

Bien qu'il soit impossible de protéger votre enfant de tout accident ou maladie, certaines précautions réduiront les risques de maladies ou d'accidents. La vaccination est très efficace pour prévenir un certain nombre de maladies infantiles comme la rougeole et la coqueluche. Protégez votre enfant du soleil, car les coups de soleil peuvent induire chez l'adulte un cancer de la peau. Utilisez une crème solaire à haut pouvoir de protection et assurez-vous que votre enfant porte un chapeau et des vêtements protecteurs ; l'exposition doit être progressive. Veillez aussi à ne pas laisser à la portée de votre enfant des cacahuètes ou des jouets comportant de petites pièces qu'il pourrait avaler. Mettez sous clé tout objet dangereux (sacs en plastique, médicaments, produits d'entretien et de jardinage). Apprenez à votre enfant ce qu'il doit faire en cas d'incendie et installez des détecteurs de fumée.

## VACCINATIONS

Si vous voulez vacciner votre enfant contre certaines maladies infectieuses, ce tableau peut vous servir de guide. Concernant la vaccination contre l'hépatite B, consultez votre médecin.

| ÂGE | MALADIES ET VACCINS |
|---|---|
| **Entre 1 mois et 6 ans** | Tuberculose (B.C.G.) |
| **2 mois** | Diphtérie, tétanos, coqueluche et poliomyélite (D.T.C.P.), H.I.B.* |
| **3 mois** | D.T.C.P., H.I.B.* |
| **4 mois** | D.T.C.P., H.I.B.* |
| **9-12 mois** | Rougeole, oreillons, rubéole (R.O.R.) |
| **16-18 mois** | Rappels D.T.C.P. et H.I.B.* |
| **6 ans** | Rappel D.T.P. (coqueluche : facultatif) |
| **10-14 ans** | Rappels R.O.R. et D.T.P |
| **15-19 ans** | Rappel D.T.P. |

* H.I.B. : Infections à *Hæmophilus influenzæ* de type B, bactérie qui peut causer une méningite.

## PRÉVENTION DES ACCIDENTS

De 1 à 15 ans, les enfants meurent plus souvent d'accidents que de maladies. La plupart de ces accidents peuvent être évités si vous observez certaines règles de sécurité. Apprenez à votre enfant à être vigilant sur la route et les aires de jeu ; éliminez de votre maison le plus de risques possible.

La plupart des accidents mortels ont lieu sur la route. Observez donc les règles de sécurité automobiles pour éviter les accidents.

Les enfants étant curieux de nature, la maison elle-même est une source potentielle de dangers : attention aux prises et fils électriques, rasoirs, portes vitrées, fenêtres ouvertes, baignoires, bassins ou piscines, outils de bricolage.

Les risques évoluent avec l'âge ; si, par exemple, avec les plus petits, vous devez veiller aux escaliers et aux coins de table aigus, il faut mettre en garde les plus grands contre les dangers de la bicyclette et de la route.

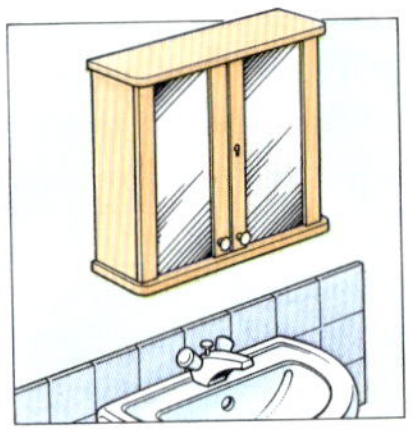

***Le rangement des médicaments***
*Les médicaments doivent être rangés hors de portée des enfants, et dans un placard fermant à clé. Jetez les médicaments sur ordonnance après la maladie, et les autres médicaments après la date d'expiration. Jetez toujours vos médicaments dans un endroit non accessible aux enfants.*

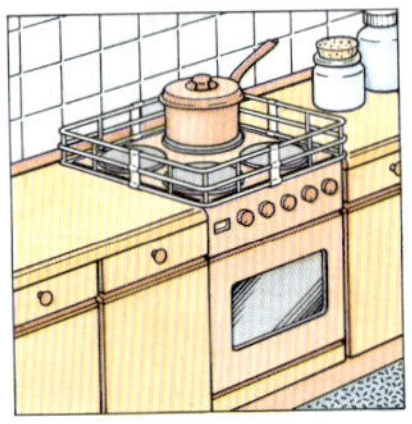

***La sécurité dans la cuisine***
*La plupart des accidents domestiques mortels sont dus à des brûlures. Apprenez à votre enfant à éviter la cuisinière. Une protection autour des brûleurs ou des plaques chauffantes réduit le risque de renverser une casserole. Orientez les poignées des casseroles vers le mur. Mettez sous clé les produits d'entretien dangereux.*

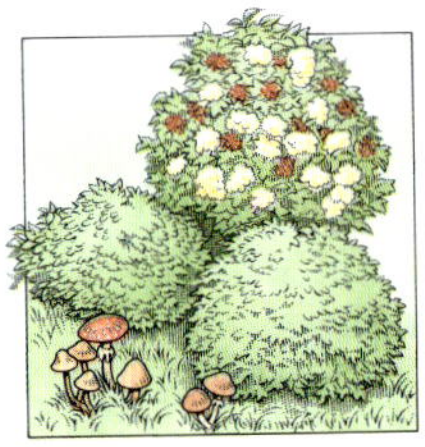

***Sécurité dans le jardin***
*Dans un jardin, beaucoup de substances peuvent être dangereuses. Supprimez les plantes vénéneuses. Rangez vos produits de jardinage dans un placard fermé à clé. Interdisez à votre enfant de manger des baies ou des feuilles, mais en cas d'accident, voir* PREMIERS SOINS : INGESTION DE SUBSTANCES TOXIQUES *(p. 211).*

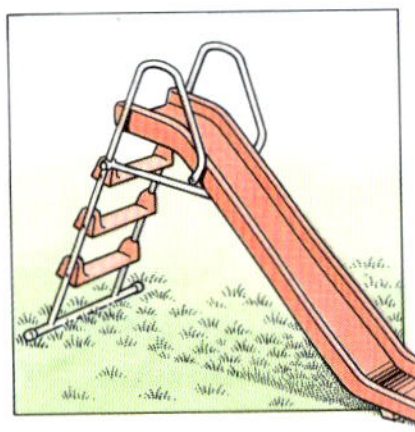

***La sécurité dans les aires de jeu***
*Apprenez à votre enfant à jouer en toute sécurité. Interdisez-lui de faire du toboggan sur un sol dur. Les tourniquets peuvent être dangereux pour les mains et les pieds. Utilisez les balançoires en fonction de l'âge de l'enfant, et pour un enfant à la fois.*

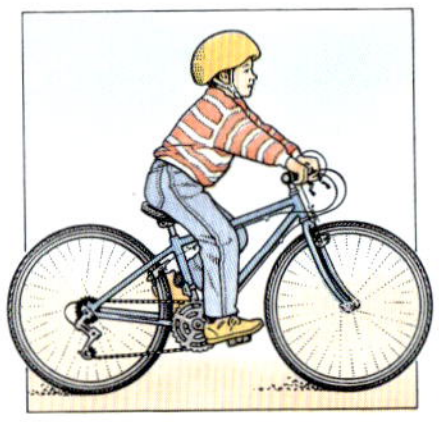

***La sécurité à bicyclette***
*Si votre enfant fait de la bicyclette, assurez-vous qu'il est équipé d'un casque, de vêtements fluorescents et de réflecteurs. Les enfants âgés de moins de 14 ou 15 ans ne doivent pas faire de bicyclette sur une route encombrée ou la nuit. Assurez-vous que la bicyclette est en bon état.*

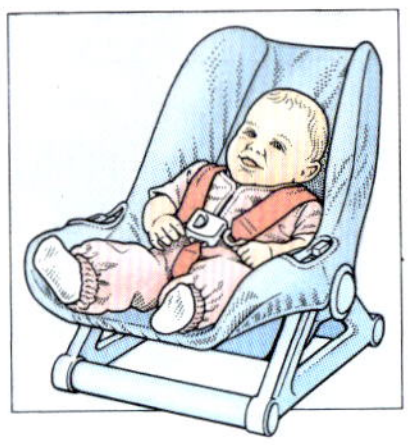

***La sécurité en voiture***
*Un bébé de moins de 10 kg doit voyager sur un siège spécial orienté vers l'arrière et attaché à la banquette. Ne placez jamais un enfant sur le siège avant si la voiture est équipée d'airbags. Les enfants de moins de 18 kg doivent avoir un siège moulé, et les plus grands un siège d'appoint à l'arrière.*

# TROUBLES DU NOURRISSON

LA PLUPART DES BÉBÉS – NOUVEAU-NÉS ET NOURRISSONS – présentent des anomalies et des comportements qui peuvent inquiéter les parents. Les nouveau-nés souffrent souvent d'un strabisme ou d'affections cutanées qui disparaissent généralement avec le temps et sans traitement. Quant aux nourrissons, beaucoup de leurs troubles, comme ceux de l'alimentation et du sommeil, peuvent être traités par les parents eux-mêmes.

## LE NOUVEAU-NÉ

Le nouveau-né doit très vite s'adapter à un monde radicalement différent de celui qu'il vient de quitter. À la naissance, de nombreux organes ne sont pas encore fonctionnels, et il faudra plusieurs minutes, journées, mois, ou même années, pour qu'ils parviennent à maturation.

### PROBLÈMES DE PEAU

Le nouveau-né présente souvent de banales affections de la peau, dont la plupart disparaissent sans traitement.

Ces défauts, le plus souvent indolores, peuvent être disgracieux. Les plus fréquents sont les angiomes plans, qui ne disparaissent pas, mais peuvent être masqués par des crèmes ou réduites plus tard par un traitement au laser.

Les angiomes tubéreux en relief grossissent rapidement durant les premières semaines avant de régresser. Il n'est pas nécessaire de les traiter, sauf s'ils se trouvent sur une paupière ; la plupart disparaissent avant 7 ans.

Durant les premiers jours, les bébés ne parviennent pas à éliminer totalement leur bilirubine, ce qui provoque la formation d'un pigment jaune dans la peau (ictère). En général, cette affection légère disparaît spontanément, mais certains bébés doivent être traités par photothérapie.

### AUTRES PROLBÈMES

Les nouveau-nés peuvent présenter d'autres troubles mineurs : HERNIE ombilicale (p. 187), STRABISME (p. 166) ou infections locales. La plupart disparaissent spontanément.

Une hernie ombilicale se forme quand un espace, dans les muscles de la paroi abdominale, laisse saillir une boucle de l'intestin. Elle disparaît généralement avant 2 ans. Les bébés souffrent souvent de strabisme car ils contrôlent mal leurs muscles oculaires. S'il persiste au-delà de 6 mois, un traitement peut être nécessaire.

À la naissance, des infections comme le MUGUET (p. 176) ou la CONJONCTIVITE (p. 165) peuvent provenir de la mère.

QUELQUES TROUBLES MINEURS DU NOUVEAU-NÉ

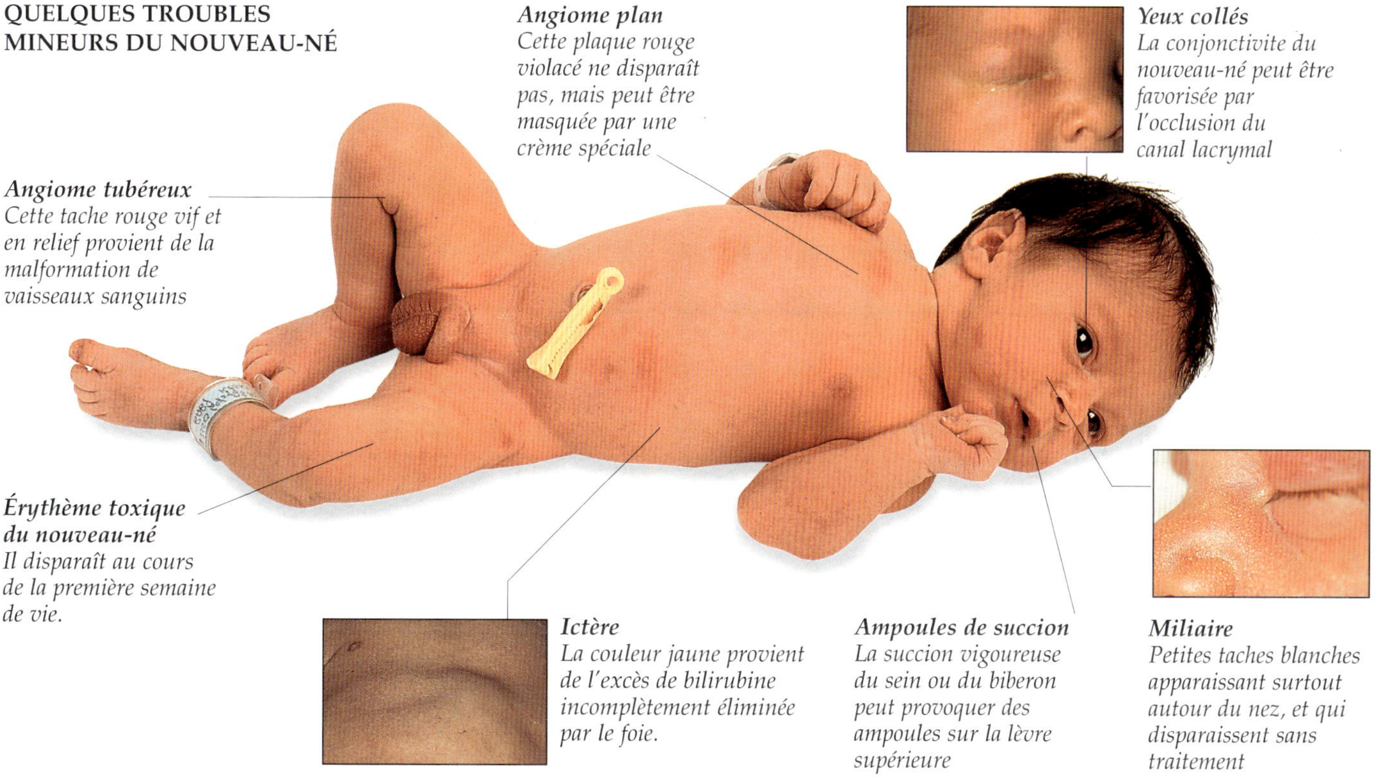

# LE NOURRISSON

Les nourrissons souffrent généralement de troubles mineurs tels que la percée des dents, les difficultés d'alimentation et de sommeil. La plupart de ces problèmes disparaissent avec la croissance de l'enfant, mais ils suscitent chez les parents beaucoup d'inquiétude et de tension, surtout si plusieurs d'entre eux sont concomitants. La plupart de ces difficultés peuvent être résolues sans traitement. Cependant, si elles persistent, consultez votre médecin avant de céder au découragement et à un sentiment d'impuissance.

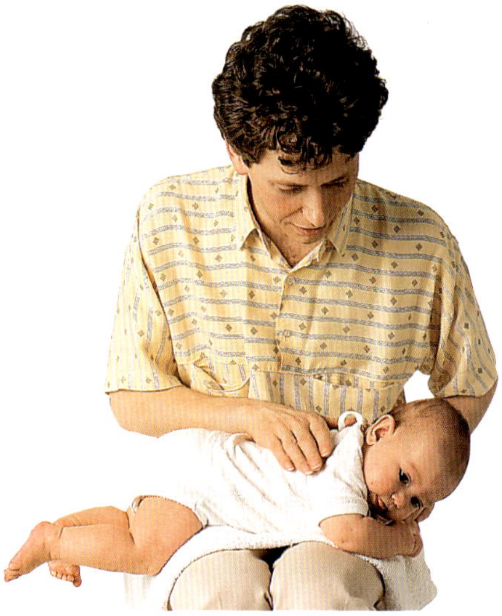

***Position du rot***
*Après chaque repas, changez votre bébé de position afin de faciliter l'expulsion de l'air présent dans l'estomac.*

## TROUBLES DE L'ALIMENTATION

Avant la DIVERSIFICATION ALIMENTAIRE (voir p. 28), la mère s'inquiète souvent de savoir si son bébé absorbe bien sa ration de lait. Si vous nourrissez votre bébé au biberon, il est facile de savoir quelle quantité de lait il absorbe, mais si vous l'allaitez, c'est plus difficile et vous devez vous en remettre au gain pondéral de l'enfant. Si ce genre de question vous inquiète, parlez-en avec votre médecin.

Si vous utilisez le biberon, respectez bien les doses de lait en poudre. Vérifiez l'ouverture de la tétine : si elle est trop grande, elle peut laisser passer de l'air, et si elle est trop petite, la tétée sera difficile. Le matériel doit toujours être stérilisé pour éviter les maladies infectieuses comme la gastro-entérite.

Le tableau ci-dessous montre quelques-uns de ces problèmes et leurs solutions.

## GAZ

Les gaz sont pénibles pour l'enfant, qu'il soit nourri au sein ou au biberon. Cela peut même l'empêcher de se nourrir correctement car, ayant la sensation d'avoir l'estomac plein, il cessera de téter. Pendant et après la tétée, aidez votre bébé à évacuer l'air qu'il a absorbé en même temps que le lait. Pour l'aider à faire son rot, placez-le en position assise ou debout contre votre épaule. Vous pouvez aussi le coucher à plat ventre sur vos genoux. Vous lui apporterez une sensation de soulagement et de réconfort en lui massant le dos.

## COLIQUES

Entre 2 semaines et 3 mois environ, les nourrissons ont souvent des crises de coliques qui se manifestent par des pleurs ininterrompus. La douleur leur fait relever les jambes vers le ventre, leur visage rougit. Ils n'ont

**PROBLÈMES LIÉS À L'ALLAITEMENT**

| PROBLÈME | SOLUTION | PROBLÈME | SOLUTION |
|---|---|---|---|
| **Lymphangite (inflammation de la glande mammaire)** | Continuez l'allaitement au sein. Consultez votre médecin dans les 24 heures. | **Mauvaise position** | Assurez-vous que le bébé prend le mamelon et l'aréole dans la bouche. |
| **Mamelons douloureux** | Assurez-vous que le bébé est bien positionné. Évitez que les seins ne soient trop pleins. Séchez les seins. Utilisez une crème. | **« Coliques du soir »** | Essayez de vous reposer durant la journée pour éviter d'être trop fatiguée le soir. |
| **Engorgement des seins** | Donnez le sein fréquemment. Exprimez le lait si le bébé n'est pas prêt à téter. Posez des gants de toilette chauds sur les seins. | **Insuffisance de lait** | Ayez une alimentation saine (800 calories de plus que d'habitude). Ne vous fatiguez pas trop. Allaitez votre bébé à la demande. |

**PROBLÈMES LIÉS AU BIBERON**

| PROBLÈME | SOLUTION |
|---|---|
| **Infection** | Stérilisez toujours le matériel de la tétée. Lavez-vous les mains avant la tétée. Conservez le lait au réfrigérateur. Jetez le lait restant après une tétée. |
| **Suralimentation** | Ne modifiez pas les doses de poudre ou d'eau prescrites. N'ajoutez jamais de céréales au lait du biberon sans avis médical. |
| **Ouverture de la tétine trop petite** | Utilisez une aiguille ou un couteau stérilisé pour élargir l'ouverture de la tétine. |

généralement pas évacué l'air entré dans leur estomac pendant qu'ils tétaient ou pleuraient. L'air est passé dans l'intestin, ce qui est douloureux et provoque de très fortes contractions.

En cas de « coliques du soir », le bébé pleure durant quelques heures en début de soirée, comme s'il avait très mal. Ces troubles, fréquents, sont souvent liés à plusieurs facteurs : « angoisse » de la tombée du soir et accumulation de la tension de la journée, difficultés de mise en place des rythmes de sommeil, douleurs abdominales dues à de petits reflux ou aux gaz accumulés, sensation de faim.

Si le bébé a tété depuis moins de 3 heures, il est inutile de lui proposer à nouveau à boire, ce qui risquerait d'augmenter encore ses troubles digestifs. Ne vous précipitez pas au premier cri, donnez-lui la chance de se rendormir seul. S'il est vraiment trop agité, et que vous le prenez dans vos bras, faites-le dans le plus grand calme possible. Bercez votre bébé contre vous ou massez-lui le ventre sans lui parler. Vous pouvez lui faire boire une petite quantité de jus de fruits.

Si vous lui donnez le sein, essayez de vous reposer durant la journée pour avoir beaucoup de lait le soir. L'efficacité des produits censés soulager les coliques du soir n'est pas médicalement prouvée.

## RETARD PONDÉRAL

Le « retard pondéral » correspond à un poids inférieur aux normes indiquées par les courbes de croissance (voir p. 17-21). Cependant, la plupart des bébés qui prennent du poids lentement sont en parfaite santé et vous ne devez pas vous en inquiéter. Les attentes de la mère ne sont pas toujours réalistes et ne tiennent pas compte de facteurs comme le poids à la naissance ou la taille des parents.

Rendez-vous régulièrement au centre de P.M.I. ou chez le pédiatre pour faire suivre la croissance de votre bébé. S'il se confirme que la prise de poids est anormale, le médecin tentera d'en déterminer la cause organique (troubles de l'alimentation ou MALABSORPTION [p. 183]) ou psychologique (difficultés affectives ou relationnelles).

## PERCÉE DES DENTS

En principe, la première dent apparaît vers 6 mois et la dernière dent de lait, avant 3 ans (voir DÉVELOPPEMENT DE LA DENTITION, p. 14). La poussée des incisives est indolore, mais celle des canines et des molaires peut être très douloureuse. Le bébé bave, ses gencives rougissent à l'endroit où pousse la dent, et il a les joues rouges ; il est souvent maussade et peut présenter des troubles de l'alimentation. On peut soulager certains nourrissons en faisant mordre un objet dur, comme un biscuit ou un anneau.
Le paracétamol calme également la douleur. Il ne faut pas attribuer à la percée des dents certains symptômes, comme la fièvre ou une diarrhée, sans preuve médicale.

## TROUBLES DU SOMMEIL

Les besoins de sommeil des nourrissons sont très variables comme ceux des adultes ; ne vous inquiétez donc pas si votre bébé dort plus ou moins qu'un autre enfant du même âge. Les réveils nocturnes ou les sommes durant la journée ne constituent pas des troubles du sommeil. On ne peut parler de troubles du sommeil que si la situation devient extrêmement gênante pour les parents ou pour l'enfant.
Dès 3 ou 4 mois, la plupart des bébés peuvent faire une nuit complète de sommeil. Instaurez un rituel précédant le coucher, avec le bain et le repas. Il est préférable que la maison ne soit pas trop bruyante au moment du coucher.

Les troubles temporaires du sommeil sont souvent causés par une maladie ou une rupture des habitudes (départ en week-end, par exemple).

***Pour la percée des dents***
*Différents objets durs ou froids, comme des biscuits ou des anneaux, peuvent soulager la douleur.*

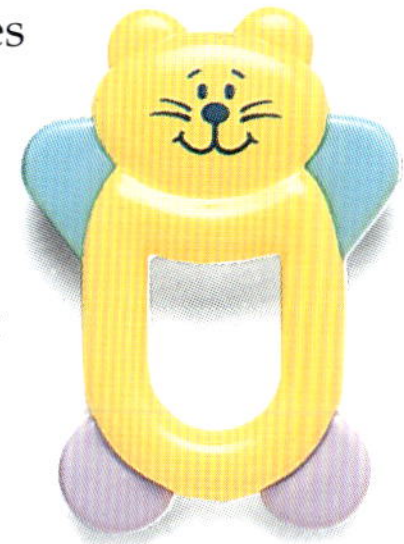
ANNEAU FLEXIBLE

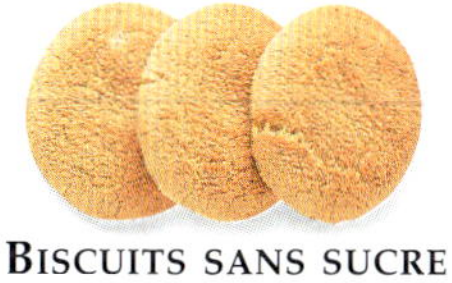
BISCUITS SANS SUCRE

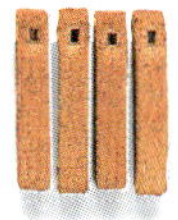
BISCUITS SPÉCIAUX

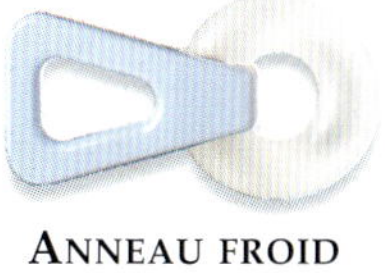
ANNEAU FROID

### PRÉVENTION DE LA MORT SUBITE DU NOURRISSON

Bien que la mort subite du nourrisson soit très rare, il est important de suivre les dernières recommandations données dans ce domaine :

- Couchez votre bébé sur le dos.
- Ne fumez pas; gardez votre bébé dans une atmosphère non enfumée.
- Évitez les atmosphères surchauffées (voir ci-dessous).
- Placez votre bébé au pied du berceau, afin qu'il ne puisse pas glisser sous les couvertures.
- Appelez votre médecin si vous pensez que votre bébé est souffrant.

***Température***
*Ce schéma montre à quelle température la chambre du bébé doit être maintenue.*

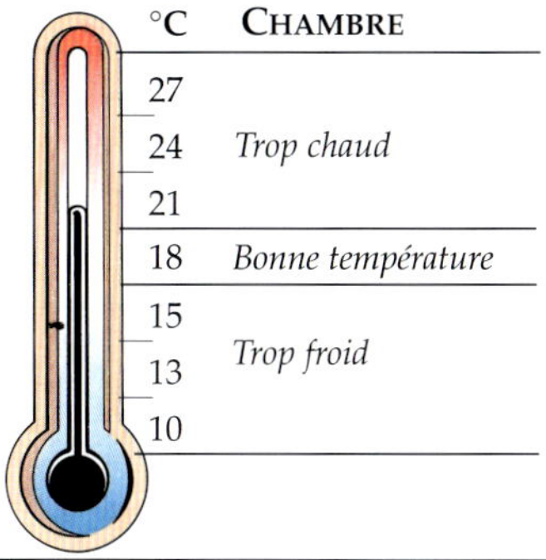


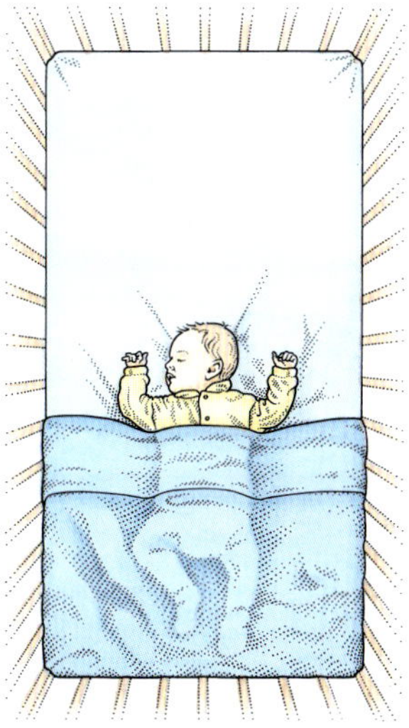
***Position correcte***
*Le bébé doit dormir sur le dos, les pieds au fond du berceau.*

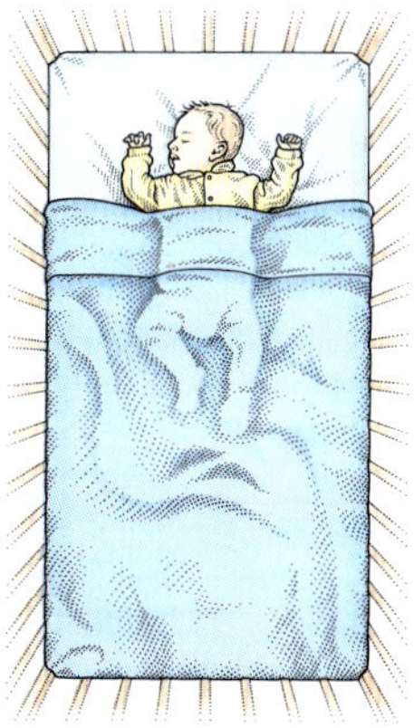
***Position incorrecte***
*Le bébé placé dans le haut du berceau risque de glisser sous les couvertures, et d'avoir trop chaud ou de s'étouffer.*

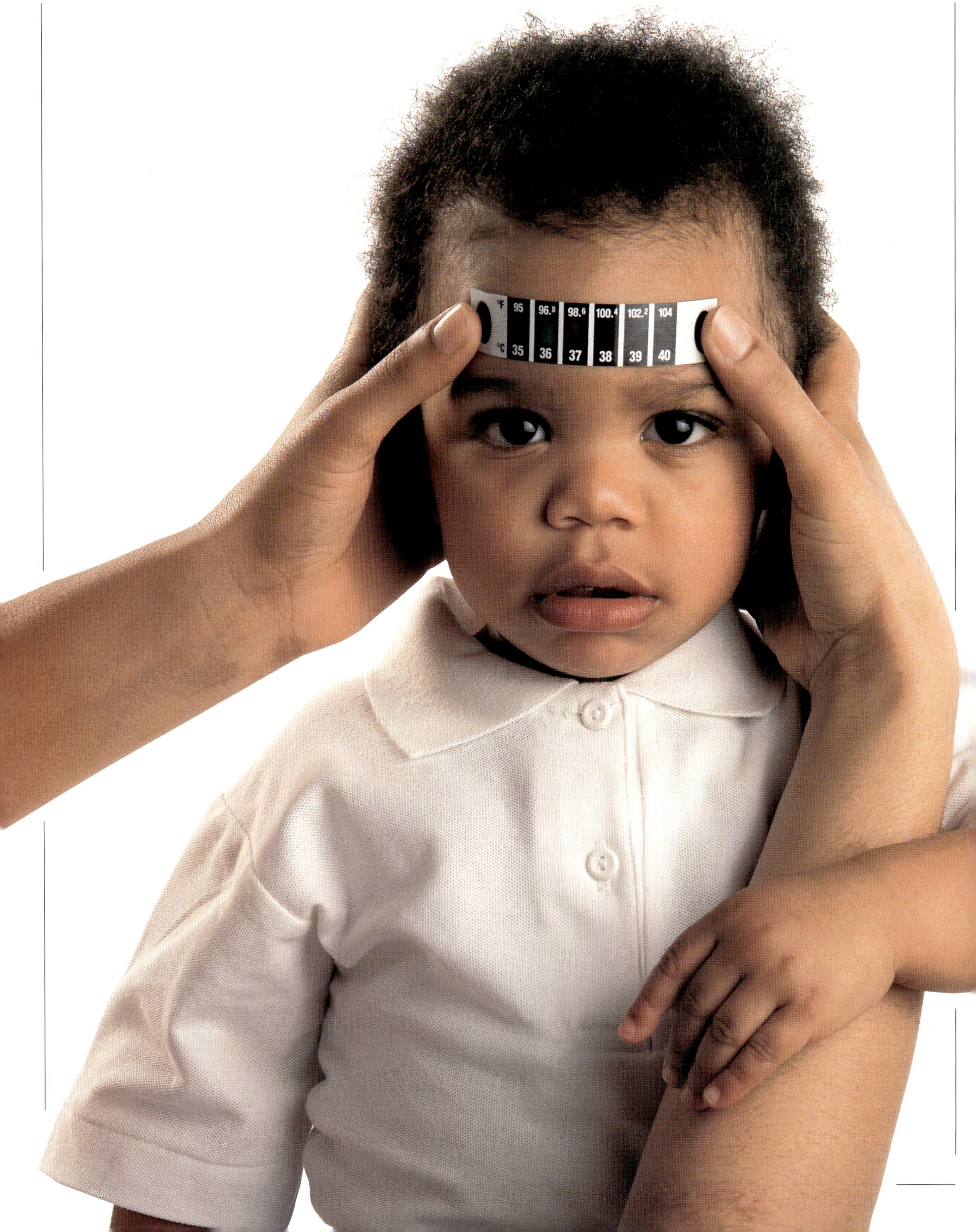
°F 95 96.8 98.6 100.4 102.2 104
°C 35 36 37 38 39 40

# Fiches de Symptômes

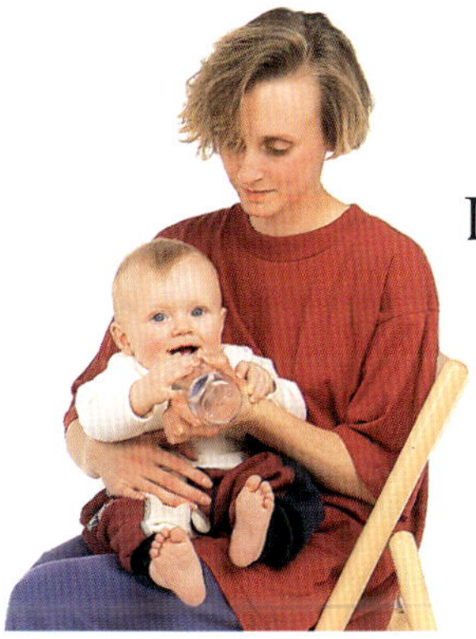

Donner le biberon au bébé

Les affections de l'enfant sont pour la plupart bénignes et disparaissent en quelques jours. Il arrive cependant qu'un symptôme révèle un problème plus sérieux. Les fiches de ce chapitre vous aideront à déterminer si le ou les symptômes de l'enfant nécessitent un examen médical, et dans quel délai. Les questions et les réponses vous conduiront à une ou plusieurs causes possibles des symptômes de votre enfant. Ces causes renvoient à la partie Troubles et affections (p. 117), qui évoque chaque maladie en détail. Vous trouverez également dans ces fiches des mesures simples à prendre vous-même pour soulager votre enfant. Pour plus de précisions, voir Comment utiliser les fiches (p. 9).

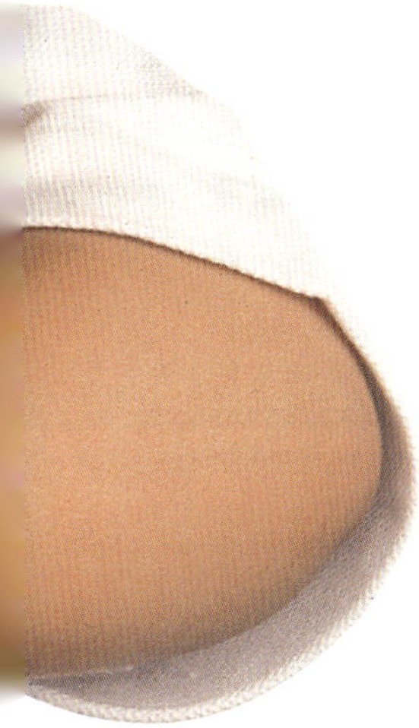

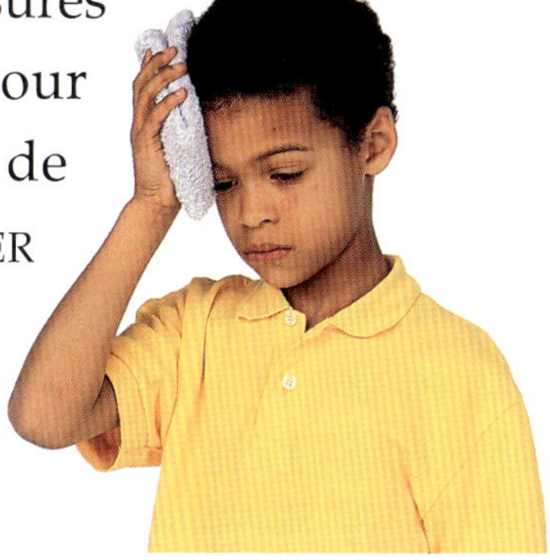

Pour calmer le mal de tête

# 1 FIÈVRE CHEZ LE NOURRISSON

*Pour les enfants de plus de 1 an, voir la fiche 8*

La fièvre est une élévation anormale de la température corporelle, provoquée généralement par une infection. Si votre bébé vous semble chaud, s'il est apathique ou au contraire très agité, prenez sa température (voir p. 212). La température normale du corps se situe entre 36 et 37 °C ; on considère que la fièvre commence à 38 °C.

**SYMPTÔMES ALARMANTS**
Appelez immédiatement un médecin si votre bébé présente l'un des symptômes suivants :
- Température supérieure à 39 °C.
- Respiration à un rythme accéléré.
- Respiration bruyante ou difficile.
- Somnolence anormale.
- Irritabilité inhabituelle.
- Refus de boire depuis plus de 6 heures.

**CASE DÉPART**

**Quel âge a votre bébé ?**
- MOINS DE 6 MOIS
- 6 MOIS OU PLUS

**CAUSE POSSIBLE**
Chez les moins de 6 mois, la fièvre est rare. Elle peut être le signe d'une maladie grave.

**QUE FAIRE ?**
AIDE MÉDICALE
✚ URGENT ! Appelez votre médecin immédiatement !
CONSEILS PRATIQUES
Voir *Comment faire baisser la température ?* ( page ci-contre).

**Votre enfant présente-t-il une éruption cutanée ?**
- OUI
- NON

*Reportez-vous à la fiche* **22** ÉRUPTION CUTANÉE AVEC FIÈVRE

**Votre bébé pleure-t-il en se frottant l'oreille ou se réveille-t-il la nuit en criant ?**
- PLEURE EN SE FROTTANT L'OREILLE
- SE RÉVEILLE LA NUIT EN CRIANT
- NI L'UN NI L'AUTRE

**CAUSE POSSIBLE**
OTITE (p. 162).

**QUE FAIRE ?**
AIDE MÉDICALE
Consultez votre médecin dans les 24 heures.
CONSEILS PRATIQUES
Voir *Comment faire baisser la température ?* (page ci-contre) et *Calmer les douleurs auriculaires* (p. 101).

**Votre bébé respire-t-il à un rythme normal (voir *Les rythmes respiratoires*, p. 90) ?**
- À UN RYTHME NORMAL
- À UN RYTHME ACCÉLÉRÉ

**CAUSES POSSIBLES**
PNEUMONIE (p. 155) ou BRONCHIOLITE (p. 155).

**QUE FAIRE ?**
AIDE MÉDICALE
✚ URGENT ! Appelez votre médecin immédiatement !
CONSEILS PRATIQUES
Voir *Comment faire baisser la température ?* (page ci-contre).

**Votre bébé tousse-t-il ou a-t-il le nez qui coule ?**
- TOUX OU ÉCOULEMENT NASAL
- NI L'UN NI L'AUTRE

**CAUSES POSSIBLES**
RHUME (p. 148), GRIPPE (p. 151) ou ROUGEOLE (p. 118).

**QUE FAIRE ?**
AIDE MÉDICALE
S'il n'y a pas d'amélioration dans les 48 heures, si les troubles respiratoires persistent ou si une éruption cutanée apparaît, appelez immédiatement votre médecin.

Votre bébé présente-t-il l'un des symptômes suivants ?

- VOMISSEMENTS SANS DIARRHÉE
- SOMNOLENCE ANORMALE
- IRRITABILITÉ INHABITUELLE
- AUCUN DE CES SYMPTÔMES

**CAUSES POSSIBLES**

ROSÉOLE INFANTILE (p. 121) ou MÉNINGITE (p. 158).

**QUE FAIRE ?**

**AIDE MÉDICALE**
✚ URGENT ! Appelez votre médecin immédiatement !

Votre bébé présente-t-il l'un des symptômes suivants ?

- REJET DES ALIMENTS SOLIDES
- VOMISSEMENTS AVEC DIARRHÉE
- AUCUN DE CES SYMPTÔMES

**CAUSES POSSIBLES**

Une infection de la gorge, (voir ANGINE ET PHARYNGITE, p. 151), ou une infection de la bouche comme la GINGIVO-STOMATITE (p. 176).

**QUE FAIRE ?**

**AIDE MÉDICALE**
S'il n'y a pas d'amélioration dans les 24 heures, appelez immédiatement votre médecin.

**CONSEILS PRATIQUES**
Voir *Pour calmer un mal de gorge* (p. 91) et *Comment faire baisser la température ?* (ci-dessous).

**CAUSE POSSIBLE**

GASTRO-ENTÉRITE (p. 180).

**QUE FAIRE ?**

**AIDE MÉDICALE**
Consultez votre médecin dans les 24 heures.

**CONSEILS PRATIQUES**
Voir *Prévenir la déshydratation chez le nourrisson* (p. 38).

Votre bébé est-il très couvert, ou sa chambre est-elle surchauffée ?

- BÉBÉ TROP COUVERT
- CHAMBRE SURCHAUFFÉE
- AUCUN DE CES CAS

**CAUSE POSSIBLE**

Votre bébé a peut-être trop chaud.

**QUE FAIRE ?**

**CONSEILS PRATIQUES**
Un bébé n'a pas besoin d'être plus couvert qu'un adulte. Si vous pensez qu'une chaleur excessive peut être la cause du problème, déshabillez partiellement votre bébé et faites baisser la température de la pièce. S'il a toujours de la fièvre une heure plus tard, consultez votre médecin.

**Si ces indications ne vous ont pas permis d'identifier le problème, consultez votre médecin dans les 48 heures.**

## CONSEILS PRATIQUES : COMMENT FAIRE BAISSER LA TEMPÉRATURE ?

Il est important de faire baisser rapidement la fièvre, car elle peut provoquer des convulsions fébriles (p. 156), en particulier chez les jeunes enfants. Quel que soit l'âge du bébé, vous pouvez prendre les mesures suivantes :

- Déshabillez-le presque entièrement, changez les draps de son lit et retirez les couvertures.
- Rafraîchissez-le avec une éponge humide ou donnez-lui un bain tiède (2° au-dessous de sa température).
- Si votre bébé a plus de 3 mois, donnez-lui du paracétamol.
- Maintenez la température de la pièce à environ 18 °C.

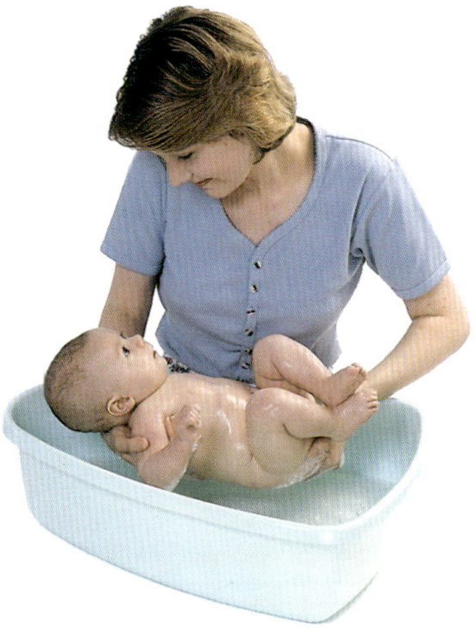

***Rafraîchir votre enfant***
*Vous pouvez faire baisser la fièvre de votre bébé en lui donnant un bain tiède (2° au-dessous de sa température).*

# 2 DIARRHÉE CHEZ LE NOURRISSON

*Pour les enfants de plus de 1 an, voir la fiche 9*

La diarrhée se traduit par des selles liquides anormalement fréquentes. Cependant, les selles des bébés qui sont exclusivement nourris au sein sont molles, et il ne faut pas les confondre avec la diarrhée. Un enfant souffrant de diarrhée doit boire beaucoup, afin d'éviter tout risque de déshydratation.

**SYMPTÔMES ALARMANTS**
Appelez immédiatement un médecin dans les cas suivants :
- Vomissements fréquents au cours des 6 heures précédentes.
- Dépression de la fontanelle.
- Urine trouble et foncée, émise en très petites quantités.
- Yeux creux.
- Peau flasque.
- Somnolence ou irritabilité inhabituelles.

**CASE DÉPART**

**Votre bébé a-t-il de la fièvre (une température de 38 °C ou plus) ?**

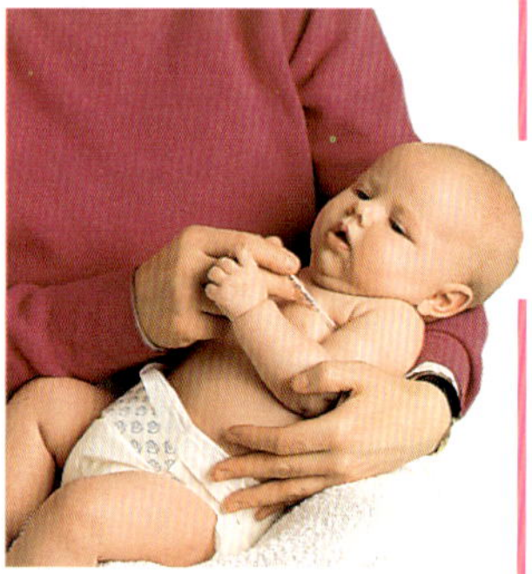

- **OUI** → CAUSE POSSIBLE
- **NON** → Quand la diarrhée est-elle apparue ?

**CAUSE POSSIBLE**

GASTRO-ENTÉRITE (p. 180).

**QUE FAIRE ?**

**AIDE MÉDICALE**
Consultez votre médecin dans les 24 heures.

**CONSEILS PRATIQUES**
Voir *Prévenir la déshydratation chez le nourrisson* (ci-dessous) et *Comment faire baisser la température ?* (p. 37).

**Quand la diarrhée est-elle apparue ?**

- **IL Y A 2 SEMAINES OU PLUS**
- **IL Y A MOINS DE 2 SEMAINES** → Votre bébé a-t-il récemment présenté l'un des symptômes suivants ?

**Votre bébé a-t-il récemment présenté l'un des symptômes suivants ?**

- **VOMISSEMENTS**
- **PERTE D'APPÉTIT**
- **APATHIE**
- **AUCUN DE CES SYMPTÔMES**

## CONSEILS PRATIQUES : PRÉVENIR LA DÉSHYDRATATION CHEZ LE NOURRISSON

Si votre enfant présente un risque de déshydratation – en cas de diarrhée persistante, de fièvre ou de vomissements –, il faut qu'il boive davantage. Achetez en pharmacie une solution de réhydratation à base de sucre et de sels minéraux à dissoudre dans l'eau, conformément aux instructions. S'il vous est impossible de vous procurer cette solution, voici une recette très simple de boisson réhydratante : dissolvez 2 cuillères à café de sucre dans 200 ml d'eau minérale.
Tous les bébés doivent absorber entre 500 et 1 500 ml d'aliments liquides par jour, selon leur poids. Le tableau ci-contre vous permettra de déterminer la quantité quotidienne nécessaire à votre enfant. Tant que les symptômes persistent, faites-lui boire de petites quantités de solution de réhydratation toutes les 2 ou 3 heures.
Si votre bébé vomit, donnez-lui à boire une plus petite quantité et toutes les heures, car des doses plus importantes risqueraient de ne pas être tolérées par son organisme.

| POIDS DE L'ENFANT en kg | ALIMENTS LIQUIDES (PAR JOUR) en ml |
|---|---|
| Moins de 4 | 500 |
| 4 | 600 |
| 5 | 750 |
| 6 | 900 |
| 7 | 1 050 |
| 8 | 1 200 |
| 9 | 1 350 |
| 10 et plus | 1 500 |

***Besoins quotidiens en aliments liquides***
*Reportez-vous au tableau ci-dessus pour déterminer la quantité d'aliments liquides que votre enfant doit absorber chaque jour.*

**CAUSES POSSIBLES**

Chez le nourrisson, la diarrhée chronique ou persistante est souvent une complication d'une infection virale.
Autres causes plus rares : INTOLÉRANCE ALIMENTAIRE (p. 182), GIARDIASE (p. 187), MALADIE CŒLIAQUE (p. 183), ou MUCOVISCIDOSE (p. 201).

**QUE FAIRE ?**

**AIDE MÉDICALE**
Consultez votre médecin.

**CONSEILS PRATIQUES**
Voir *Prévenir la déshydratation chez le nourrisson* (page ci-contre).

**CAUSE POSSIBLE**

GASTRO-ENTÉRITE (p. 180).

**QUE FAIRE ?**

**AIDE MÉDICALE**
Consultez votre médecin dans les 24 heures.

**CONSEILS PRATIQUES**
Voir *Prévenir la déshydratation chez le nourrisson* (page ci-contre).

**Votre bébé est-il sous traitement médical pour une autre affection ?**

- NON
- OUI

**La quantité de jus de fruits ou de sirop absorbée est-elle plus ou moins importante que d'habitude ?**

- PLUS IMPORTANTE
- MOINS IMPORTANTE
- INCHANGÉE

**CAUSE POSSIBLE**

De nouveaux aliments peuvent provoquer une diarrhée.

**QUE FAIRE ?**

**AIDE MÉDICALE**
Ces troubles sont généralement de courte durée. Cependant, si la diarrhée persiste ou si elle semble liée à certains aliments, consultez votre médecin.

**CONSEILS PRATIQUES**
Assurez-vous qu'il n'y a pas de risque de déshydratation (voir *Prévenir la déshydratation chez le nourrisson*, page ci-contre). Si vous avez réussi à identifier l'aliment qui provoque la diarrhée, n'en donnez plus à votre enfant avant d'avoir vu votre médecin.

**CAUSE POSSIBLE**

La diarrhée peut être un effet secondaire de l'un des médicaments que prend votre bébé.

**QUE FAIRE ?**

**AIDE MÉDICALE**
Appelez votre médecin et demandez-lui si un médicament peut avoir provoqué la diarrhée et si vous devez en interrompre l'administration.

**CAUSE POSSIBLE**

Le sucre contenu dans les jus de fruits et les sirops peut provoquer une diarrhée.

**QUE FAIRE ?**

**CONSEILS PRATIQUES**
Il est toujours préférable de couper le jus de fruits avec une quantité égale d'eau bouillie et refroidie.
Pour l'instant, remplacez le jus de fruits par de l'eau minérale. Évitez le sirop.

**Quand avez-vous ajouté un nouvel aliment solide dans l'alimentation de votre bébé ?**

- IL Y A MOINS DE 24 HEURES
- IL Y A PLUS DE 24 HEURES
- ALIMENTATION PAS ENCORE DIVERSIFIÉE

**CAUSES POSSIBLES**

INTOLÉRANCE ALIMENTAIRE (p. 182) ou GASTRO-ENTÉRITE (p. 180).

**QUE FAIRE ?**

**AIDE MÉDICALE**
Consultez votre médecin dans les 24 heures.

**CONSEILS PRATIQUES**
Ne donnez plus aucun aliment solide à votre enfant avant d'avoir vu votre médecin et faites-le boire régulièrement (voir *Prévenir la déshydratation chez le nourrisson*, page ci-contre).

# 3 VOMISSEMENTS DU NOURRISSON

*Pour les enfants de plus de 1 an, voir la fiche 10*

Il est important de distinguer les vomissements du bébé, qui peuvent traduire le symptôme d'une maladie, et les simples régurgitations de lait. Sachez cependant qu'un vomissement isolé est fréquent chez les nourrissons et n'a rien d'alarmant.

**SYMPTÔMES ALARMANTS**

Appelez immédiatement votre médecin si votre bébé présente l'un des symptômes suivants :

- Vomissements depuis 6 heures.
- Dépression de la fontanelle.
- Urine trouble et foncée, émise en très petites quantités.
- Yeux creux.
- Peau flasque.
- Somnolence ou irritabilité inhabituelles.

**CASE DÉPART**

**Comment votre bébé se porte-t-il ?**

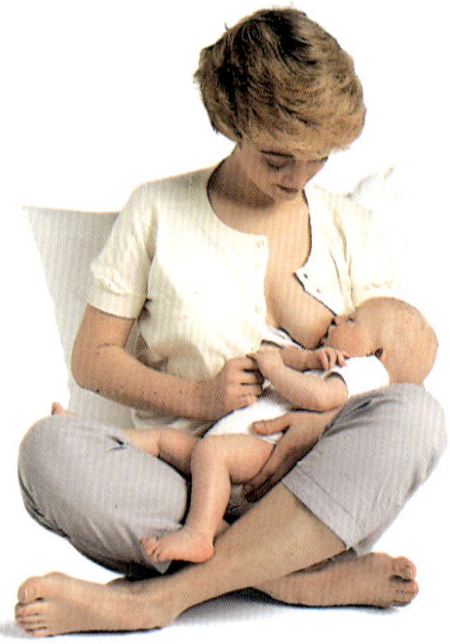

- SEMBLE EN BONNE SANTÉ ET SE NOURRIT NORMALEMENT
- SEMBLE SOUFFRANT OU SE NOURRIT AVEC DIFFICULTÉ

**A-t-il vomi sans effort ?**

- NON
- OUI

**Quelle quantité de lait votre bébé a-t-il rejetée ?**

- UNE GRANDE QUANTITÉ
- UNE PETITE QUANTITÉ

**CAUSE POSSIBLE**

REFLUX GASTRO-ŒSOPHAGIEN (p. 186).

**QUE FAIRE ?**

AIDE MÉDICALE
Consultez votre médecin dans les 24 heures.

**CAUSE POSSIBLE**

STÉNOSE DU PYLORE (p. 186).

**QUE FAIRE ?**

AIDE MÉDICALE
Consultez votre médecin dans les 24 heures.

**Quel âge a votre bébé ?**

- MOINS DE 2 MOIS
- 2 MOIS OU PLUS

**Quand surviennent les vomissements ?**

- APRÈS CHAQUE REPAS
- DE FAÇON IMPRÉVISIBLE

**Votre enfant a-t-il de la fièvre (une température de 38 °C ou plus) ?**

- OUI
- NON

**CAUSE POSSIBLE**

Il s'agit probablement d'une simple régurgitation, provoquée généralement par des gaz et sans gravité.

**QUE FAIRE ?**

**CONSEILS PRATIQUES**
Voir *Que faire en cas de gaz ?* (p. 47).

**Votre enfant présente-t-il l'un des symptômes suivants ?**

- SOMNOLENCE ANORMALE → CAUSES POSSIBLES : ROSÉOLE INFANTILE (p. 121) ou MÉNINGITE (p. 158).
- REFUS D'ALIMENTS LIQUIDES ET SOLIDES → CAUSES POSSIBLES : ROSÉOLE INFANTILE (p. 121) ou MÉNINGITE (p. 158).
- DIARRHÉE → CAUSE POSSIBLE : GASTRO-ENTÉRITE (p. 180).
- TOUX → CAUSES POSSIBLES : BRONCHIOLITE (p. 155) ou COQUELUCHE (p. 123).
- AUCUN DE CES SYMPTÔMES → *Reportez-vous à la fiche* **1** FIÈVRE CHEZ LE NOURRISSON

**CAUSES POSSIBLES**

ROSÉOLE INFANTILE (p. 121) ou MÉNINGITE (p. 158).

**QUE FAIRE ?**

**AIDE MÉDICALE**
✚ URGENT ! Appelez votre médecin immédiatement !

**CAUSE POSSIBLE**

GASTRO-ENTÉRITE (p. 180).

**QUE FAIRE ?**

**AIDE MÉDICALE**
✚ URGENT ! Appelez votre médecin immédiatement !

**CONSEILS PRATIQUES**
Voir *Prévenir la déshydratation chez le nourrisson* (p. 38).

**CAUSES POSSIBLES**

BRONCHIOLITE (p. 155) ou COQUELUCHE (p. 123).

**QUE FAIRE ?**

**AIDE MÉDICALE**
Consultez votre médecin dans les 24 heures.

**CONSEILS PRATIQUES**
Voir *Comment faire baisser la température ?* (p. 37) et *Comment calmer la toux ?* (p. 90).

**Votre bébé présente-t-il l'un des symptômes suivants ?**

- DIARRHÉE → CAUSE POSSIBLE : GASTRO-ENTÉRITE (p. 180).
- TOUX → CAUSES POSSIBLES : BRONCHIOLITE (p. 155) ou COQUELUCHE (p. 123).
- VOMISSEMENTS JAUNE-VERT → CAUSE POSSIBLE : OCCLUSION INTESTINALE (p. 185).
- AUCUN DE CES SYMPTÔMES → voir ci-dessous.

**CAUSE POSSIBLE**

GASTRO-ENTÉRITE (p. 180).

**QUE FAIRE ?**

**AIDE MÉDICALE**
✚ URGENT ! Appelez votre médecin immédiatement !

**CONSEILS PRATIQUES**
Voir *Prévenir la déshydratation chez le nourrisson* (p. 38).

**CAUSES POSSIBLES**

BRONCHIOLITE (p. 155) ou COQUELUCHE (p. 123).

**QUE FAIRE ?**

**AIDE MÉDICALE**
Consultez votre médecin dans les 24 heures.

**CONSEILS PRATIQUES**
Voir *Comment faire baisser la température ?* (p. 37) et *Comment calmer la toux ?* (p. 90).

**CAUSE POSSIBLE**

OCCLUSION INTESTINALE (p. 185).

**QUE FAIRE ?**

**AIDE MÉDICALE**
✚ TRÈS URGENT ! Appelez des secours d'urgence. En attendant, ne faites rien absorber à votre enfant.

**Si votre enfant n'a vomi qu'une fois et semble par ailleurs en bonne santé, il n'y a pas lieu de s'inquiéter. En revanche, si les vomissements se répètent ou si un autre symptôme apparaît, consultez votre médecin.**

# 4 PROBLÈMES D'ALIMENTATION

*Pour les enfants de plus de 1 an, voir la fiche 11*

Les problèmes liés à l'alimentation sont une cause de soucis pour les parents. Les troubles propres à l'allaitement sont fréquents, en particulier au cours des premières semaines. Toutefois, si votre enfant prend régulièrement du poids et semble en bonne santé, il n'y a pas de raison de s'alarmer.

**CASE DÉPART**

**Votre bébé se nourrit-il avec appétit ?**

- OUI
- NON

**Votre bébé avait-il de l'appétit auparavant ?**

- OUI
- NON

**Votre bébé prend-il régulièrement du poids (voir les COURBES DE CROISSANCE, p. 17-21) ?**

- OUI
- NON

**Comment nourrissez-vous votre bébé ?**

- ESSENTIELLEMENT AU SEIN
- ESSENTIELLEMENT AU BIBERON
- IL COMMENCE À PRENDRE DES ALIMENTS SOLIDES

**CAUSES POSSIBLES**

Une brusque perte d'appétit peut être le signe d'un RHUME (p. 148), mais peut aussi révéler une maladie plus grave.

**QUE FAIRE ?**

AIDE MÉDICALE
✚ URGENT ! Appelez votre médecin immédiatement !

**CAUSE POSSIBLE**

Pendant la tétée, certains bébés ont besoin d'être câlinés, et il peut leur arriver de s'endormir. Si l'état général est bon, il n'y a pas lieu de s'inquiéter.

**QUE FAIRE ?**

AIDE MÉDICALE
Si d'autres symptômes apparaissent, prenez rendez-vous avec votre médecin.

**Votre bébé doit-il être nourri plus souvent que les autres bébés ?**

- AUSSI FRÉQUEMMENT
- PLUS FRÉQUEMMENT

**CAUSE POSSIBLE**

Les bébés nourris au sein réclament des tétées fréquentes – toutes les 2 heures environ –, surtout les premières semaines (voir ALIMENTATION DU NOURRISSON, p. 27).

**QUE FAIRE ?**

CONSEILS PRATIQUES
Votre enfant est probablement en bonne santé, mais il se peut que vous soyez vous-même fatiguée. Accordez-vous plus de repos. Si vous êtes déprimée ou irritable, consultez votre médecin.

**CAUSE POSSIBLE**

RETARD PONDÉRAL (p. 33).

**QUE FAIRE ?**

AIDE MÉDICALE
Prenez rendez-vous avec votre médecin.

**Craignez-vous de ne pas avoir suffisamment de lait ?**

OUI

NON

**Votre bébé prend-il régulièrement du poids (voir les COURBES DE CROISSANCE, p. 17-21) ?**

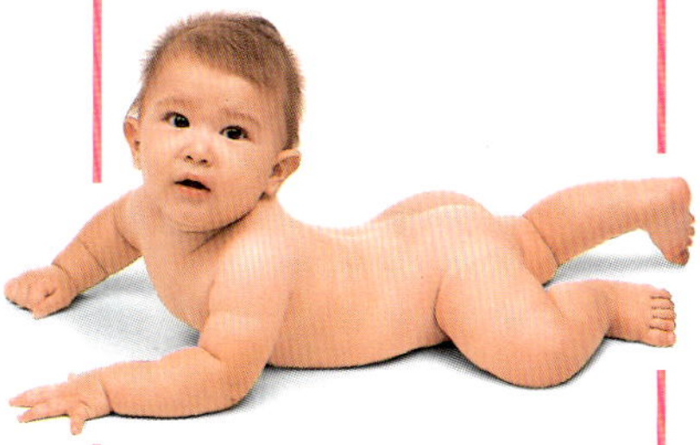

NON

OUI

**CAUSE POSSIBLE**

RETARD PONDÉRAL (p. 33).

**QUE FAIRE ?**

AIDE MÉDICALE
Prenez rendez-vous avec votre médecin

**CAUSE POSSIBLE**

Les mères qui allaitent craignent souvent de ne pas produire suffisamment de lait si leur bébé pleure beaucoup et semble difficile à satisfaire. Si votre enfant prend régulièrement du poids, il ne fait aucun doute que la production de lait est suffisante.

**QUE FAIRE ?**

AIDE MÉDICALE
Si votre bébé continue à pleurer et si son état vous inquiète, consultez votre médecin. Voir aussi la fiche 6, CRIS DU NOURRISSON.

**Votre enfant pleure-t-il souvent pendant ou après les repas ?**

PLEURE AU DÉBUT DES REPAS

PLEURE APRÈS LES REPAS

NE PLEURE PAS

**CAUSE POSSIBLE**

Les seins ne sécrètent pas le lait immédiatement, ou le débit est trop fort.

**QUE FAIRE ?**

CONSEILS PRATIQUES
S'il n'y a pas de lait dès les premières succions, essayez d'être plus détendue lorsque vous allaitez votre bébé. Si le débit est trop fort, extrayez un peu de lait avant les tétées.

*Reportez-vous à la fiche* **6** CRIS DU NOURRISSON

**Si ces indications ne vous ont pas permis d'identifier le problème, consultez votre médecin dans les 48 heures.**

**Votre bébé pleure-t-il souvent après les repas ?**

NON

OUI

*Reportez-vous à la fiche* **6** CRIS DU NOURRISSON

**CAUSE POSSIBLE**

Les enfants manifestent très tôt des goûts alimentaires bien définis. Ils peuvent refuser les consistances et les aliments nouveaux, parfois même des aliments qu'ils avaient acceptés dans un premier temps.

**QUE FAIRE ?**

CONSEILS PRATIQUES
Durant la première année, les aliments et les repas constituent des expériences nouvelles pour votre bébé. Il peut refuser certains aliments, s'en désintéresser ou n'apprécier que les aliments sucrés : continuez à lui proposer des repas variés afin de lui apporter les nutriments nécessaires à son équilibre (voir DIVERSIFICATION ALIMENTAIRE, p. 28).

**Votre bébé refuse-t-il fréquemment certains aliments ?**

REFUSE CERTAINS ALIMENTS

ACCEPTE VOLONTIERS LA PLUPART DES ALIMENTS

**Si ces indications ne vous ont pas permis d'identifier le problème, consultez votre médecin dans les 48 heures.**

# 5 PRISE DE POIDS TROP LENTE

*Pour les problèmes de croissance chez les enfants de plus de 1 an, voir la fiche 12*

Vous pouvez surveiller de près la prise de poids de votre enfant en consultant régulièrement votre médecin et en vous reportant aux COURBES DE CROISSANCE (p. 17-21). Si la courbe de poids vous paraît trop lente, vous trouverez dans ces pages des indications utiles.

## CASE DÉPART

**Quel est l'état de santé général de votre bébé ?**

- MAUVAIS
- IL EST ÉVEILLÉ ET SE NOURRIT NORMALEMENT

### CAUSE POSSIBLE

Une prise de poids trop lente peut venir d'un trouble non décelé (voir RETARD PONDÉRAL, p. 33).

### QUE FAIRE ?

**AIDE MÉDICALE**
Prenez rendez-vous avec votre médecin.

**Comment nourrissez-vous votre enfant ?**

- ESSENTIELLEMENT AU SEIN
- ESSENTIELLEMENT AU BIBERON
- COMMENCE À PRENDRE DES ALIMENTS SOLIDES

### CAUSE POSSIBLE

Ses aliments ne répondent peut-être pas à tous ses besoins nutritionnels.

### QUE FAIRE ?

**AIDE MÉDICALE**
Consultez votre médecin, qui pourra vous recommander une modification du régime alimentaire de votre enfant (voir aussi DIVERSIFICATION ALIMENTAIRE, p. 28).

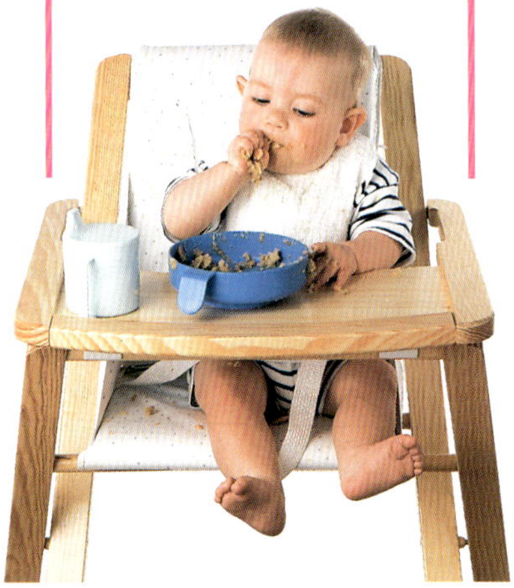

**Quand nourrissez-vous votre bébé ?**

- DÈS QU'IL PLEURE
- SUIVANT UN HORAIRE PRÉCIS

### CAUSE POSSIBLE

Une production insuffisante de lait peut expliquer que votre bébé ne prenne pas du poids régulièrement.

### QUE FAIRE ?

**AIDE MÉDICALE**
Si votre enfant ne commence pas à prendre du poids dans les 2 semaines, prenez rendez-vous avec votre médecin.

**CONSEILS PRATIQUES**
Essayez de nourrir votre bébé quand il le réclame, au lieu de respecter un horaire strict (voir ALIMENTATION DU NOURRISSON, p. 27, et PROBLÈMES D'ALIMENTATION, p. 42).

**Quand nourrissez-vous votre bébé ?**

- SUIVANT UN HORAIRE PRÉCIS
- DÈS QU'IL PLEURE

**CAUSE POSSIBLE**

Il est possible que vous ne produisiez pas suffisamment de lait, vous pouvez alors compléter avec un lait artificiel ou, si votre bébé a plus de 3 mois, il est peut-être temps de lui donner une alimentation diversifiée.

**QUE FAIRE ?**

**AIDE MÉDICALE**
Consultez votre médecin : il vous conseillera peut-être de donner à votre enfant des biberons supplémentaires ou de commencer à lui faire prendre des aliments solides (voir DIVERSIFICATION ALIMENTAIRE, p. 28).

**Est-il possible que vous vous soyez trompé dans les proportions en préparant les biberons de votre enfant ?**

- PEU PROBABLE
- PEUT-ÊTRE TROP D'EAU
- PEUT-ÊTRE PAS SUFFISAMMENT DE LAIT EN POUDRE

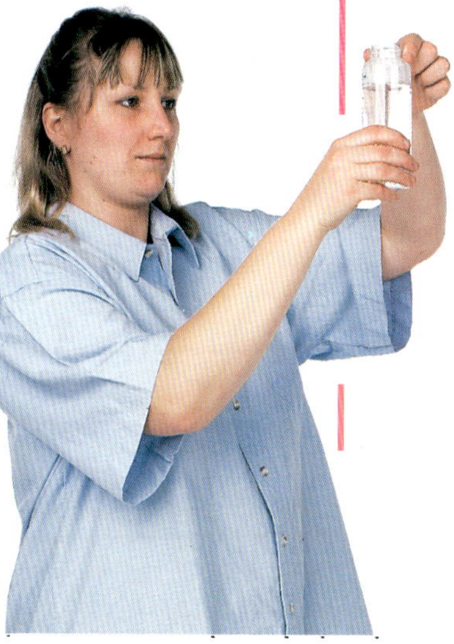

**Votre bébé termine-t-il toujours ses biberons ?**

- OUI
- NON

**CAUSE POSSIBLE**

Si le lait est trop dilué, votre bébé ne reçoit peut-être pas tous les nutriments nécessaires.

**QUE FAIRE ?**

**AIDE MÉDICALE**
Si votre enfant ne commence pas à prendre du poids dans les 2 semaines, prenez rendez-vous avec votre médecin.

**CONSEILS PRATIQUES**
Respectez toujours les instructions pour préparer les biberons. S'il fait chaud ou si votre bébé a de la fièvre, vous pouvez lui donner un supplément d'eau minérale.

**CAUSE POSSIBLE**

Votre bébé a peut-être besoin d'une plus grande quantité de lait.

**QUE FAIRE ?**

**AIDE MÉDICALE**
Si la courbe de poids de votre enfant n'évolue pas dans les 2 semaines, prenez rendez-vous avec votre médecin.

**CONSEILS PRATIQUES**
Donnez à votre bébé autant de lait qu'il le désire. S'il a plus de 3 mois, il est peut-être temps de commencer à lui donner des aliments diversifiés (voir DIVERSIFICATION ALIMENTAIRE, p. 28).

**Si ces indications ne vous ont pas permis d'identifier le problème, consultez votre médecin dans les 48 heures.**

## LES COURBES DE CROISSANCE CHEZ LE NOURRISSON

Des bébés se développent selon les courbes standard. Il peut exister des variations qui ne doivent pas vous inquiéter :

- Si l'un des parents est plus petit que la moyenne, l'enfant sera peut-être lui aussi petit.
- Les bébés nourris au sein prennent plus de poids au cours des 1er mois.
- Le poids d'un enfant dont la mère est diabétique est plus élevé à la naissance.
- Les prématurés ont un poids inférieur à la moyenne.

***Un bébé de petite taille***
*Les courbes exprimées par de gros points montrent la croissance d'un enfant dont les parents seraient de petite taille. Pour la taille comme pour le poids, le point de départ est proche de la limite inférieure de la moyenne. Cette tendance se poursuit au fil des mois et indique que la croissance de l'enfant reste régulière.*

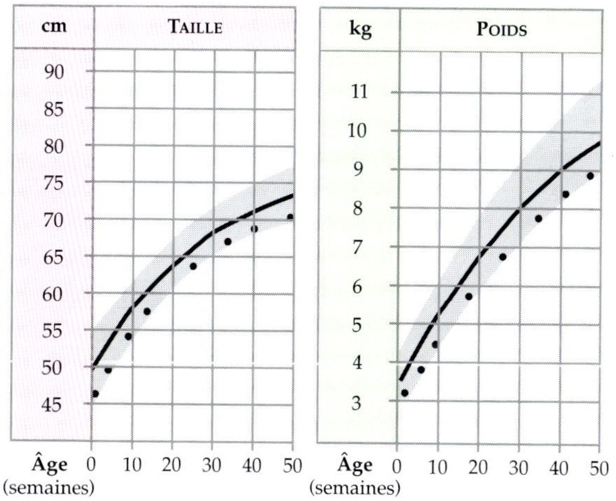

# 6 CRIS DU NOURRISSON

Tous les bébés crient : c'est en effet leur seul moyen de s'exprimer. Les cris traduisent généralement la faim, la soif, la fatigue ou l'inconfort. Toutefois, si votre bébé est inconsolable, si ses cris persistent plus longtemps que d'habitude ou ont une sonorité différente, il a peut-être besoin d'être examiné par un médecin.

**CASE DÉPART**

**Votre bébé crie-t-il d'une manière inhabituelle ?**

- OUI → **Votre bébé a-t-il pris son dernier repas avec appétit ?**
  - NON → CAUSE POSSIBLE
  - OUI → CAUSES POSSIBLES
- NON → **Votre bébé cesse-t-il de crier dès que vous le nourrissez ?**

### CAUSE POSSIBLE

Votre enfant peut souffrir d'une affection comme l'OTITE (p. 162).

### QUE FAIRE ?

**AIDE MÉDICALE**
✚ URGENT ! Appelez votre médecin immédiatement !

### CAUSES POSSIBLES

COLIQUES (p. 32), PERCÉE DES DENTS (p. 33) ou ÉRYTHÈME FESSIER (p. 136).

### QUE FAIRE ?

**AIDE MÉDICALE**
Si d'autres symptômes apparaissent ou si votre bébé ne se calme pas dans les 24 heures, prenez rendez-vous avec votre médecin.

**Votre bébé cesse-t-il de crier dès que vous le nourrissez ?**

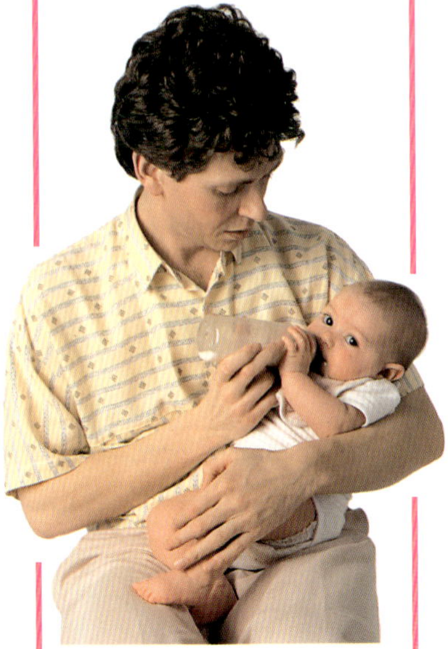

- CESSE DE CRIER → CAUSE POSSIBLE
- CONTINUE DE CRIER → **Votre bébé cesse-t-il de crier dès qu'il boit un peu d'eau minérale ?**

### CAUSE POSSIBLE

Les cris du nourrisson sont le plus souvent provoqués par la faim.

### QUE FAIRE ?

**CONSEILS PRATIQUES**
Si votre bébé cesse de crier après un repas, il faut peut-être réduire les intervalles entre les repas afin de mieux répondre à ses besoins nutritionnels.

**Votre bébé cesse-t-il de crier dès qu'il boit un peu d'eau minérale ?**

- CONTINUE DE CRIER → **Votre bébé cesse-t-il de crier après avoir fait son rot ?**
- CESSE DE CRIER → CAUSE POSSIBLE

**Votre bébé cesse-t-il de crier après avoir fait son rot ?**

- CONTINUE DE CRIER
- CESSE DE CRIER

### CAUSE POSSIBLE

La soif peut expliquer les cris de votre enfant, surtout s'il est nourri au biberon ou s'il fait particulièrement chaud.

### QUE FAIRE ?

**CONSEILS PRATIQUES**
Donnez-lui, au biberon ou à la cuillère stérilisés, un peu d'eau minérale.

**Quel âge a votre bébé ?**

- MOINS DE 3 MOIS
- 3 MOIS OU PLUS

**À quel moment votre enfant crie-t-il ?**

- EN FIN D'APRÈS-MIDI OU EN DÉBUT DE SOIRÉE
- À D'AUTRES HEURES

### CAUSE POSSIBLE

COLIQUES (p. 32).

### QUE FAIRE ?

**CONSEILS PRATIQUES**
Commencez par nourrir votre enfant, puis essayez de le calmer en le berçant, en lui tapotant le dos ou en massant doucement son ventre.

**Votre bébé cesse-t-il de crier dès que vous le prenez dans vos bras et que vous le cajolez ?**

- CESSE DE CRIER
- CONTINUE DE CRIER

**Y a-t-il eu un changement d'habitudes ou une tension accrue à la maison ?**

- CHANGEMENT D'HABITUDES
- TENSION À LA MAISON
- NI L'UN NI L'AUTRE

### CAUSE POSSIBLE

Perturbation causée par le changement d'habitudes ou par la tension qui règne à la maison.

### QUE FAIRE ?

**CONSEILS PRATIQUES**
Pendant une période de tension à la maison, accordez plus d'attention à votre enfant. Si votre propre stress risque de le perturber, il faut tenter d'en éliminer la cause : essayez de penser davantage à vous-même, d'utiliser des techniques de relaxation ou de vous confier à votre entourage. Si vous supportez mal les cris de votre bébé, consultez votre médecin.

**Si ces indications ne vous ont pas permis d'identifier le problème, consultez votre médecin dans les 48 heures.**

### CAUSE POSSIBLE

Votre enfant a peut-être besoin d'être plus câliné et réconforté que d'autres bébés.

### QUE FAIRE ?

**CONSEILS PRATIQUES**
Câlinez votre bébé mais laissez-le aussi pleurer parfois, afin qu'il sache retrouver son sommeil.

### CAUSE POSSIBLE

GAZ (p. 32).

### QUE FAIRE ?

**CONSEILS PRATIQUES**
Voir *Que faire en cas de gaz ?* (ci-contre).

### CONSEILS PRATIQUES : QUE FAIRE EN CAS DE GAZ ?

Un bébé qui crie juste avant un repas ou qui se nourrit goulûment risque d'avaler de l'air, qui se loge ensuite dans l'intestin et provoque une gêne. Les conseils suivants vous permettront de prévenir ou d'éliminer les gaz :

- Assurez-vous que l'orifice de la tétine est à la bonne dimension et n'est pas obstrué.
- Installez votre bébé en position semi-verticale pendant son repas.
- Aidez-le à faire son rot après chaque repas : maintenez-le contre votre épaule ou tenez-le assis ou allongé sur le ventre. Pour le rassurer, tapotez-lui le dos ou caressez-le.

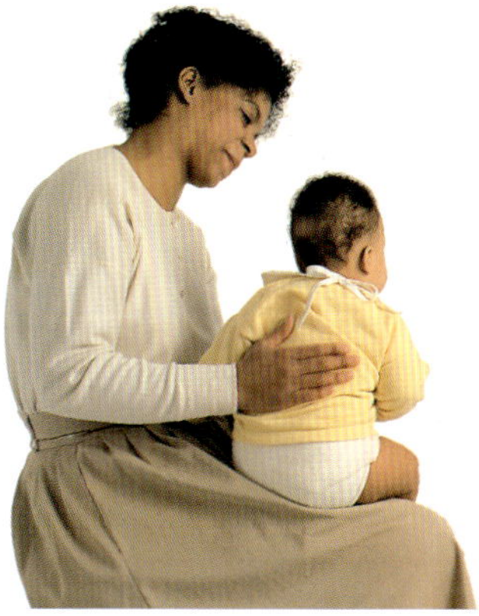

***La position pour le rot***
*Après chaque repas, installez votre bébé dans une position comme celle-ci : cela facilitera son rot.*

# 7 PROBLÈMES DE PEAU

*Pour les autres affections cutanées, voir la fiche 23*

La peau des nourrissons est hypersensible. Les éruptions cutanées sont particulièrement fréquentes sur les fesses, et peuvent être très douloureuses. Si l'inflammation ou l'irritation persiste ou s'accompagne d'autres symptômes, il vaut mieux consulter votre médecin.

**CASE DÉPART**

**Quel âge a votre bébé ?**

- MOINS DE 3 MOIS
- 3 MOIS OU PLUS

**Votre bébé présente-t-il l'un des symptômes suivants ?**

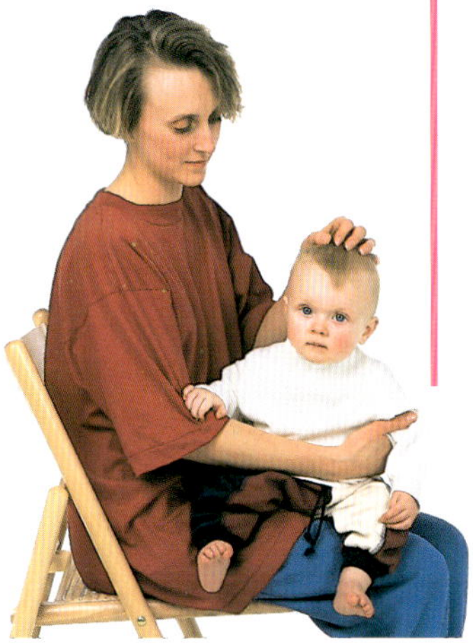

- ÉRUPTION SQUAMEUSE AVEC INFLAMMATION
- CROÛTES JAUNES SUR LE CUIR CHEVELU
- AUCUN DE CES SYMPTÔMES

**Votre bébé présente-t-il une éruption cutanée squameuse et prurigineuse dans l'une des zones suivantes ?**

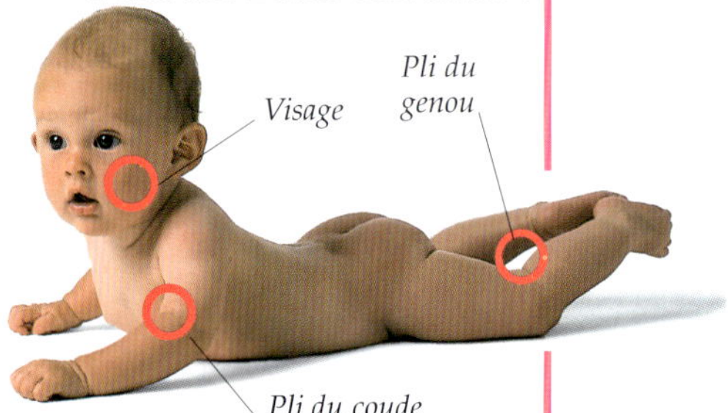


- VISAGE
- PLI DU COUDE
- PLI DU GENOU
- PAS DE LÉSION

**CAUSE POSSIBLE**

ECZÉMA ATOPIQUE (p. 135).

**QUE FAIRE ?**

**AIDE MÉDICALE**
Si la lésion est étendue, prurigineuse ou suintante, ou si l'état général de votre enfant en est affecté, prenez rendez-vous chez votre médecin.

**CONSEILS PRATIQUES**
Voir *Comment calmer les démangeaisons ?* (page ci-contre).

**CAUSE POSSIBLE**

ÉRYTHÈME FESSIER (p. 136).

**QUE FAIRE ?**

**AIDE MÉDICALE**
Si l'éruption persiste plus de 10 jours ou si la peau présente des ulcérations, prenez rendez-vous avec votre médecin.

**Si ces indications ne vous ont pas permis d'identifier le problème, consultez votre médecin dans les 48 heures.**

L'éruption siège-t-elle dans l'une des zones suivantes ?

- COU
- DERRIÈRE LES OREILLES
- VISAGE
- AINE
- AISSELLES

DEUX ZONES OU PLUS

AUCUNE OU UNE SEULE ZONE

### CAUSE POSSIBLE

DERMITE SÉBORRHÉIQUE (p. 134).

### QUE FAIRE ?

**AIDE MÉDICALE**
Si l'éruption n'a pas disparu dans quelques semaines ou si la lésion s'étend ou devient suintante, prenez rendez-vous avec votre médecin.

Votre bébé est-il en bonne santé ?

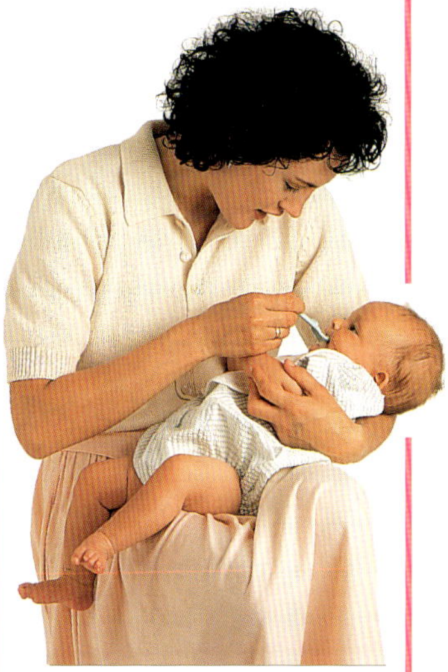

OUI, ET IL SE NOURRIT NORMALEMENT

IL SEMBLE SOUFFRANT ET A DE LA FIÈVRE

IL SEMBLE SOUFFRANT, MAIS N'A PAS DE FIÈVRE

### CAUSE POSSIBLE

Une inflammation bénigne.

### QUE FAIRE ?

**AIDE MÉDICALE**
Si l'éruption persiste plus d'une journée ou si l'état général de votre bébé se détériore, prenez rendez-vous avec votre médecin.

**CONSEILS PRATIQUES**
Voir *Comment calmer les démangeaisons ?* (ci-dessous).

*Reportez-vous à la fiche* **22**
**ÉRUPTION CUTANÉE AVEC FIÈVRE**

*Reportez-vous à la fiche* **23**
**BOUTONS ET ÉRUPTIONS CUTANÉES**

### CAUSE POSSIBLE

Casque séborrhéique (voir DERMITE SÉBORRHÉIQUE, p. 134).

### QUE FAIRE ?

**AIDE MÉDICALE**
Si les lésions sont étendues ou si d'autres symptômes apparaissent, prenez rendez-vous avec votre médecin.

Votre bébé présente-t-il l'un des symptômes suivants ?

BOUTONS IRRITÉS SUR LES ORGANES GÉNITAUX OU AUTOUR DE L'ANUS

BOUTONS OU TACHES SANS LOCALISATION PARTICULIÈRE

AUCUN DE CES SYMPTÔMES

### CONSEILS PRATIQUES : COMMENT CALMER LES DÉMANGEAISONS ?

Faites en sorte que votre enfant ne se gratte pas, afin d'éviter que les lésions ne s'infectent. Voici quelques conseils :

- Pour le bain, utilisez un produit non irritant, comme une crème hydratante ou un savon pour bébé. Veillez à ce que l'eau soit tiède.
- Si la peau de votre bébé est très sèche, les démangeaisons seront plus vives. Pour l'hydrater, utilisez plusieurs fois par jour un produit émollient ou une crème hydratante.

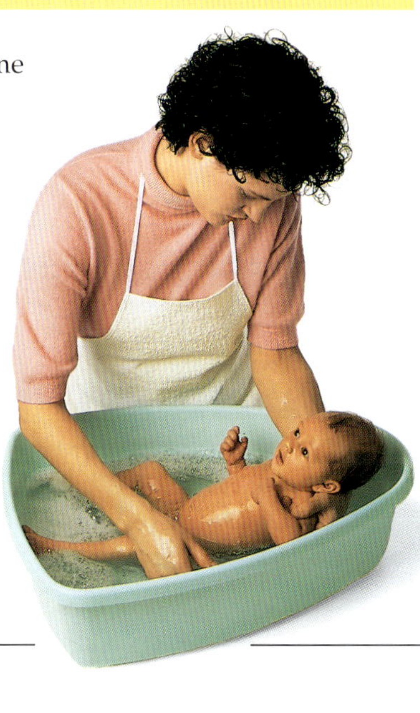

***Le bain***
*Utilisez un savon doux pour bébé ou une crème hydratante. Vous pouvez verser dans l'eau quelques gouttes d'huile de bain émolliente.*

# 8 FIÈVRE CHEZ L'ENFANT

*Pour les enfants de moins de 1 an, voir la fiche 1*

La fièvre (température corporelle supérieure à 38 °C) peut être le signe d'une infection virale ou bactérienne ou peut aussi être provoquée par une chaleur excessive. Si votre enfant semble souffrant, prenez sa température et notez tous les autres symptômes susceptibles d'aider le médecin à établir son diagnostic.

**CASE DÉPART**

Votre enfant présente-t-il une éruption cutanée ?

- OUI
- NON

*Reportez-vous à la fiche* **22**
ÉRUPTION CUTANÉE AVEC FIÈVRE

Votre enfant semble-t-il très souffrant et présente-t-il l'un des symptômes suivants ?

- RAIDEUR DE LA NUQUE
- MAL DE TÊTE
- SOMNOLENCE ANORMALE
- IRRITABILITÉ INHABITUELLE
- AUCUN DE CES SYMPTÔMES

**CAUSE POSSIBLE**

MÉNINGITE (p. 158).

**QUE FAIRE ?**

**AIDE MÉDICALE**
✚ TRÈS URGENT ! Appelez les secours d'urgence (samu, pompiers...) !

Votre enfant présente-t-il l'un des symptômes suivants ?

- MAL DE GORGE OU REFUS DES ALIMENTS SOLIDES
- TOUX
- ÉCOULEMENT NASAL
- AUCUN DE CES SYMPTÔMES

**CAUSE POSSIBLE**

Angine (voir ANGINE ET PHARYNGITE, p. 151).

**QUE FAIRE ?**

**AIDE MÉDICALE**
S'il n'y a pas d'amélioration dans les 24 heures, consultez votre médecin.

**CONSEILS PRATIQUES**
Voir *Comment faire baisser la température ?* (p. 37) et *Pour calmer un mal de gorge* (p. 91).

Comment décririez-vous la respiration de votre enfant ?

- ANORMALEMENT BRUYANTE
- ANORMALEMENT RAPIDE
- NORMALE

**CAUSES POSSIBLES**

RHUME (p. 148), GRIPPE (p. 151) ou ROUGEOLE (p. 118).

**QUE FAIRE ?**

**AIDE MÉDICALE**
Si les symptômes s'aggravent ou persistent au bout de 48 heures appelez immédiatement votre médecin.

**CONSEILS PRATIQUES**
Voir *Comment faire baisser la température ?* (p. 37) et *Comment calmer la toux ?* (p. 90).

**CAUSES POSSIBLES**

LARYNGITE (p. 150), ASTHME (p. 153), ou BRONCHITE (p. 154).

**QUE FAIRE ?**

AIDE MÉDICALE
✚ URGENT ! Appelez votre médecin immédiatement !

CONSEILS PRATIQUES
Voir *Faciliter la respiration pendant une crise d'asthme* (p. 87).

**CAUSE POSSIBLE**

PNEUMONIE (p. 155).

**QUE FAIRE ?**

AIDE MÉDICALE
✚ URGENT ! Appelez votre médecin immédiatement !

CONSEILS PRATIQUES
Voir *Comment faire baisser la température ?* (p. 37) et *Comment calmer la toux ?* (p. 90).

**CAUSE POSSIBLE**

OREILLONS (p. 122).

**QUE FAIRE ?**

AIDE MÉDICALE
Prenez rendez-vous avec votre médecin.

CONSEILS PRATIQUES
Voir *Comment faire baisser la température ?* (p. 37).

**Votre enfant présente-t-il un gonflement (latéral ou bilatéral) entre l'oreille et l'angle de la mâchoire ?**

- OUI
- NON

**Votre enfant présente-t-il l'un des symptômes suivants ?**

- MICTIONS PLUS FRÉQUENTES QUE D'HABITUDE
- DOULEUR OU SENSATION DE BRÛLURE LORS DE LA MICTION
- VOMISSEMENTS AVEC OU SANS DIARRHÉE
- AUCUN DE CES SYMPTÔMES

**Votre enfant présente-t-il l'un des symptômes suivants ?**

- SE FROTTE UNE OU LES DEUX OREILLES
- SE RÉVEILLE LA NUIT EN CRIANT
- AUCUN DE CES SYMPTÔMES

**Votre enfant est-il resté plusieurs heures exposé au soleil ou dans une pièce surchauffée ?**

- AU SOLEIL
- DANS UNE PIÈCE SURCHAUFFÉE
- NI L'UN NI L'AUTRE

**CAUSE POSSIBLE**

INFECTION DE L'APPAREIL URINAIRE (p. 193).

**QUE FAIRE ?**

AIDE MÉDICALE
Consultez votre médecin dans les 24 heures.

CONSEILS PRATIQUES
Voir *Comment faire baisser la température ?* (p. 37).

**CAUSE POSSIBLE**

GASTRO-ENTÉRITE (p. 180).

**QUE FAIRE ?**

AIDE MÉDICALE
Consultez votre médecin dans les 24 heures.

CONSEILS PRATIQUES
Voir *Prévenir la déshydratation* (p. 53).

**CAUSE POSSIBLE**

OTITE (p. 162).

**QUE FAIRE ?**

AIDE MÉDICALE
Consultez votre médecin dans les 24 heures.

CONSEILS PRATIQUES
Voir *Comment faire baisser la température ?* (p. 37) et *Calmer les douleurs auriculaires* (p. 101).

**CAUSE POSSIBLE**

Votre enfant souffre peut-être d'une chaleur excessive.

**QUE FAIRE ?**

AIDE MÉDICALE
Si vous ne parvenez pas à faire tomber la fièvre en une heure, appelez immédiatement votre médecin.

CONSEILS PRATIQUES
Voir *Comment faire baisser la température ?* (p. 37).

**Si ces indications ne vous ont pas permis d'identifier le problème, appelez immédiatement votre médecin.**

# 9 DIARRHÉE CHEZ L'ENFANT

*Pour les enfants de moins de 1 an, voir la fiche 2*

La diarrhée se traduit par des selles molles et fréquentes ; elle est généralement provoquée par une infection, et ne doit pas persister plus de quelques jours. Si votre enfant boit beaucoup d'eau, il ne devrait pas y avoir de complications. Si la diarrhée reprend ou persiste plus d'une semaine, consultez votre médecin.

**SYMPTÔMES ALARMANTS**

Ils sont les suivants :

- Douleurs abdominales au cours des 3 heures précédentes.
- Vomissements au cours des 12 heures précédentes.
- Refus de boire au cours des 6 heures précédentes.
- Somnolence anormale.
- Pas de miction pendant plus de 6 heures durant la journée.

**CASE DÉPART**

**Quand la diarrhée a-t-elle débuté ?**

- IL Y A 3 JOURS OU MOINS
- IL Y A PLUS DE 3 JOURS

**Votre enfant présente-t-il l'un des symptômes suivants ?**

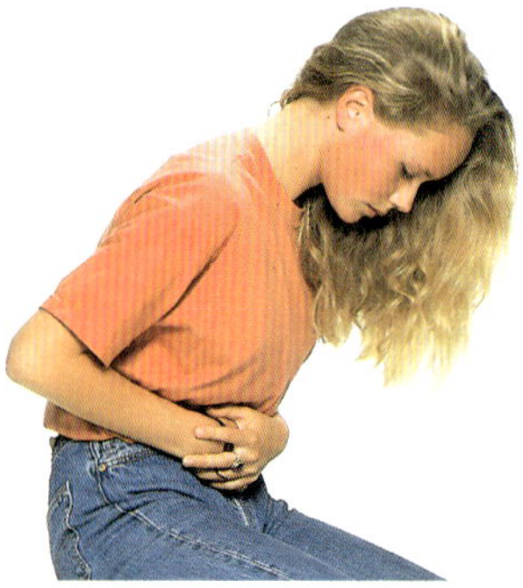

- DOULEURS ABDOMINALES
- VOMISSEMENTS
- FIÈVRE
- AUCUN DE CES SYMPTÔMES

**CAUSE POSSIBLE**

GASTRO-ENTÉRITE (p. 180).

**QUE FAIRE ?**

**AIDE MÉDICALE**
Consultez votre médecin dans les 24 heures.

**CONSEILS PRATIQUES**
Voir *Prévenir la déshydratation* (page ci-contre).

**Votre enfant a-t-il souffert de constipation en alternance avec la diarrhée ?**

- OUI
- NON

**CAUSE POSSIBLE**

CONSTIPATION (p. 181) devenue chronique.

**QUE FAIRE ?**

**AIDE MÉDICALE**
Prenez rendez-vous avec votre médecin.

**CONSEILS PRATIQUES**
Voir *Prévenir la constipation* (p. 109).

**Avez-vous donné des médicaments à votre enfant ?**

- OUI
- NON

**CAUSE POSSIBLE**

La diarrhée peut être un effet secondaire de l'un des médicaments qu'il a pris.

**QUE FAIRE ?**

**AIDE MÉDICALE**
Demandez à votre médecin si un médicament peut avoir provoqué ces symptômes et s'il faut en interrompre l'administration.

**La diarrhée a-t-elle débuté juste après un événement facteur d'émotion ou de stress ?**

- ÉMOTION
- STRESS
- NI L'UN NI L'AUTRE

### CAUSE POSSIBLE

Un choc émotionnel peut provoquer la diarrhée chez l'enfant. Dans ce cas, le trouble est généralement de courte durée.

### QUE FAIRE ?

**AIDE MÉDICALE**
Si la diarrhée persiste ou s'accompagne de douleurs, consultez votre médecin.

### CAUSE POSSIBLE

GASTRO-ENTÉRITE (p. 180).

### QUE FAIRE ?

**AIDE MÉDICALE**
Consultez votre médecin dans les 24 heures.

**CONSEILS PRATIQUES**
Voir *Prévenir la déshydratation* (ci-dessous).

### CAUSE POSSIBLE

DIARRHÉE FONCTIONNELLE (p. 181).

### QUE FAIRE ?

**AIDE MÉDICALE**
Prenez rendez-vous avec votre médecin.

**Quel âge a votre enfant ?**

- MOINS DE 3 ANS
- 3 ANS OU PLUS

**Quel est l'aspect des selles de votre enfant ?**

- DES MORCEAUX D'ALIMENTS Y SONT RECONNAISSABLES
- SELLES UNIFORMÉMENT LIQUIDES

### CAUSES POSSIBLES

Chez l'enfant, la diarrhée chronique ou persistante est généralement due à une INTOLÉRANCE ALIMENTAIRE (p. 182) ou à la GIARDIASE (p. 187). Plus rarement, il peut s'agir de la MALADIE CŒLIAQUE (p. 183) ou de la MUCOVISCIDOSE (p. 201). La maladie de Crohn (voir MALADIES INFLAMMATOIRES DE L'INTESTIN, p. 184) est moins probable car elle ne touche qu'exceptionnellement les enfants de moins de 7 ans.

### QUE FAIRE ?

**AIDE MÉDICALE**
Prenez rendez-vous avec votre médecin.

**CONSEILS PRATIQUES**
Voir *Prévenir la déshydratation* (ci-contre).

## CONSEILS PRATIQUES : PRÉVENIR LA DÉSHYDRATATION

Si votre enfant souffre d'une diarrhée persistante, de fièvre ou de vomissements, il est important de lui donner souvent à boire. La meilleure boisson dans ce cas est une solution de réhydratation à base de sucre et de sels minéraux, en vente en pharmacie. Cette solution est à dissoudre dans l'eau conformément aux instructions données. S'il vous est vraiment impossible de vous procurer cette solution, vous pouvez préparer vous-même une boisson réhydratante en dissolvant 2 cuillères à café de sucre dans 200 ml d'eau. Il est autorisé de donner à l'enfant du jus de fruits non sucré, mais il faut par contre éviter le lait durant la première journée.

Tous les enfants devraient boire de 1 l à 1,5 l par jour. Tant que la diarrhée persiste, donnez à votre enfant de l'eau ou une solution réhydratante toutes les 2 à 3 h. En cas de vomissements, faites-le boire à petites gorgées toutes les heures.

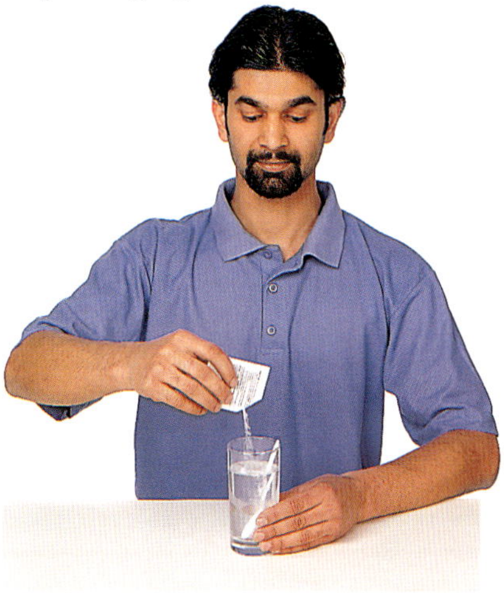

***Préparer la solution de réhydratation***
*La solution de réhydratation, vendue en pharmacie, est à dissoudre dans de l'eau.*

# 10 VOMISSEMENTS CHEZ L'ENFANT

*Pour les enfants de moins de 1 an, voir la fiche 3*

Chez l'enfant, un épisode de vomissement isolé, sans autres symptômes, est le plus souvent bénin ; il peut résulter d'un excès alimentaire ou d'un énervement. En revanche, les vomissements répétés peuvent traduire une infection ou une maladie de l'appareil digestif.

**SYMPTÔMES ALARMANTS**

Appelez des secours d'urgence dans les cas suivants :

- Vomissements jaune-vert.
- Douleurs abdominales au cours des 6 heures précédentes.
- Taches roses ou violacées qui ne disparaissent pas à la pression.

Appelez immédiatement votre médecin en cas de :

- Vomissements au cours des 12 heures précédentes.
- Somnolence anormale.
- Yeux creux.
- Langue sèche.
- Pas de miction pendant plus de 6 heures durant la journée.

## CASE DÉPART

**De quelle couleur sont les vomissements de votre enfant ?**

- JAUNE-VERT
- AUTRE COULEUR

**CAUSE POSSIBLE**

OCCLUSION INTESTINALE (p. 185).

**QUE FAIRE ?**

AIDE MÉDICALE

✚ TRÈS URGENT ! Appelez des secours d'urgence ! En attendant, ne faites rien absorber à votre enfant.

**Votre enfant présente-t-il l'un des symptômes suivants ?**

- DIARRHÉE
- DOULEURS ABDOMINALES CONTINUES DEPUIS 6 HEURES
- SOMNOLENCE ANORMALE
- SELLES PÂLES ET URINE FONCÉE
- AUCUN DE CES SYMPTÔMES

**CAUSE POSSIBLE**

GASTRO-ENTÉRITE (p. 180).

**QUE FAIRE ?**

AIDE MÉDICALE

Consultez votre médecin dans les 24 heures.

CONSEILS PRATIQUES

Voir *Prévenir la déshydratation* (p. 53).

**CAUSE POSSIBLE**

APPENDICITE (p. 179).

**QUE FAIRE ?**

AIDE MÉDICALE

✚ URGENT ! Appelez votre médecin immédiatement ! En attendant, ne faites rien absorber à votre enfant.

**CAUSE POSSIBLE**

HÉPATITE (p. 188).

**QUE FAIRE ?**

AIDE MÉDICALE

Consultez votre médecin dans les 24 heures.

**Votre enfant s'est-il récemment cogné la tête ?**

- PEUT-ÊTRE
- C'EST PEU PROBABLE

**Votre enfant présente-t-il l'un des symptômes suivants ?**

FIÈVRE

MICTIONS DOULOUREUSES

DOULEURS ABDOMINALES

INCONTINENCE NOCTURNE

- AUCUN OU UN SEUL SYMPTÔME
- DEUX SYMPTÔMES OU PLUS

### CAUSE POSSIBLE

TRAUMATISME CRÂNIEN (p. 159).

### QUE FAIRE ?

**AIDE MÉDICALE**
✚ TRÈS URGENT ! Appelez les secours d'urgence (samu, pompiers...) ! En attendant, ne faites rien absorber à votre enfant.

### CONSEILS PRATIQUES : QUE FAIRE EN CAS DE VOMISSEMENTS ?

Si votre enfant vomit, vous pouvez le soulager de la façon suivante :

- Maintenez-lui la tête pendant qu'il vomit. Quand les vomissements cessent, épongez-lui le visage et faites-lui boire quelques gorgées d'eau pour lui rincer la bouche.
- Rassurez votre enfant, qui peut être bouleversé ou effrayé.
- Faites-lui boire de petites quantités d'eau ou de boisson réhydratante (30 ml) toutes les demi-heures afin de compenser les pertes en eau.
- Incitez votre enfant à s'étendre et à se reposer, et laissez une cuvette près de son lit pour le cas où les vomissements reprendraient.

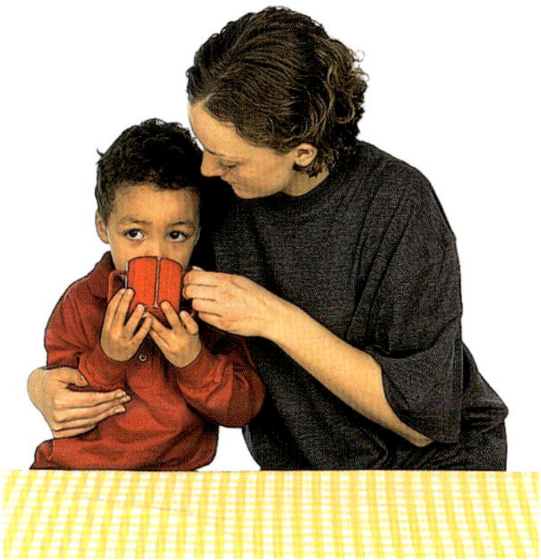

***Prévenir la déshydratation***
*Incitez votre enfant à boire beaucoup d'eau ou de boisson réhydratante afin d'écarter tout risque de déshydratation.*

**Votre enfant présente-t-il l'un des symptômes suivants ?**

- MAL DE TÊTE
- RAIDEUR DE LA NUQUE
- TACHES QUI NE DISPARAISSENT PAS À LA PRESSION
- AUCUN DE CES SYMPTÔMES

### CAUSE POSSIBLE

MÉNINGITE (p. 158).

### QUE FAIRE ?

**AIDE MÉDICALE**
✚ TRÈS URGENT ! Appelez des secours d'urgence !

**Si ces indications ne vous ont pas permis d'identifier le problème, consultez votre médecin dans les 48 heures.**

**Les vomissements sont-ils survenus dans l'une des circonstances suivantes ?**

- APRÈS UN ACCÈS DE TOUX
- AVANT OU APRÈS UN CHOC ÉMOTIONNEL
- PENDANT UN VOYAGE
- AUCUNE DE CES CIRCONSTANCES

### CAUSE POSSIBLE

COQUELUCHE (p. 123).

### QUE FAIRE ?

**AIDE MÉDICALE**
Consultez votre médecin dans les 24 heures.

**CONSEILS PRATIQUES**
Voir *Que faire en cas de vomissements ?* (ci-dessus) et *Comment calmer la toux ?* (p. 90).

### CAUSE POSSIBLE

Un choc émotionnel provoque souvent des vomissements chez l'enfant.

### QUE FAIRE ?

**AIDE MÉDICALE**
Si les vomissements persistent, consultez votre médecin.

### CAUSE POSSIBLE

Mal des transports.

### QUE FAIRE ?

**CONSEILS PRATIQUES**
Avant un voyage, vous pouvez donner à votre enfant un médicament contre le mal des transports. Voyager de nuit vitres entrouvertes ou sur autoroutes peut atténuer les malaises.

### CAUSE POSSIBLE

INFECTION DE L'APPAREIL URINAIRE (p. 193).

### QUE FAIRE ?

**AIDE MÉDICALE**
Consultez votre médecin dans les 24 heures.

**CONSEILS PRATIQUES**
Voir *Comment faire baisser la température ?* (p. 37).

**Si ces indications ne vous ont pas permis d'identifier le problème, consultez votre médecin dans les 48 heures.**

# 11 PERTE D'APPÉTIT

*Pour les enfants de moins de 1 an, voir la fiche 4*

L'appétit d'un enfant varie en fonction de ses besoins énergétiques et de ses périodes de croissance. Si elle n'est pas accompagnée d'autres symptômes et si la croissance est par ailleurs normale (voir LES COURBES DE CROISSANCE, p. 17-21), une perte temporaire de l'appétit ne doit pas vous alarmer.

**CASE DÉPART**

**Quand avez-vous remarqué la perte d'appétit de votre enfant ?**

- IL Y A MOINS D'UNE SEMAINE
- IL Y A PLUS D'UNE SEMAINE

**Votre enfant a-t-il de la fièvre (une température corporelle de 38 °C ou plus) ?**

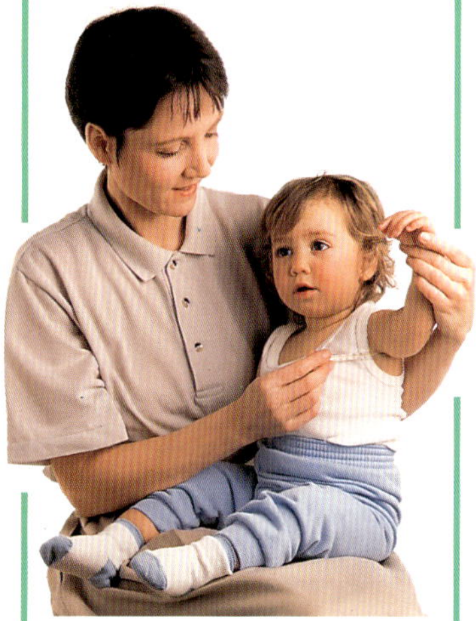

- OUI
- NON

*Reportez-vous à la fiche* **8**
FIÈVRE CHEZ L'ENFANT

**Votre enfant présente-t-il également l'un des symptômes suivants ?**

- MAL DE GORGE
- ÉRUPTION CUTANÉE
- AUCUN DE CES SYMPTÔMES

*Reportez-vous à la fiche* **23**
BOUTONS ET ÉRUPTIONS CUTANÉES

**Votre enfant prend-il régulièrement du poids (voir LES COURBES DE CROISSANCE, p. 17-21) ?**

- NON
- OUI

**CAUSE POSSIBLE**

RETARD PONDÉRAL (p. 33).

**QUE FAIRE ?**

AIDE MÉDICALE
Prenez rendez-vous avec votre médecin.

**Votre enfant présente-t-il l'un des symptômes suivants ?**

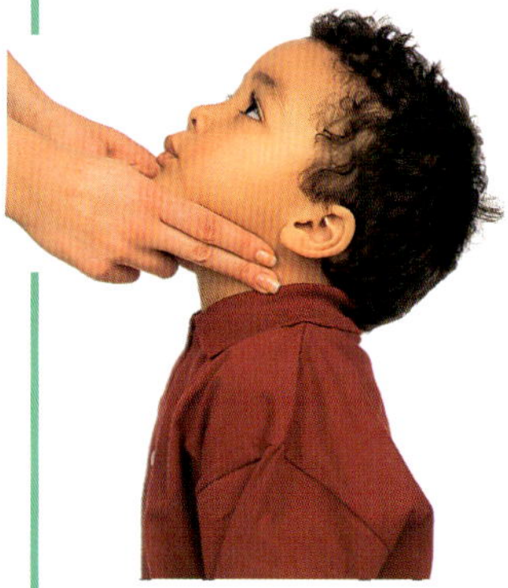

- GONFLEMENT DES GANGLIONS DU COU
- SELLES PÂLES ET URINE FONCÉE
- AUCUN DE CES SYMPTÔMES

*Reportez-vous à la fiche* **28**
MAL DE GORGE

## CAUSES POSSIBLES

Votre enfant mange entre les repas ou fait moins d'exercice, ce qui entraîne une diminution de ses besoins énergétiques. S'il semble par ailleurs en bonne santé, il n'y a pas lieu de s'alarmer.

### QUE FAIRE ?

**AIDE MÉDICALE**
Si votre enfant se sent mal, consultez votre médecin dans les 24 heures.

**AIDE MÉDICALE**
Voir UNE ALIMENTATION SAINE (p. 29) et *Stimuler l'appétit de votre enfant* (ci-contre).

## CONSEILS PRATIQUES : STIMULER L'APPÉTIT DE VOTRE ENFANT

Un enfant qui répugne à manger ou qui a perdu l'appétit a besoin d'être stimulé.

- Si la perte d'appétit est due à une maladie, n'obligez pas votre enfant à manger. Un enfant malade n'accepte souvent que des aliments liquides ; la crème glacée et le yaourt calmeront son mal de gorge et lui apporteront de précieux nutriments.
- Si votre enfant est très jeune, vous pouvez rendre les repas amusants en dessinant des visages sur les aliments ou en inventant des petits jeux.
- Un enfant ne mange pas autant qu'un adulte aux repas : son appareil digestif et son métabolisme n'ont pas encore atteint leur maturité. Ne le forcez pas, et éventuellement proposez-lui plusieurs petits repas dans la journée.
- Une alimentation très variée assurera à votre enfant un apport convenable des différents nutriments (voir UNE ALIMENTATION SAINE, p. 29).

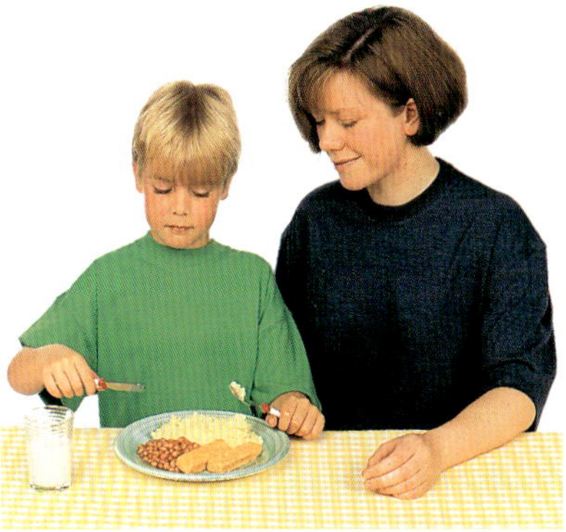

***Tenter un enfant difficile***
*Si votre enfant manque d'appétit, vous pouvez lui proposer un assortiment de ses aliments favoris, en choisissant de préférence les plus nutritifs.*

## CAUSE POSSIBLE

MONONUCLÉOSE INFECTIEUSE (p. 124).

### QUE FAIRE ?

**AIDE MÉDICALE**
Prenez rendez-vous avec votre médecin.

## CAUSE POSSIBLE

HÉPATITE virale (p. 188).

### QUE FAIRE ?

**AIDE MÉDICALE**
Prenez rendez-vous avec votre médecin.

**Votre enfant présente-t-il l'un des symptômes suivants ?**

- MICTIONS PLUS FRÉQUENTES
- ÉNURÉSIE NOCTURNE INHABITUELLE
- AUCUN DE CES SYMPTÔMES

## CAUSE POSSIBLE

INFECTION DE L'APPAREIL URINAIRE (p. 193).

### QUE FAIRE ?

**AIDE MÉDICALE**
Consultez votre médecin dans les 24 heures.

## CAUSES POSSIBLES

Plusieurs facteurs peuvent expliquer la perte d'appétit : peut-être que votre enfant mange entre les repas ou fait moins d'exercice que d'habitude, ce qui entraîne une diminution de ses besoins énergétiques. S'il semble par ailleurs en bonne santé, il n'y a pas lieu de s'alarmer.

### QUE FAIRE ?

**AIDE MÉDICALE**
Si votre enfant souffre, consultez votre médecin dans les 24 heures.

**CONSEILS PRATIQUES**
Voir UNE ALIMENTATION SAINE (p. 29) et *Stimuler l'appétit de votre enfant* (ci-dessus).

# 12 RETARD DE CROISSANCE

*Pour les enfants de moins de 1 an, voir la fiche 5*

Certains enfants sont naturellement plus menus ou plus forts que les autres. Les rythmes de croissance sont très variables. Dans la plupart des cas, la croissance s'effectue par poussées irrégulières : vous pouvez surveiller celle de votre enfant en consultant les courbes, p. 17-21.

**CASE DÉPART**

**En quoi la croissance de votre enfant vous semble-t-elle anormale ?**

- IL GRANDIT LENTEMENT
- IL PREND PEU DE POIDS ALORS QU'IL GRANDIT VITE

**Comment se porte votre enfant ?**

- IL SEMBLE SOUFFRANT ET S'ALIMENTE AVEC DIFFICULTÉ
- IL SEMBLE EN BONNE SANTÉ ET S'ALIMENTE NORMALEMENT

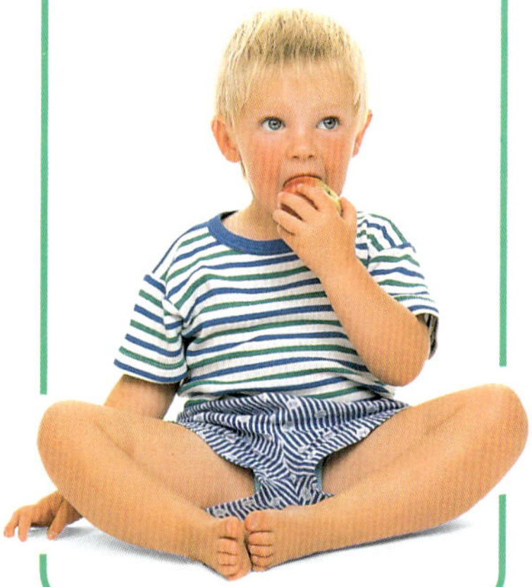

**CAUSES POSSIBLES**

La perte d'appétit peut être la manifestation d'une maladie infectieuse. Plus rarement, l'absorption des aliments est entravée par une MALADIE CŒLIAQUE (p. 183), une MUCOVISCIDOSE (p. 201) ou la maladie de Crohn (voir MALADIES INFLAMMATOIRES DE L'INTESTIN, p. 184).

**QUE FAIRE ?**

**AIDE MÉDICALE**
Prenez rendez-vous avec votre médecin.

**La taille de votre enfant se situe-t-elle dans la moyenne pour son âge (voir LES COURBES DE CROISSANCE, p. 17-21) ?**

- DANS LA MOYENNE
- INFÉRIEURE À LA MOYENNE

**CAUSES POSSIBLES**

Une petite taille est souvent héréditaire ou due à une longue maladie, à un DÉFICIT EN HORMONE DE CROISSANCE (p. 189), ou à une INSUFFISANCE THYROÏDIENNE (p. 189).

**QUE FAIRE ?**

**AIDE MÉDICALE**
Prenez rendez-vous avec votre médecin.

**Combien de centimètres votre enfant a-t-il gagnés au cours des 6 derniers mois ?**

- MOINS DE 2,5 CM
- 2,5 CM OU PLUS

**CAUSE POSSIBLE**

Si votre enfant est en bonne santé, un ralentissement de sa courbe de croissance sur une période de 6 mois n'a rien d'alarmant.

**QUE FAIRE ?**

**AIDE MÉDICALE**
Si votre enfant semble souffrant ou grandit de moins de 2,5 cm au cours des 6 prochains mois, prenez rendez-vous avec votre médecin.

**CONSEILS PRATIQUES**
Voir UNE ALIMENTATION SAINE (p. 29) et *Les courbes de croissance de l'enfant* (page ci-contre).

**Votre enfant a-t-il souffert d'une maladie prolongée depuis la dernière fois que vous l'avez pesé et mesuré ?**

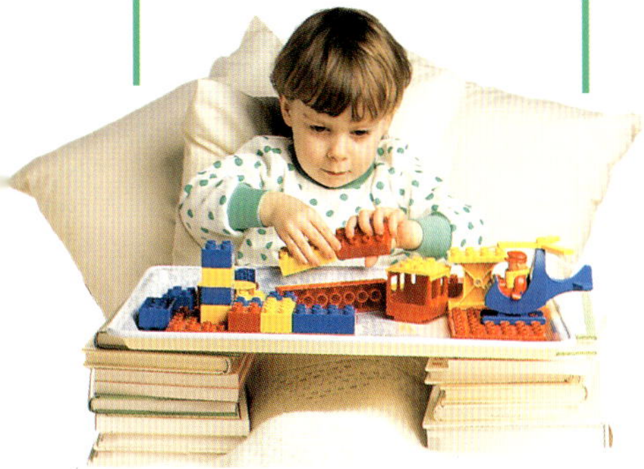

**OUI**

**NON**

## CAUSE POSSIBLE

Une maladie prolongée peut interrompre la croissance, notamment si votre enfant reste assez longtemps alité ou hospitalisé.

## QUE FAIRE ?

**AIDE MÉDICALE**
Si la courbe de poids de votre enfant reste stationnaire au cours des 4 prochaines semaines, prenez rendez-vous avec votre médecin

**CONSEILS PRATIQUES**
Voir UNE ALIMENTATION SAINE (p. 29) et *Les courbes de croissance de l'enfant* (ci-dessous).

## CAUSE POSSIBLE

Chez tous les enfants, des périodes de relative stagnation du poids ou de la taille alternent avec de brusques poussées de croissance, en particulier à la puberté. Ces irrégularités sont normales et ne doivent pas vous inquiéter.

## QUE FAIRE ?

**AIDE MÉDICALE**
Si la courbe de poids de votre enfant reste stationnaire au cours des 4 prochaines semaines, prenez rendez-vous avec votre médecin.

**CONSEILS PRATIQUES**
Voir UNE ALIMENTATION SAINE (p. 29) et *Les courbes de croissance de l'enfant* (ci-dessous).

## CAUSE POSSIBLE

Dans bien des cas, la croissance s'effectue de manière irrégulière, mais c'est rarement un signe de maladie. Chez les garçons comme chez les filles, on constate une poussée de croissance au moment de la puberté.

## QUE FAIRE ?

**AIDE MÉDICALE**
Si votre enfant semble souffrant ou grandit de moins de 2,5 cm au cours des 6 prochains mois, prenez rendez-vous avec votre médecin.

**CONSEILS PRATIQUES**
Voir UNE ALIMENTATION SAINE (p. 29) et *Les courbes de croissance de l'enfant* (ci-contre).

## LES COURBES DE CROISSANCE DE L'ENFANT

Dans la plupart des cas, la croissance suit les courbes standards (p. 17-21), mais il existe également un certain nombre de variations. Celles-ci ne doivent pas vous inquiéter :

- Un enfant naturellement mince semble parfois prendre du poids lentement par rapport à sa taille.
- Un enfant plus gros paraît en revanche grandir lentement par rapport à son poids.
- Un enfant dont l'un des parents est plus petit que la moyenne peut grandir lentement et être plus petit que les autres enfants du même âge.
- Un adolescent à la puberté tardive sera souvent plus petit ou plus mince que les jeunes du même âge, mais dans la plupart des cas, il rattrapera son retard.

***Un enfant mince***
*Les courbes exprimées par des gros points montrent la croissance d'un enfant mince, mais par ailleurs en parfaite santé : la taille est légèrement supérieure à la courbe standard, tandis que le poids se situe dans la moyenne. Tant que le poids et la taille évoluent proportionnellement, même si la courbe de poids est légèrement inférieure à la moyenne, il n'y a pas lieu de s'alarmer.*

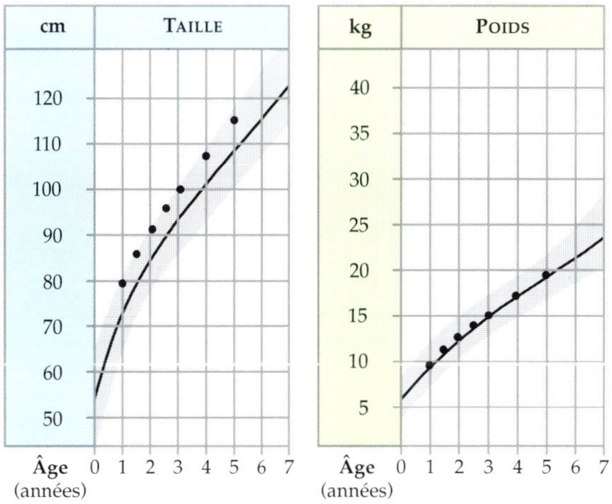

# 13 TROUBLES DU LANGAGE

Au début de l'apprentissage du langage, il est naturel que l'enfant s'exprime avec hésitation ou en bégayant un peu. Toutefois, si les bégaiements persistent ou si l'acquisition et l'utilisation de mots nouveaux sont très lentes, ces troubles peuvent avoir une cause organique. L'acquisition du langage varie d'un enfant à l'autre.

**CASE DÉPART**

**Votre enfant présente-t-il l'une des difficultés d'élocution suivantes ?**

- PARLE PEU OU PAS DU TOUT
- ZÉZAIEMENT OU AUTRE DÉFAUT D'ÉLOCUTION
- BÉGAIE OU S'EXPRIME AVEC HÉSITATION
- AUCUN DE CES TROUBLES

**Quel âge a votre enfant ?**

- 2 ANS OU PLUS
- MOINS DE 2 ANS

**Quel est le développement de votre enfant dans les autres domaines (voir LES ÉTAPES DU DÉVELOPPEMENT, p. 24-25) ?**

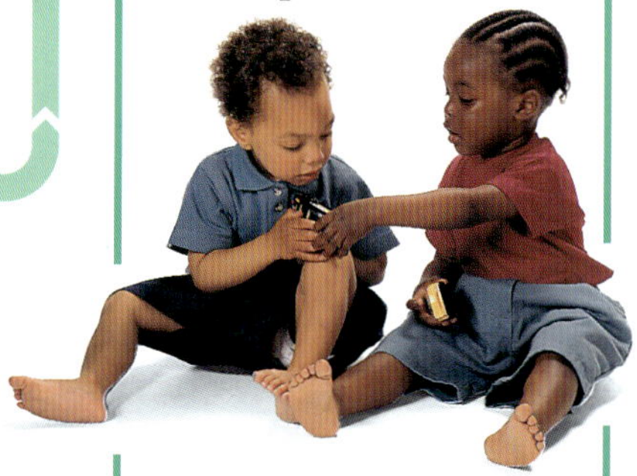

- NORMAL
- PLUS LENT QUE LA NORMALE

**En quoi votre enfant est-il affecté par son défaut d'élocution ?**

- IL EST EMBARRASSÉ
- IL A DU MAL À SE FAIRE COMPRENDRE
- NI L'UN NI L'AUTRE

### CAUSE POSSIBLE

L'élocution hésitante et le bégaiement (voir TROUBLES DU LANGAGE, p. 171) sont normaux, et sont souvent surmontés en quelques années.

### QUE FAIRE ?

**AIDE MÉDICALE**
Si l'élocution hésitante et le bégaiement persistent au-delà de l'âge de 5 ans, ou s'ils réapparaissent, prenez rendez-vous avec votre médecin.

### CAUSE POSSIBLE

Les petits défauts d'élocution (voir p. 171) sont fréquents et la plupart des enfants parviennent à les surmonter.

### QUE FAIRE ?

**AIDE MÉDICALE**
Si le trouble de l'élocution empêche votre enfant de communiquer ou affecte ses résultats scolaires, prenez rendez-vous avec votre médecin.

### CAUSE POSSIBLE

Si le défaut d'élocution (voir TROUBLES DU LANGAGE, p. 171) est mineur, il est peu probable qu'il soit d'origine organique. Un langage difficile à comprendre peut en revanche révéler un trouble auditif.

### QUE FAIRE ?

**AIDE MÉDICALE**
Prenez rendez-vous avec votre médecin. Voir aussi la fiche 34, TROUBLES AUDITIFS.

**Si ces indications ne vous ont pas permis d'identifier le problème, consultez votre médecin.**

**Combien de mots votre enfant peut-il prononcer ?**

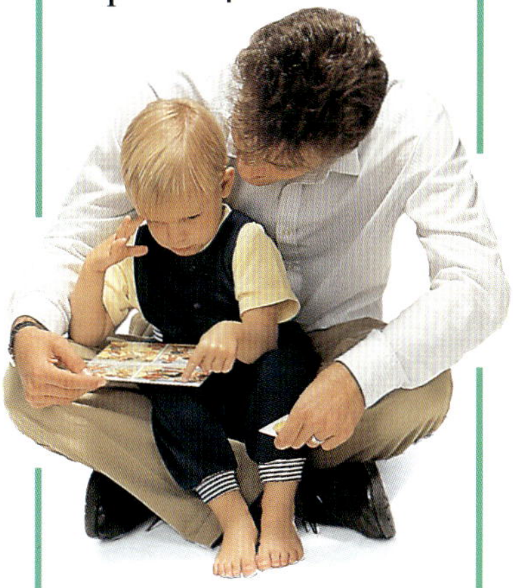

PLUS DE CINQ

CINQ OU MOINS

**Comment est le langage de votre enfant ?**

CLAIR ET DISTINCT

DIFFICILE À COMPRENDRE

## CAUSE POSSIBLE

Un développement tardif de l'élocution de votre enfant (voir TROUBLES DU LANGAGE, p. 171) ne doit pas vous inquiéter s'il est par ailleurs normal et s'il ne présente pas de trouble auditif.

### QUE FAIRE ?

**AIDE MÉDICALE**
Si vous êtes inquiet, prenez rendez-vous avec votre médecin.

**CONSEILS PRATIQUES**
Encouragez votre enfant à s'exprimer en lui parlant souvent et en lui donnant de nombreuses occasions de jouer avec d'autres enfants.

## CAUSES POSSIBLES

Une anomalie physique ou une lenteur du développement mental peuvent affecter l'élocution de votre enfant.

### QUE FAIRE ?

**AIDE MÉDICALE**
Prenez rendez-vous avec votre médecin

**CONSEILS PRATIQUES**
Parlez souvent à votre enfant et encouragez-le à réagir. Essayez aussi de lui faire côtoyer fréquemment d'autres enfants.

## CAUSES POSSIBLES

Un retard dans l'acquisition du langage (voir TROUBLES DU LANGAGE, p. 171) peut avoir des causes très diverses (manque de stimulation, stress, trouble auditif ou retard mental). Ce retard peut simplement s'inscrire dans l'évolution normale du développement de l'enfant.

### QUE FAIRE ?

**AIDE MÉDICALE**
Prenez rendez-vous avec votre médecin.

**CONSEILS PRATIQUES**
Encouragez votre enfant à s'exprimer en lui parlant souvent et en lui donnant de nombreuses occasions de jouer avec d'autres enfants.

## CAUSE POSSIBLE

Si votre enfant ne manifeste pas d'intérêt pour la parole, mais s'il est capable de prononcer des mots clairement et de les utiliser à bon escient, un trouble auditif ou de l'élocution (voir TROUBLES DU LANGAGE, p. 171) est peu probable. L'explication est sans doute d'ordre psychologique.

### QUE FAIRE ?

**AIDE MÉDICALE**
Prenez rendez-vous avec votre médecin.

## CAUSE POSSIBLE

Un langage peu compréhensible peut résulter d'un trouble auditif. Lorsqu'un enfant qui entend mal apprend à parler, les mots de son entourage lui parviennent indistinctement, ce qui explique sa prononciation incompréhensible.

### QUE FAIRE ?

**AIDE MÉDICALE**
Prenez rendez-vous avec votre médecin. Voir aussi la fiche 34, TROUBLES AUDITIFS.

**CONSEILS PRATIQUES**
Parlez toujours très clairement à votre enfant, soulignez la prononciation des mots nouveaux et veillez à ce qu'il puisse voir vos lèvres.

# 14 PROBLÈMES DE PROPRETÉ

L'acquisition de la propreté se fait entre 2 et 5 ans selon les enfants, même si un « accident » peut survenir de temps à autre chez un enfant plus âgé. Sauf trouble physique, l'apprentissage de la propreté s'effectue naturellement : il ne doit pas être entrepris trop précocement, ni sous la contrainte.

**CASE DÉPART**

**Quel âge a votre enfant ?**

- 2 ANS OU PLUS
- MOINS DE 2 ANS

**Est-il capable de contrôler ses fonctions de défécation ?**

- OUI
- NON

**Depuis combien de temps essayez-vous de lui enseigner la propreté ?**

- MOINS D'UN AN
- PLUS D'UN AN

**CAUSE POSSIBLE**

Un retard dans cette acquisition peut constituer un moyen de se rebeller contre votre pression. Ce trouble peut rarement avoir une cause physique.

**QUE FAIRE ?**

AIDE MÉDICALE
Prenez rendez-vous avec votre médecin.

CONSEILS PRATIQUES
Voir *Aider votre enfant à devenir propre* (page ci-contre).

**CAUSE POSSIBLE**

À cet âge, le système nerveux n'est pas suffisamment mature pour permettre à l'enfant de contrôler l'évacuation de ses selles et de ses urines.

**QUE FAIRE ?**

CONSEILS PRATIQUES
Il est inutile de tenter d'enseigner la propreté à votre enfant avant qu'il ne soit prêt. Attendez qu'il soit plus mûr et qu'il commence à manifester sa capacité et sa volonté à contrôler ses besoins. Voir *Aider votre enfant à devenir propre* (page ci-contre).

**Votre enfant a-t-il déjà contrôlé ses fonctions de défécation ?**

- JAMAIS
- IL Y PARVENAIT AUPARAVANT

**Quel est l'aspect des selles de votre enfant ?**

- SELLES LIQUIDES QUI SOUILLENT SOUVENT SES SOUS-VÊTEMENTS
- SELLES NORMALES

**CAUSE POSSIBLE**

Fuite de selles résultant d'une CONSTIPATION (p. 181).

**QUE FAIRE ?**

AIDE MÉDICALE
Prenez rendez-vous avec votre médecin.

CONSEILS PRATIQUES
Voir *Prévenir la constipation* (p. 109).

**Votre enfant contrôle-t-il sa vessie ?**

- NI LE JOUR NI LA NUIT
- DANS LA JOURNÉE, MAIS PAS LA NUIT

**Quel âge a votre enfant ?**

- ENTRE 2 ET 3 ANS
- 3 ANS OU PLUS

### CAUSE POSSIBLE

Peu d'enfants sont en mesure de contrôler parfaitement leurs intestins ou leur vessie avant l'âge de 3 ans. Cette situation est normale et ne doit pas vous alarmer.

### QUE FAIRE ?

CONSEILS PRATIQUES
Voir *Aider votre enfant à devenir propre* (ci-dessous).

**Est-il arrivé que votre enfant reste propre la nuit pendant des périodes d'une semaine ou plus ?**

- NON
- OUI

### CAUSE POSSIBLE

Il s'agit sans doute d'un simple retard du système nerveux contrôlant les sphincters. Un trouble physique (voir ÉNURÉSIE, p. 192) est moins probable.

### QUE FAIRE ?

AIDE MÉDICALE
Si votre enfant a plus de 5 ans, prenez rendez-vous avec votre médecin.

**Est-il possible que votre enfant soit inquiet ou préoccupé ?**

- C'EST POSSIBLE
- C'EST PEU PROBABLE

### CAUSE POSSIBLE

INFECTION DE L'APPAREIL URINAIRE (p. 193).

### QUE FAIRE ?

AIDE MÉDICALE
Consultez votre médecin dans les 24 heures.

### CAUSES POSSIBLES

Un choc émotionnel ou une angoisse (voir PEURS ET ANXIÉTÉS, p. 170) peuvent provoquer une incontinence temporaire chez l'enfant.

### QUE FAIRE ?

AIDE MÉDICALE
Si le problème persiste ou réapparaît, prenez rendez-vous avec votre médecin.

### CONSEILS PRATIQUES : AIDER VOTRE ENFANT À DEVENIR PROPRE

L'apprentissage de la propreté est une étape naturelle du développement de l'enfant, votre rôle consiste à faciliter autant que possible ce processus. Les enfants parviennent généralement à contrôler leurs intestins avant leur vessie, et l'acquisition de la propreté de jour précède celle de la propreté de nuit. Il vaut mieux ne pas aborder cet apprentissage avant que votre enfant ne soit physiquement et mentalement prêt, c'est-à-dire vers 18 mois. Voici quelques conseils qui pourront vous être utiles :

- Familiarisez votre enfant avec le pot.
- Aidez et encouragez votre enfant à utiliser le pot, mais évitez d'en faire une source de tension.
- Asseyez votre enfant sur le pot à des heures régulières, quand vous savez qu'il a sans doute envie de faire ses besoins.

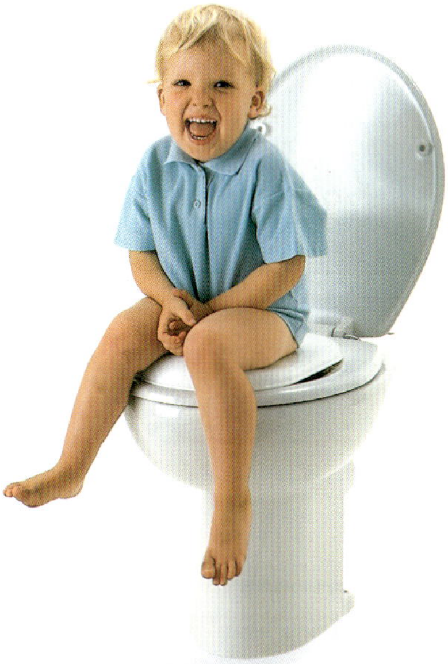

***La deuxième étape de la propreté***
*L'enfant qui maîtrise l'utilisation du pot peut commencer à s'asseoir sur les toilettes équipées d'un siège spécial.*

# 15 MAL DE TÊTE

Le mal de tête est le plus souvent bénin, mais s'il s'accompagne de plusieurs autres symptômes, il peut révéler un trouble plus grave. Consultez votre médecin si le mal de tête est intense, persistant ou chronique, ou si c'est la première fois que votre enfant souffre d'un type particulier de mal de tête.

**CASE DÉPART**

**Comment votre enfant se porte-t-il ?**

- EN BONNE SANTÉ GÉNÉRALE
- SOUFFRANT
- EXTRÊMEMENT SOUFFRANT

**Est-il possible que votre enfant soit inquiet ou angoissé ?**

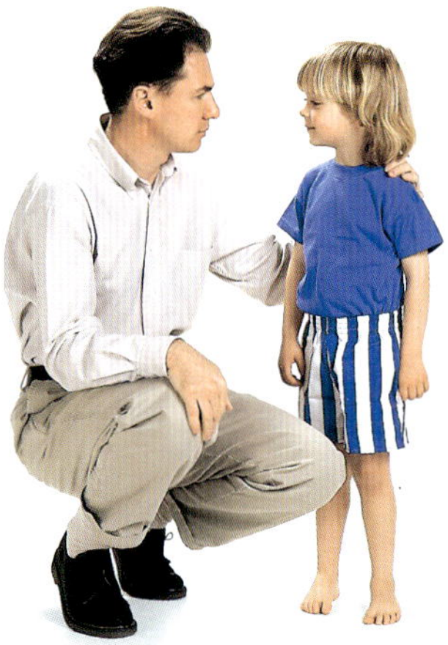

- C'EST POSSIBLE
- C'EST PEU PROBABLE

**CAUSE POSSIBLE**

Le mal de tête (voir p. 161) peutêtre provoqué par l'angoisse ou un état de tension.

**QUE FAIRE ?**

AIDE MÉDICALE
Si ces maux de tête se répètent régulièrement et font souffrir votre enfant, consultez votre médecin.

CONSEILS PRATIQUES
Voir *Comment calmer le mal de tête ?* (page ci-contre).

**L'une des situations suivantes s'applique-t-elle à votre enfant ?**

- A RÉCEMMENT SOUFFERT D'UN RHUME
- A DE LA FIÈVRE
- VIENT DE VOMIR
- AUCUNE DE CES SITUATIONS

**CAUSE POSSIBLE**

SINUSITE (p. 149).

**QUE FAIRE ?**

AIDE MÉDICALE
Prenez rendez-vous avec votre médecin.

*Reportez-vous à la fiche* **8** FIÈVRE CHEZ L'ENFANT

*Reportez-vous à la fiche* **10** VOMISSEMENTS CHEZ L'ENFANT

**Votre enfant présente-t-il l'un des symptômes suivants ?**

- SOMNOLENCE
- RAIDEUR DE LA NUQUE
- FIÈVRE
- VOMISSEMENTS
- REFUS DE BOIRE

- DEUX SYMPTÔMES OU PLUS
- AUCUN OU UN SEUL SYMPTÔME

**CAUSE POSSIBLE**

MÉNINGITE (p. 158).

**QUE FAIRE ?**

AIDE MÉDICALE
✚ TRÈS URGENT ! Appelez des secours d'urgence !

**Si vous n'avez pas pu identifier le problème, ou si le mal de tête est intense, appelez immédiatement votre médecin.**

**Quelle est la fréquence des maux de tête de votre enfant ?**

- **OCCASIONNELS**
- **FRÉQUENTS**

## CONSEILS PRATIQUES : COMMENT CALMER LE MAL DE TÊTE ?

Il est possible de calmer simplement et efficacement la plupart des maux de tête. Si la douleur persiste plus de 4 heures, si votre enfant semble très souffrant ou si d'autres symptômes apparaissent, appelez immédiatement votre médecin. Voici quelques conseils utiles :

- Donnez à votre enfant du paracétamol dissous dans de l'eau.
- Laissez-le se reposer dans une pièce fraîche et à l'abri de la lumière. Le sommeil suffit parfois à calmer la douleur.
- Si votre enfant a faim, donnez-lui un verre de lait ou un biscuit.

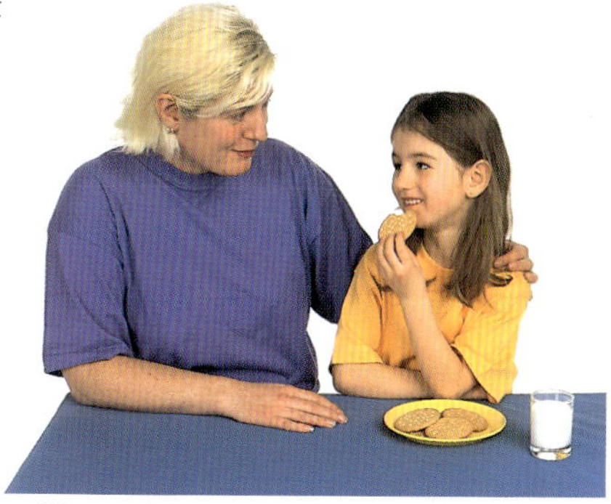

***Un petit en-cas***
*La faim peut être la cause du mal de tête. Un en-cas facile à digérer, par exemple un biscuit, peut alors éliminer la douleur.*

### CAUSE POSSIBLE

Un mal de tête occasionnel est rarement inquiétant.

### QUE FAIRE ?

**CONSEILS PRATIQUES**
Voir *Comment calmer le mal de tête ?* (ci-dessus).

**Quand votre enfant souffre-t-il de maux de tête ?**

- **QUOTIDIENNEMENT**
- **APRÈS AVOIR LU**
- **APRÈS AVOIR UTILISÉ UN ORDINATEUR OU REGARDÉ LA TÉLÉVISION**
- **AUCUN DE CES CAS**

### CAUSE POSSIBLE

Les maux de tête fréquents (voir MAUX DE TÊTE CHRONIQUES, p. 161), en particulier le soir ou tôt le matin, peuvent être dus à une anomalie du cerveau.

### QUE FAIRE ?

**AIDE MÉDICALE**
Prenez rendez-vous avec votre médecin.

### CAUSE POSSIBLE

Un trouble de la vision (voir TROUBLES DE LA VUE, p. 167) peut provoquer le mal de tête.

### QUE FAIRE ?

**AIDE MÉDICALE**
Prenez rendez-vous avec votre médecin ou votre ophtalmologiste.

**Le mal de tête s'accompagne-t-il ou est-il précédé de l'un des symptômes suivants ?**

- **DOULEURS ABDOMINALES**
- **NAUSÉES OU VOMISSEMENTS**
- **ÉCLAIRS DEVANT LES YEUX OU AUTRE TROUBLE VISUEL**
- **AUCUN DE CES SYMPTÔMES**

### CAUSE POSSIBLE

Migraine (voir MAUX DE TÊTE CHRONIQUES, p. 161).

### QUE FAIRE ?

**AIDE MÉDICALE**
Si la douleur est intense, prolongée ou chronique, prenez rendez-vous avec votre médecin.

**Un autre membre de votre famille souffre-t-il de maux de tête fréquents ?**

- **OUI, PARENT PROCHE**
- **NON, OU PARENT ÉLOIGNÉ**

**Si vous n'avez pas pu identifier le problème, ou si le mal de tête est intense, appelez immédiatement votre médecin.**

# 16 DOULEURS DENTAIRES

La cause la plus fréquente des douleurs dentaires chez l'enfant est la carie. Un enfant qui souffre des dents ou des gencives doit être rapidement examiné par un dentiste. La prévention repose sur une alimentation équilibrée et un brossage régulier des dents.

**CASE DÉPART**

**Votre enfant présente-t-il l'un des symptômes suivants ?**

- DOULEUR INTENSE ET CONTINUE
- FIÈVRE
- AUCUN DE CES SYMPTÔMES

### CAUSE POSSIBLE

ABCÈS DENTAIRE (p. 178).

### QUE FAIRE ?

**AIDE MÉDICALE**
✚ URGENT ! Appelez votre dentiste immédiatement !

**CONSEILS PRATIQUES**
Voir *Comment calmer les douleurs dentaires ?* (ci-dessous).

**Quelle est la nature de la douleur ?**

- ÉLANCEMENTS INTERMITTENTS
- DOULEUR VIVE QUELQUES MINUTES, DÉCLENCHÉE PAR LA CHALEUR ET/OU LE FROID
- NI L'UN NI L'AUTRE

### CAUSES POSSIBLES

Une CARIE DENTAIRE (p. 177). Un gros plombage ou une dent cassée peuvent avoir provoqué une inflammation.

### QUE FAIRE ?

**AIDE MÉDICALE**
Consultez votre dentiste dans les 24 heures.

**CONSEILS PRATIQUES**
Voir *Comment calmer les douleurs dentaires ?* (ci-dessous).

**La dent a-t-elle été plombée récemment ?**

- OUI
- NON

**S'agit-il d'une douleur passagère déclenchée par le contact avec des aliments chauds, froids et/ou sucrés ?**

- OUI
- NON

### CAUSES POSSIBLES

La douleur peut être due à une CARIE DENTAIRE (p. 177), un plombage endommagé, ou une dent fêlée ou cassée.

### QUE FAIRE ?

**AIDE MÉDICALE**
Prenez rendez-vous avec votre dentiste.

**CONSEILS PRATIQUES**
Voir *Comment calmer les douleurs dentaires ?* (ci-contre) et la prévention des CARIES DENTAIRES (p. 177).

### CONSEILS PRATIQUES : COMMENT CALMER LES DOULEURS DENTAIRES ?

Voici quelques conseils qui pourront vous aider à calmer les douleurs de votre enfant :

- Donnez-lui du sirop de paracétamol en respectant les doses conseillées. Ne l'appliquez pas directement sur la dent, car un contact prolongé avec les gencives risquerait de provoquer une brûlure.
- Un jeune enfant se sent souvent mieux en position surélevée, appuyé contre plusieurs oreillers.

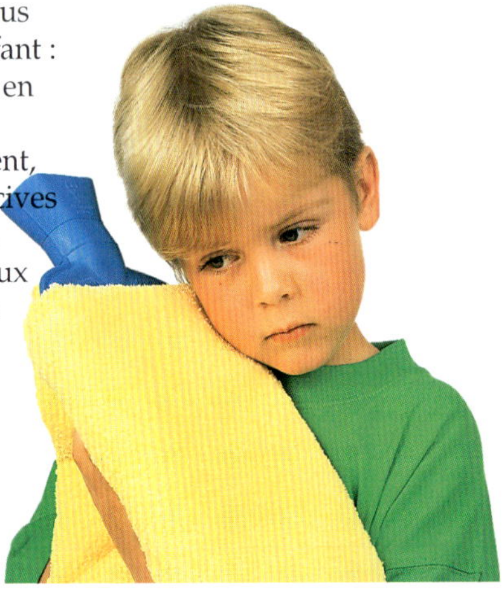

***Une dent douloureuse***
*Une bouillotte bien enveloppée appliquée contre la partie sensible du visage peut soulager votre enfant.*

Quand la douleur survient-elle ?

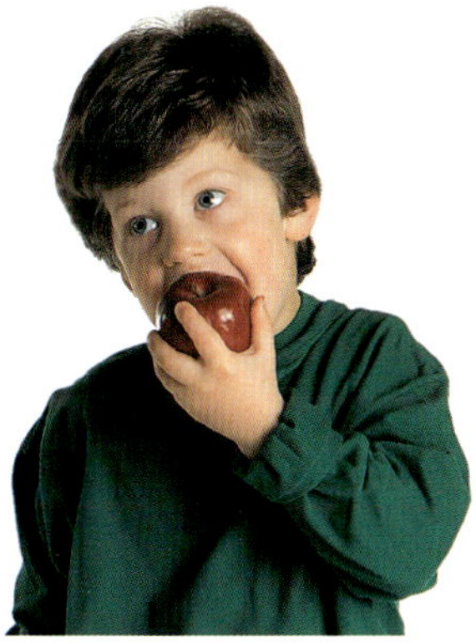

PAR INTERMITTENCE ET DE FAÇON IMPRÉVISIBLE

SEULEMENT QUAND IL CROQUE OU MÂCHE SUR LA DENT PLOMBÉE

## CONSEILS PRATIQUES : QUE FAIRE APRÈS LA CHUTE D'UNE DENT ?

Si votre enfant vient de perdre une dent de lait, assurez-vous qu'il ne l'a pas inhalée ou avalée. Il est impossible de remettre en place une dent de lait. En revanche, le dentiste pourra réimplanter une dent définitive dans la gencive s'il intervient rapidement.

- Ne tentez pas de nettoyer la dent, car cela risquerait d'endommager la pulpe dentaire ; placez la dent dans un verre de lait et emmenez votre enfant chez le dentiste.
- Si une couronne se casse, conservez-la car le dentiste pourra peut-être la réparer.

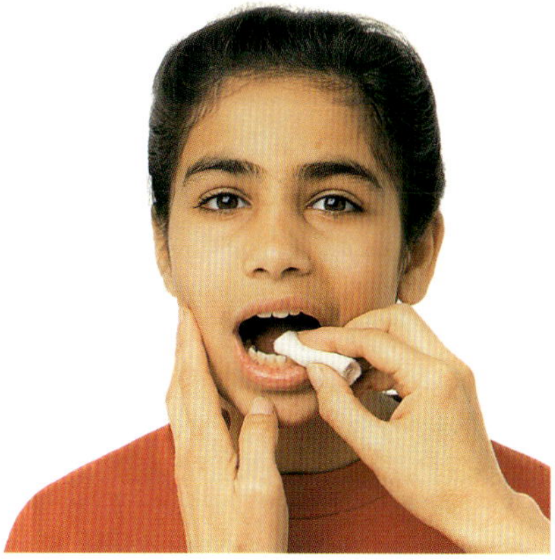

***Après la chute d'une dent***
*Si la gencive saigne, placez un petit tampon de gaze sur la plaie et demandez à votre enfant de le mordre très fort.*

### CAUSE POSSIBLE

Un plombage inégal ou saillant peut provoquer des douleurs quand votre enfant serre les dents ou mastique.

### QUE FAIRE ?

AIDE MÉDICALE
Prenez rendez-vous avec votre dentiste.

CONSEILS PRATIQUES
En attendant que votre enfant soit examiné par le dentiste, donnez-lui une alimentation liquide et molle, et conseillez-lui de mâcher du côté indolore de sa bouche.

### CAUSE POSSIBLE

Un plombage récent et important peut provoquer une sensibilité accrue, notamment au froid.

### QUE FAIRE ?

AIDE MÉDICALE
Si une sensibilité à la chaleur apparaît ou si la douleur s'intensifie ou se prolonge plus de quelques secondes, prenez rendez-vous avec votre dentiste. Ces symptômes peuvent être le signe d'une détérioration de la pulpe dentaire.

Votre enfant présente-t-il l'un des symptômes suivants ?

GENCIVES TRÈS SENSIBLES JUSTE DERRIÈRE LES DEUXIÈMES MOLAIRES

DOULEUR SOURDE ET CONTINUE DANS PLUSIEURS MOLAIRES SUPÉRIEURES

AUCUN DE CES SYMPTÔMES

### CAUSE POSSIBLE

Une poussée des dents de sagesse peut en être la cause.

### QUE FAIRE ?

AIDE MÉDICALE
Prenez rendez-vous avec votre dentiste.

CONSEILS PRATIQUES
Voir *Comment calmer les douleurs buccales ?* (p. 105).

### CAUSE POSSIBLE

SINUSITE (p. 149).

### QUE FAIRE ?

AIDE MÉDICALE
Prenez rendez-vous avec votre médecin.

### CAUSE POSSIBLE

CARIE DENTAIRE (p. 177).

### QUE FAIRE ?

AIDE MÉDICALE
Prenez rendez-vous avec votre dentiste.

CONSEILS PRATIQUES
Voir *Comment calmer les douleurs dentaires ?* (page ci-contre) et la prévention des CARIES DENTAIRES (p. 177).

# 17 SENSATION DE MALAISE

Si votre enfant éprouve une sensation de malaise, commencez par prendre sa température et regardez s'il présente une éruption cutanée, ou d'autres symptômes. Un mal de tête se soigne facilement, mais peut aussi constituer le premier signe d'une maladie infectieuse, comme la grippe.

**SYMPTÔMES ALARMANTS**
Appelez immédiatement un médecin en cas de :
- Somnolence anormale ou apathie.
- Température supérieure à 39 °C.
- Vomissements au cours des 12 heures précédentes.
- Respiration accélérée ou bruyante.
- Refus de boire au cours des 6 heures précédentes.
- Taches roses ou violacées qui ne disparaissent pas à la pression.

**CASE DÉPART**

**Votre enfant a-t-il de la fièvre (une température de 38 °C ou plus) ?**

OUI

NON

**Votre enfant présente-t-il l'un des symptômes suivants ?**

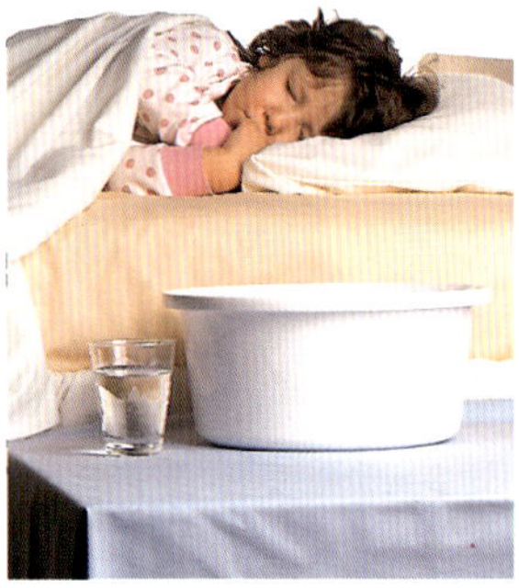

VOMISSEMENTS

DIARRHÉE

ÉRUPTION CUTANÉE

DOULEURS ABDOMINALES

AUCUN DE CES SYMPTÔMES

**CAUSE POSSIBLE**

GASTRO-ENTÉRITE (p. 180).

**QUE FAIRE ?**

**AIDE MÉDICALE**
Consultez votre médecin dans les 24 heures.

**CONSEILS PRATIQUES**
Voir *Prévenir la déshydratation chez le nourrisson* (p. 38) ou *Prévenir la déshydratation* (p. 53).

*Reportez-vous à la fiche* **23** BOUTONS ET ÉRUPTIONS CUTANÉES

*Reportez-vous à la fiche* **36** DOULEURS ABDOMINALES

**Votre enfant présente-t-il une éruption cutanée ?**

OUI

NON

*Reportez-vous à la fiche* **22** ÉRUPTION CUTANÉE AVEC FIÈVRE

**Quel âge a votre enfant ?**

MOINS DE 1 AN

PLUS DE 1 AN

*Reportez-vous à la fiche* **1** FIÈVRE CHEZ LE NOURRISSON

*Reportez-vous à la fiche* **8** FIÈVRE CHEZ L'ENFANT

**Votre enfant accepte-t-il de manger et de boire ?**

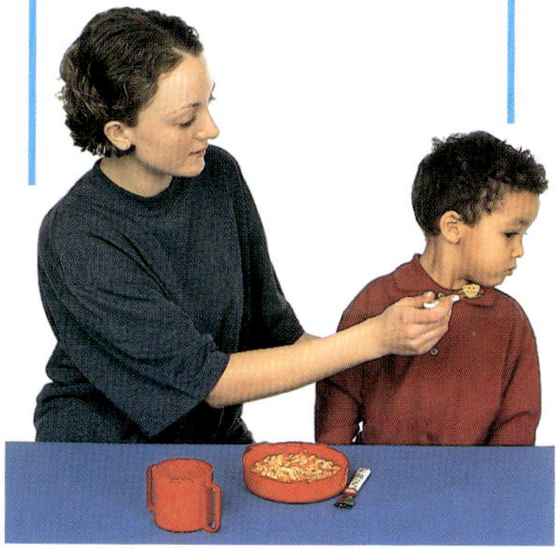

**REFUSE DE MANGER ET DE BOIRE**

**REFUSE DE MANGER**

**S'ALIMENTE NORMALEMENT**

### CAUSE POSSIBLE

Votre enfant développe peut-être une maladie infectieuse (voir p. 118-125), surtout s'il est agité, irritable, ou si d'autres symptômes apparaissent.

### QUE FAIRE ?

**AIDE MÉDICALE**
S'il n'y a pas d'amélioration dans les 24 heures ou si d'autres symptômes apparaissent, prenez rendez-vous avec votre médecin.

**CONSEILS PRATIQUES**
Pour inciter votre enfant à boire, proposez-lui sa boisson préférée. Voir *Prévenir la déshydratation chez le nourrisson* (p. 38) ou *Prévenir la déshydratation* (p. 53).

*Reportez-vous à la fiche* **28**
**MAL DE GORGE**

**Votre enfant a-t-il été en contact avec une personne souffrant d'une maladie infectieuse au cours des 3 dernières semaines ?**

**NON**

**OUI**

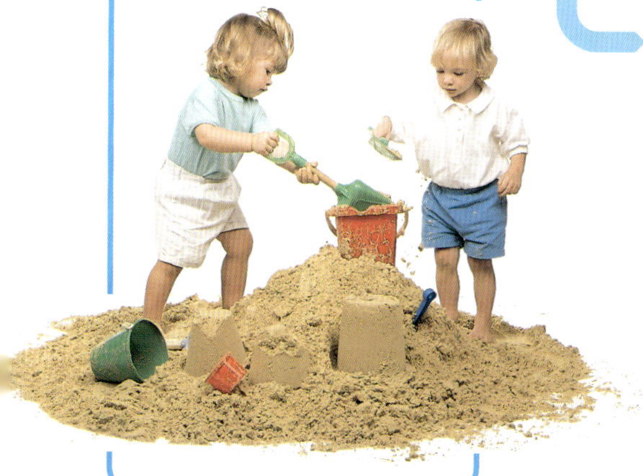

### CAUSE POSSIBLE

Durant la période d'incubation, les maladies infectieuses de l'enfance (voir p. 118-125) provoquent parfois une sensation de malaise.

### QUE FAIRE ?

**AIDE MÉDICALE**
S'il n'y a pas d'amélioration dans les 24 heures, ou si d'autres symptômes apparaissent, prenez rendez-vous avec votre médecin.

**Votre enfant est-il angoissé ou inquiet ?**

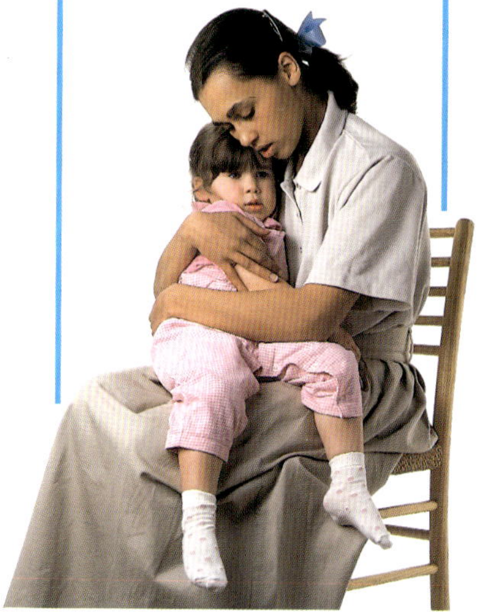

**C'EST POSSIBLE**

**C'EST PEU PROBABLE**

**Si ces indications ne vous ont pas permis d'identifier le problème, consultez votre médecin dans les 48 heures.**

### CAUSES POSSIBLES

L'angoisse ou les difficultés scolaires peuvent provoquer une sensation de malaise (voir PEURS ET ANXIÉTÉS, p. 170).

### QUE FAIRE ?

**AIDE MÉDICALE**
Si votre enfant ne se sent pas mieux après une journée de repos à la maison ou s'il redoute ou refuse souvent d'aller à l'école, prenez rendez-vous avec votre médecin.

# 18 GROSSEURS ET GONFLEMENTS

Les grosseurs et les gonflements cutanés ou sous-cutanés peuvent être dus à une hypertrophie des ganglions lymphatiques en réaction à une infection. Les blessures, les morsures ou les piqûres d'insectes sont parfois à l'origine d'un gonflement. Si la grosseur est persistante ou douloureuse, consultez un médecin.

**CASE DÉPART**

**Quelle est la caractéristique de la grosseur ou du gonflement ?**

**GROSSEUR ROUGE ET DOULOUREUSE**

CAUSES POSSIBLES

FURONCLE (p. 137) ou abcès.

QUE FAIRE ?

AIDE MÉDICALE
Si l'enflement est très douloureux ou s'il en apparaît d'autres, prenez rendez-vous avec votre médecin.

**GROSSEUR ROUGE VIF, LÉGÈREMENT SURÉLEVÉE**

CAUSE POSSIBLE

Votre enfant a pu être piqué par une abeille ou une guêpe (voir MORSURES ET PIQÛRES D'INSECTES, p. 138).

QUE FAIRE ?

AIDE MÉDICALE
Si votre enfant a déjà eu une réaction allergique à la suite d'une piqûre d'insecte, ou s'il présente les symptômes d'un CHOC ANAPHYLACTIQUE (p. 154), appelez une ambulance ou conduisez-le immédiatement au service des urgences de l'hôpital le plus proche.

CONSEILS PRATIQUES
Si votre enfant n'est pas allergique aux piqûres d'insectes, et si le dard est visible, essayez de le retirer avec vos ongles ou une pince à épiler. Appliquez ensuite une compresse froide sur la piqûre pour calmer la douleur.

**ENFLEMENT MOU AU NIVEAU DE L'AINE**

CAUSE POSSIBLE

Hernie inguinale (voir HERNIE, p. 187).

QUE FAIRE ?

AIDE MÉDICALE
Consultez votre médecin dans les 24 heures.

**ENFLEMENT PRÈS D'UNE COUPURE OU D'UNE ÉGRATIGNURE INFECTÉE**

CAUSE POSSIBLE

Un ganglion lymphatique tout proche s'est sans doute hypertrophié afin de combattre l'infection.

QUE FAIRE ?

AIDE MÉDICALE
Si le gonflement ou la douleur persistent plus d'une semaine, prenez rendez-vous avec votre médecin.

**GROSSE BOSSE SENSIBLE SUR LA TÊTE**

**Votre enfant a-t-il récemment subi un choc à la tête ?**

**OUI**

CAUSE POSSIBLE

TRAUMATISME CRÂNIEN (p. 159).

QUE FAIRE ?

AIDE MÉDICALE
✚ URGENT ! Appelez votre médecin immédiatement !

**NON**

**AUCUNE DE CES DESCRIPTIONS**

**Si ces indications ne vous ont pas permis d'identifier le problème, consultez votre médecin dans les 48 heures.**

**Où sont localisés les grosseurs ou les gonflements ?**

- SUR LA NUQUE
- SUR LES CÔTÉS DU COU
- ENTRE L'OREILLE ET LA MÂCHOIRE
- AU COU ET AUX AISSELLES ET/OU À L'AINE
- AUCUN DE CES ENDROITS

### CAUSES POSSIBLES

Un ECZÉMA ATOPIQUE (p. 135) ou une infection virale telle que la RUBÉOLE (p. 119).

### QUE FAIRE ?

**AIDE MÉDICALE**
Prenez rendez-vous avec votre médecin.

**Votre enfant présente-t-il l'un des symptômes suivants ?**

- MAL DE GORGE
- REFUS DE MANGER ET DE BOIRE
- DOULEUR AURICULAIRE
- AUCUN DE CES SYMPTÔMES

### CAUSE POSSIBLE

Angine (voir ANGINE ET PHARYNGITE, p. 151).

### QUE FAIRE ?

**AIDE MÉDICALE**
S'il n'y a pas d'amélioration dans les 24 heures, consultez votre médecin.

**CONSEILS PRATIQUES**
Voir *Pour calmer un mal de gorge* (p. 91).

### CAUSE POSSIBLE

OTITE (p. 162).

### QUE FAIRE ?

**AIDE MÉDICALE**
Consultez votre médecin dans les 24 heures.

**CONSEILS PRATIQUES**
Voir *Calmer les douleurs auriculaires* (p. 101).

**Si ces indications ne vous ont pas permis d'identifier le problème, consultez votre médecin dans les 48 heures.**

### CAUSE POSSIBLE

OREILLONS (p. 122).

### QUE FAIRE ?

**AIDE MÉDICALE**
Prenez rendez-vous avec votre médecin.

### CAUSE POSSIBLE

MONONUCLÉOSE INFECTIEUSE (p. 124).

### QUE FAIRE ?

**AIDE MÉDICALE**
Prenez rendez-vous avec votre médecin.

**Votre enfant présente-t-il l'un des symptômes suivants ?**

- CHEVILLE ENFLÉE
- PIED ENFLÉ
- SCROTUM OU PÉNIS ENFLÉS
- AUCUN DE CES SYMPTÔMES

### CAUSES POSSIBLES

ENTORSE ou FOULURE (p. 127).

### QUE FAIRE ?

**AIDE MÉDICALE**
Si la douleur est intense ou s'il n'y a pas d'amélioration dans les 24 heures, consultez un médecin.

**CONSEILS PRATIQUES**
Voir *Pour soigner les entorses et les foulures* (p. 73).

*Reportez-vous à la fiche* **21**
**AFFECTIONS DU PIED**

*Reportez-vous à la fiche* **40**
**AFFECTIONS GÉNITALES DU GARÇON**

**Si ces indications ne vous ont pas permis d'identifier le problème, consultez votre médecin dans les 48 heures.**

# 19 DOULEURS DES MEMBRES

Les douleurs dans le bras ou la jambe sont fréquentes chez l'enfant ; elles résultent le plus souvent d'une chute ou d'une blessure sans gravité. Les fractures et les luxations doivent être traitées immédiatement. En cas de douleur inexpliquée ou persistante, consultez un médecin.

**CASE DÉPART**

**Votre enfant a-t-il fait une chute ou s'est-il blessé récemment ?**

- C'EST POSSIBLE
- C'EST PEU PROBABLE

**Quel est le principal symptôme du membre douloureux ?**

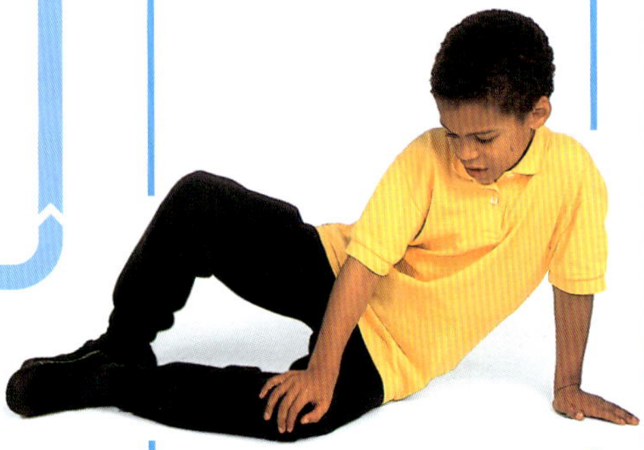

- MOBILITÉ LIMITÉE OU DOULOUREUSE
- ASPECT DÉFORMÉ
- ENFLEMENT
- AUCUN DE CES SYMPTÔMES

**CAUSES POSSIBLES**

Une fracture ou une luxation (voir FRACTURES ET LUXATIONS, p. 128).

**QUE FAIRE ?**

**AIDE MÉDICALE**
✚ TRÈS URGENT ! Appelez des secours d'urgence si la blessure se situe à la jambe ou au coude. Si elle est localisée au bras ou à l'épaule, immobilisez la zone blessée, puis conduisez votre enfant au service des urgences de l'hôpital le plus proche.

**CONSEILS PRATIQUES**
Voir PREMIERS SECOURS : FRACTURE DE LA JAMBE (p. 210) ou FRACTURE DU BRAS (p. 211).

**CAUSES POSSIBLES**

Contusion, foulure ou entorse des ligaments (voir ENTORSES ET FOULURES, p. 127).

**QUE FAIRE ?**

**AIDE MÉDICALE**
Si la douleur est intense ou l'œdème important, ou s'il n'y a pas d'amélioration dans les 24 heures, consultez votre médecin.

**CONSEILS PRATIQUES**
Voir *Pour soigner les entorses et les foulures* (page ci-contre).

**Quelle est la localisation de la douleur ?**

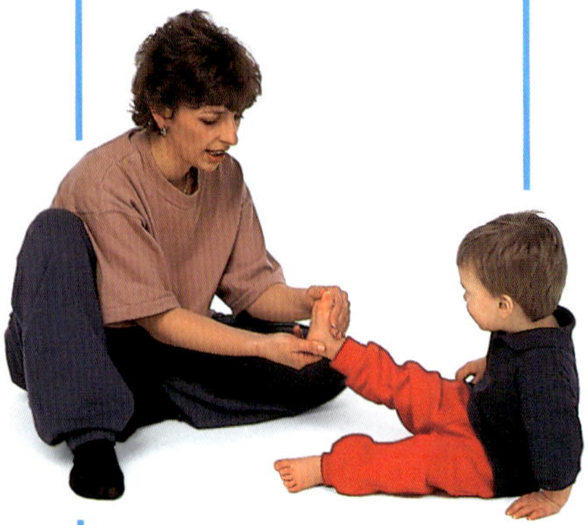

- LIMITÉE AUX PIEDS → *Reportez-vous à la fiche* **21** AFFECTIONS DU PIED
- CENTRÉE AUTOUR DES ARTICULATIONS → *Reportez-vous à la fiche* **20** DOULEURS ARTICULAIRES
- AUCUN DE CES CAS →

**Votre enfant a-t-il de la fièvre (une température supérieure à 38 °C) ou semble-t-il souffrant ?**

- FIÈVRE
- SEMBLE SOUFFRANT
- NI L'UN NI L'AUTRE

**Votre enfant présente-t-il l'un des symptômes suivants ?**

- MAL DE TÊTE
- TOUX
- MAL DE GORGE
- HÉMATOME OU ZONE SENSIBLE AU-DESSUS D'UN OS
- AUCUN DE CES SYMPTÔMES

## CAUSE POSSIBLE

GRIPPE (p. 151).

### QUE FAIRE ?

**AIDE MÉDICALE**
S'il n'y a pas d'amélioration dans les 48 heures, si des difficultés respiratoires ou une éruption cutanée apparaissent, appelez immédiatement votre médecin.

**CONSEILS PRATIQUES**
Voir *Comment faire baisser la température ?* (p. 37).

## CAUSE POSSIBLE

Voir INFECTION OSSEUSE (p. 133).

### QUE FAIRE ?

**AIDE MÉDICALE**
✚ URGENT ! Appelez votre médecin immédiatement !

**Si ces indications ne vous ont pas permis d'identifier le problème, ou si la douleur persiste plus de 24 heures, consultez votre médecin.**

**Votre enfant a-t-il déjà eu des douleurs à la jambe persistant quelques minutes ?**

- OUI
- NON

## CAUSE POSSIBLE

CRAMPE (p. 127).

### QUE FAIRE ?

**AIDE MÉDICALE**
Si la douleur persiste, prenez rendez-vous avec votre médecin.

**CONSEILS PRATIQUES**
Massez ou étirez doucement la jambe endolorie.

## CAUSES POSSIBLES

Une contusion, une foulure ou une entorse des ligaments peuvent être provoquées par un traumatisme passé inaperçu (voir ENTORSES ET FOULURES, p. 127).

### QUE FAIRE ?

**AIDE MÉDICALE**
Si la douleur est intense, si le membre blessé gêne votre enfant dans ses mouvements, ou s'il n'y a pas d'amélioration dans les 24 heures, consultez votre médecin.

**CONSEILS PRATIQUES**
Voir *Pour soigner les entorses et les foulures* (ci-contre).

## CONSEILS PRATIQUES : POUR SOIGNER LES ENTORSES ET LES FOULURES

Les premiers soins peuvent se résumer en 4 mots clés : repos, glace, compression et surélévation. Ce traitement est également efficace en cas de contusion profonde.

- Repos : veillez à ce que votre enfant laisse le membre endolori au repos.
- Glace : appliquez une compresse froide, (une poche de tissu remplie de glaçons) sur la zone douloureuse pendant 10 à 15 minutes.
- Bandage : entourez le membre endolori de coton et faites un bandage ajusté.
- Surélévation : surélevez et soutenez le membre blessé afin de limiter l'œdème.

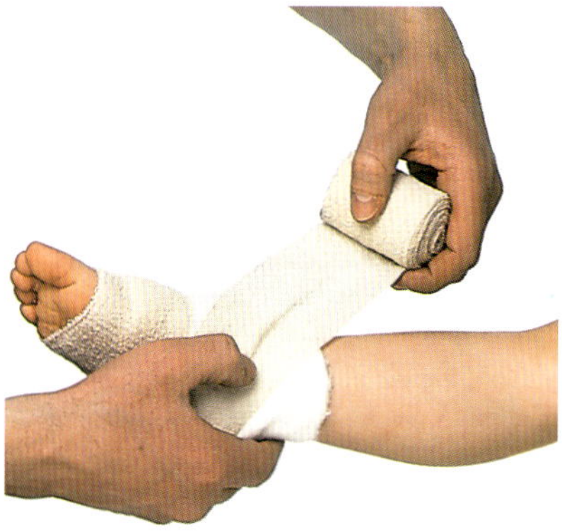

***Bandage***
*Entourez la zone douloureuse d'un épais tampon de coton, que vous fixerez à l'aide d'un bandage.*

# 20 DOULEURS ARTICULAIRES

Chez l'enfant, les problèmes articulaires sont rarement graves. En général, la douleur est causée par une petite foulure ou une entorse. Si la douleur est persistante ou si votre enfant présente d'autres symptômes, comme la fièvre, consultez votre médecin.

**CASE DÉPART**

**Votre enfant a-t-il fait une chute ou s'est-il blessé récemment ?**

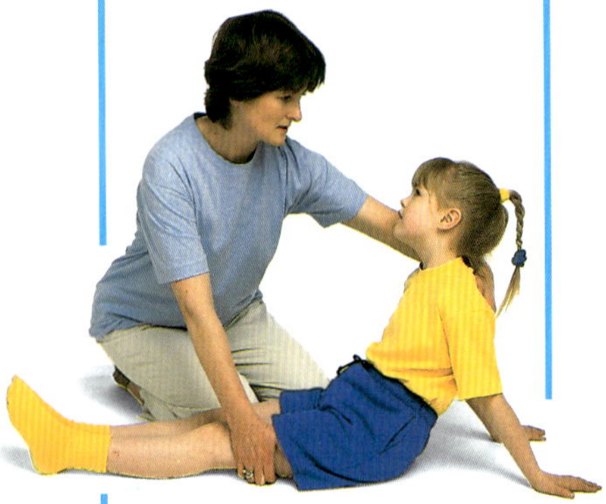

- C'EST POSSIBLE
- C'EST PEU PROBABLE

**Quel est le symptôme principal de l'articulation affectée ?**

- MOBILITÉ LIMITÉE OU DOULOUREUSE
- ASPECT DÉFORMÉ
- ENFLEMENT
- AUCUN DE CES SYMPTÔMES

**Combien d'articulations sont douloureuses ?**

- UNE SEULE
- PLUSIEURS

**Votre enfant présente-t-il l'un des symptômes suivants ?**

- FIÈVRE
- SEMBLE SOUFFRANT
- ARTICULATION ROUGE, CHAUDE OU ENFLÉE
- AUCUN DE CES SYMPTÔMES

**CAUSES POSSIBLES**

Une luxation ou une fracture à proximité de l'articulation (voir FRACTURES ET LUXATIONS, p. 128).

**QUE FAIRE ?**

**AIDE MÉDICALE**

✚ TRÈS URGENT ! Appelez des secours d'urgence si la blessure se situe à la jambe ou au coude. S'il s'agit d'une blessure au bras, au doigt ou à l'épaule, conduisez votre enfant au service des urgences de l'hôpital le plus proche.

**CONSEILS PRATIQUES**

Voir PREMIERS SECOURS : FRACTURE DE LA JAMBE (p. 210) ou FRACTURE DU BRAS (p. 211).

**CAUSES POSSIBLES**

Une foulure musculaire ou une entorse des ligaments (voir ENTORSES ET FOULURES, p. 127).

**QUE FAIRE ?**

**AIDE MÉDICALE**

Si la douleur est intense et l'œdème important, ou s'il n'y a pas d'amélioration dans les 24 heures, consultez votre médecin.

**CONSEILS PRATIQUES**

Voir *Pour soigner les entorses et les foulures* (p. 73).

**CAUSE POSSIBLE**

Voir INFECTION ARTICULAIRE (p. 133).

**QUE FAIRE ?**

**AIDE MÉDICALE**

✚ URGENT ! Appelez votre médecin immédiatement !

**Votre enfant a-t-il mal au genou ou à la hanche, ou boite-t-il ?**

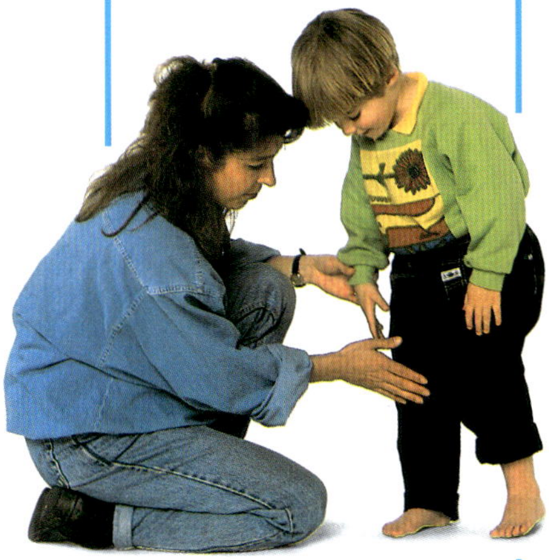

- **BOITERIE**
- **HANCHE DOULOUREUSE**
- **GENOU DOULOUREUX**
- **AUCUN DE CES SYMPTÔMES**

## CAUSES POSSIBLES

Il peut s'agir d'une LUXATION CONGÉNITALE DE LA HANCHE (p. 130) si votre enfant commence juste à marcher. S'il est plus âgé, il peut être atteint d'une OSTÉOCHONDRITE DE LA HANCHE (p. 131) ou d'une ÉPIPHYSIOLYSE (p. 131). On peut également suspecter l'une des INFECTIONS OSSEUSES ET ARTICULAIRES (p. 133) ou un RHUME DE HANCHE (p. 130). Voir aussi BOITERIE (p. 126).

### QUE FAIRE ?

**AIDE MÉDICALE**
Consultez votre médecin dans les 24 heures.

## CAUSES POSSIBLES

Il s'agit sans doute d'une petite FOULURE ou d'une ENTORSE (p. 127) ou d'une INFECTION OSSEUSE OU ARTICULAIRE (p. 133). Si c'est le genou qui est affecté, il peut s'agir d'une chondromalacie de la rotule ou de la maladie d'Osgood-Schlatter (voir AFFECTIONS DU GENOU, p. 132 et BOITERIE, p. 126).

### QUE FAIRE ?

**AIDE MÉDICALE**
Si la douleur est intense, ne se calme pas dans les 24 heures ou réapparaît, consultez votre médecin.

**CONSEILS PRATIQUES**
Voir *Pour soigner les entorses et les foulures* (p. 73).

**Votre enfant présente-t-il l'un des symptômes suivants ?**

- **FIÈVRE**
- **SEMBLE SOUFFRANT**
- **ÉRUPTION CUTANÉE VIOLACÉE SUR LES MEMBRES**
- **AUCUN DE CES SYMPTÔMES**

## CAUSE POSSIBLE

PURPURA RHUMATOÏDE (p. 147).

### QUE FAIRE ?

**AIDE MÉDICALE**
✚ URGENT ! Appelez votre médecin immédiatement !

**Votre enfant présente-t-il l'un des symptômes suivants ?**

- **ARTICULATIONS ROUGES OU CHAUDES**
- **ENFLEMENT DES ARTICULATIONS**
- **AUCUN DE CES SYMPTÔMES**

## CAUSE POSSIBLE

ARTHRITE CHRONIQUE JUVÉNILE (p. 132).

### QUE FAIRE ?

**AIDE MÉDICALE**
Consultez votre médecin dans les 24 heures.

**Si ces indications ne vous ont pas permis d'identifier le problème, ou si la douleur persiste plus de 24 heures, consultez votre médecin.**

## CAUSES POSSIBLES

ARTHRITE CHRONIQUE JUVÉNILE (p. 132) ou arthrite passagère à la suite d'une infection aiguë.

### QUE FAIRE ?

**AIDE MÉDICALE**
Consultez votre médecin dans les 24 heures.

# 21 AFFECTIONS DU PIED

Chez l'enfant, la plupart des affections du pied sont sans gravité : elles sont le plus souvent provoquées par des chutes, des égratignures, ou des chaussures mal adaptées. Si le pied est particulièrement douloureux ou enflé, ou si votre enfant a du mal à marcher, consultez votre médecin.

**CASE DÉPART**

**Le pied de votre enfant est-il douloureux, ou semble-t-il déformé ?**
- DOULOUREUX
- DÉFORMÉ

**Votre enfant a-t-il fait une chute ou s'est-il blessé récemment ?**
- C'EST POSSIBLE
- C'EST PEU PROBABLE

**Votre enfant peut-il marcher normalement ?**
- NE PEUT PAS PRENDRE APPUI SUR LE PIED AFFECTÉ
- MARCHE POSSIBLE, MAIS DOULOUREUSE

**CAUSES POSSIBLES**

Contusion, foulure ou entorse des ligaments (voir ENTORSES ET FOULURES, p. 127).

**QUE FAIRE ?**

AIDE MÉDICALE
Si la douleur ou l'enflement sont importants, consultez votre médecin.

CONSEILS PRATIQUES
Voir *Pour soigner les entorses et les foulures* (p. 73).

**Comment décririez-vous les pieds de votre enfant ?**
- PIEDS PLATS
- ORTEILS RECOURBÉS OU INCURVÉS

**Quel âge a votre enfant ?**
- 3 ANS OU PLUS
- MOINS DE 3 ANS

**CAUSE POSSIBLE**

Un retard dans le développement des muscles et des ligaments de la plante du pied, ce qui n'a rien d'alarmant à cet âge (voir PETITS PROBLÈMES DU SQUELETTE, p. 129).

**QUE FAIRE ?**

AIDE MÉDICALE
Si vous avez l'impression que les pieds de votre enfant ne se développent pas normalement, prenez rendez-vous avec votre médecin.

**CAUSE POSSIBLE**

Pieds plats (voir PETITS PROBLÈMES DU SQUELETTE, p. 129).

**QUE FAIRE ?**

AIDE MÉDICALE
Si les pieds de votre enfant sont douloureux ou si vous êtes inquiet, prenez rendez-vous avec votre médecin.

**Les chaussures ou les chaussettes de votre enfant ne sont-elles pas trop petites ?**
- C'EST POSSIBLE
- C'EST PEU PROBABLE

**CAUSE POSSIBLE**

Des chaussures ou chaussettes trop petites peuvent expliquer la mauvaise position des orteils.

**QUE FAIRE ?**

CONSEILS PRATIQUES
Remplacez les chaussures et les chaussettes avant qu'elles ne soient trop petites.

**Si ces indications ne vous ont pas permis d'identifier le problème, consultez votre médecin dans les 48 heures.**

**Quand votre enfant a-t-il mal ?**

- **SEULEMENT QUAND IL PORTE DES CHAUSSURES**
- **SEULEMENT QUAND IL PREND APPUI SUR SON PIED**
- **CONSTAMMENT**

**L'un des pieds ou des orteils de votre enfant est-il rouge ou enflé ?**

- **ROUGE OU ENFLÉ**
- **NI L'UN NI L'AUTRE**

**La plante du pied de votre enfant présente-t-elle une lésion ?**

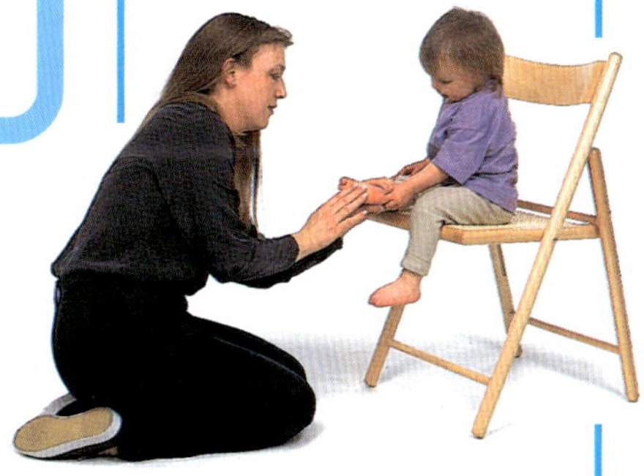

- **GROSSEUR CUTANÉE APLATIE ET DURE**
- **ÉRUPTION SQUAMEUSE ET PRURIGINEUSE**
- **AUCUNE ANOMALIE**

**Si ces indications ne vous ont pas permis d'identifier le problème, consultez votre médecin dans les 48 heures.**

### CAUSE POSSIBLE

Un os du pied, de l'orteil ou de la cheville a pu être fracturé (voir FRACTURES ET LUXATIONS, p. 128).

### QUE FAIRE ?

**AIDE MÉDICALE**
✚ TRÈS URGENT ! Conduisez votre enfant au service des urgences de l'hôpital le plus proche. Si vous ne pouvez pas le déplacer, appelez des secours d'urgence.

### CAUSE POSSIBLE

Les chaussures de votre enfant sont peut-être mal adaptées ou usées.

### QUE FAIRE ?

**CONSEILS PRATIQUES**
Dès que les chaussures de votre enfant lui serrent les pieds ou commencent à s'user, remplacez-les. Demandez conseil à un chausseur spécialisé.

### CAUSE POSSIBLE

Verrue plantaire (voir p. 141).

### QUE FAIRE ?

**AIDE MÉDICALE**
Prenez rendez-vous avec votre médecin.

### CAUSE POSSIBLE

Pied d'athlète (voir MYCOSES, p. 142).

### QUE FAIRE ?

**AIDE MÉDICALE**
Si l'éruption ne disparaît pas dans les 2 semaines malgré les soins, ou si elle se localise sur les orteils, prenez rendez-vous avec votre médecin.

**CONSEILS PRATIQUES**
Appliquez une poudre, une pommade ou un spray antifongiques sur l'éruption cutanée. Veillez à ce que votre enfant sèche bien ses pieds après le bain.

### CAUSE POSSIBLE

Une infection due à une coupure ou à un corps étranger peut causer une rougeur ou un œdème.

### QUE FAIRE ?

**AIDE MÉDICALE**
Consultez votre médecin dans les 24 heures.

**CONSEILS PRATIQUES**
Retirez le corps étranger à l'aide d'une pince à épiler. Couvrez la plaie d'un pansement stérile, puis surélevez et soutenez le pied pour réduire l'œdème.

# 22 ÉRUPTION CUTANÉE AVEC FIÈVRE

Une éruption cutanée associée à la fièvre (une température de 38 °C ou plus) est généralement due à une maladie infectieuse. La plupart de ces maladies sont d'origine virale et disparaissent rapidement sans traitement spécifique. Vous devez cependant consulter votre médecin pour qu'il établisse son diagnostic.

**SYMPTÔMES ALARMANTS**

Appelez immédiatement votre médecin si votre enfant présente l'un des symptômes suivants lors d'une maladie infectieuse, ou après s'être apparemment rétabli :

- Somnolence anormale ou apathie.
- Convulsions.
- Température de 40 °C ou plus.
- Respiration accélérée.
- Respiration bruyante ou difficile.
- Mal de tête intense.
- Refus de boire depuis plus de 6 heures.

## CASE DÉPART

**Quelles sont les caractéristiques de l'éruption ?**

**TACHES QUI NE DISPARAISSENT PAS À LA PRESSION**

**CAUSE POSSIBLE**

Une infection du sang par le méningocoque, bactérie responsable de la MÉNINGITE (p. 158).

**QUE FAIRE ?**

**AIDE MÉDICALE**

✚ TRÈS URGENT ! Appelez des secours d'urgence (samu, pompiers...) !

**PETITE ÉRUPTION ROUGE QUI BLANCHIT À LA PRESSION**

**CLOQUES ROUGES**

**SÉRIES DE PETITS BOUTONS PRURIGINEUX QUI FORMENT DES AMPOULES PUIS DES CROÛTES SÈCHES**

**CAUSE POSSIBLE**

VARICELLE (p. 120).

**QUE FAIRE ?**

**AIDE MÉDICALE**

Si les boutons s'infectent, prenez rendez-vous avec votre médecin.

**CONSEILS PRATIQUES**

Voir *Comment faire baisser la température ?* (p. 37).

**TACHES ROSES SUR LE VISAGE OU LE TRONC**

**Quelle était la température de votre enfant au cours des 3 à 4 jours précédant l'apparition de l'éruption cutanée ?**

**38,5 °C OU PLUS**

**MOINS DE 38,5 °C**

**CAUSE POSSIBLE**

RUBÉOLE (p. 119).

**QUE FAIRE ?**

**AIDE MÉDICALE**

Prenez rendez-vous avec votre médecin.

**CONSEILS PRATIQUES**

Voir *Comment faire baisser la température ?* (p. 37).

**ÉRUPTION ROUGE VIF CONFINÉE AUX JOUES**

**CAUSE POSSIBLE**

ÉRYTHÈME POLYMORPHE (p. 119).

**QUE FAIRE ?**

**AIDE MÉDICALE**

Si l'état de votre enfant vous inquiète ou s'il souffre d'une DRÉPANOCYTOSE (p. 199), prenez rendez-vous avec votre médecin.

**CONSEILS PRATIQUES**

Voir *Comment faire baisser la température ?* (p. 37).

**AUCUNE DE CES DESCRIPTIONS**

**Si ces indications ne vous ont pas permis d'identifier le problème, consultez votre médecin dans les 48 heures.**

## CAUSE POSSIBLE

ROUGEOLE (p. 118).

## QUE FAIRE ?

**AIDE MÉDICALE**
Consultez votre médecin dans les 24 heures.

**CONSEILS PRATIQUES**
Voir *Comment faire baisser la température ?* (p. 37).

## LES ÉRUPTIONS CUTANÉES TYPIQUES

Voici les éruptions cutanées qui caractérisent certaines maladies infantiles. L'aspect des éruptions varie selon que votre enfant est plus ou moins atteint et selon la couleur de la peau : seul un médecin peut établir un diagnostic. Si l'éruption ressemble à celle de la méningite, appelez une ambulance.

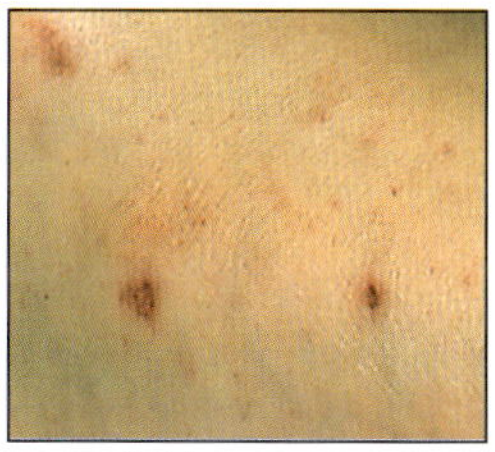
MÉNINGITE

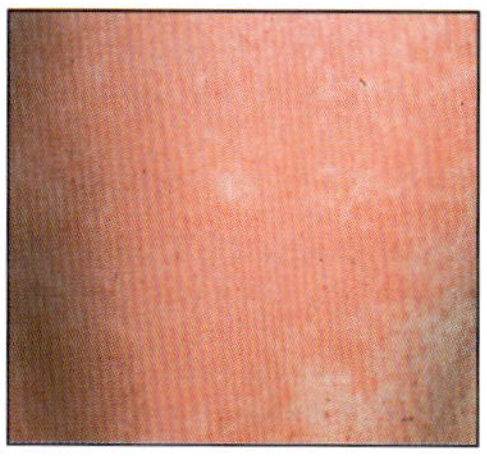
SCARLATINE

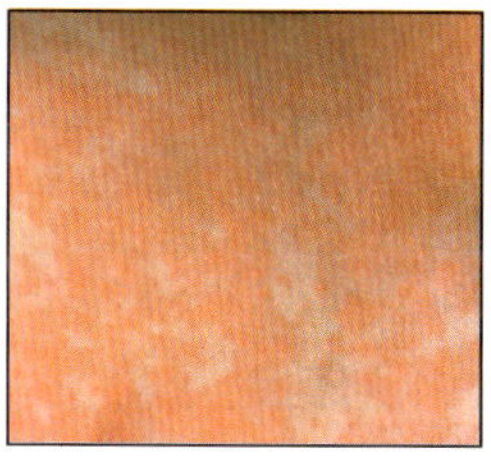
ROUGEOLE

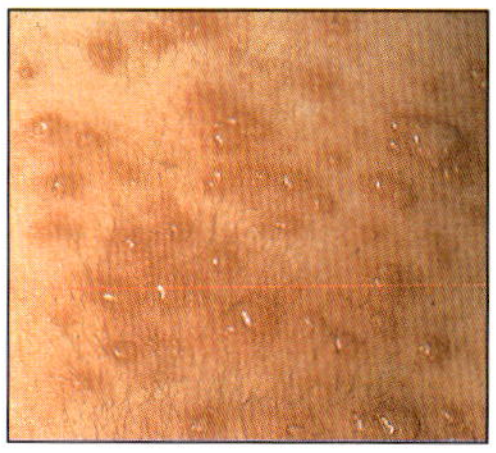
VARICELLE

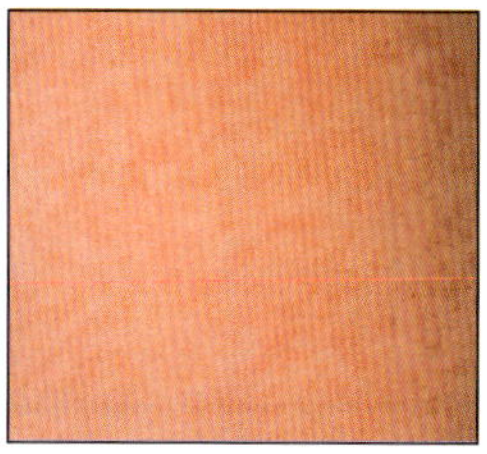
RUBÉOLE

ROSÉOLE INFANTILE

**Avant l'apparition de l'éruption cutanée, votre enfant présentait-il l'un des symptômes suivants ?**

- ÉCOULEMENT NASAL
- TOUX
- YEUX ROUGES
- MAL DE GORGE
- VOMISSEMENTS
- AUCUN DE CES SYMPTÔMES

## CAUSE POSSIBLE

SCARLATINE (p. 121).

## QUE FAIRE ?

**AIDE MÉDICALE**
Consultez votre médecin dans les 24 heures.

**CONSEILS PRATIQUES**
Voir *Comment faire baisser la température ?* (p. 37) et *Pour calmer un mal de gorge* (p. 91).

**Votre enfant a-t-il pris des médicaments au cours de la semaine écoulée ?**

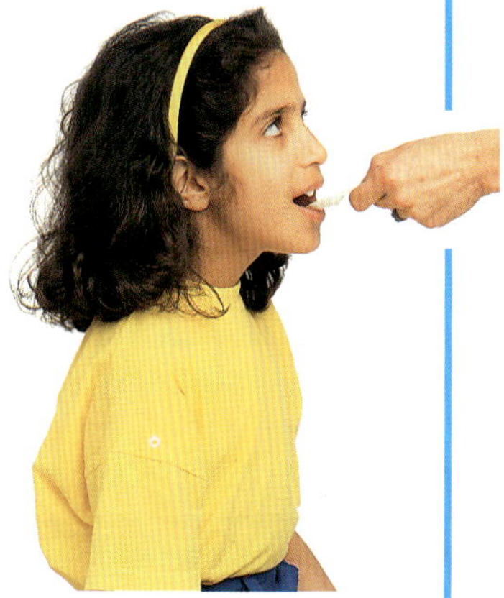

- OUI
- NON

## CAUSE POSSIBLE

Allergie médicamenteuse (voir ALLERGIES, p. 152).

## QUE FAIRE ?

**AIDE MÉDICALE**
✚ URGENT ! Appelez votre médecin immédiatement pour savoir si un médicament peut être à l'origine des symptômes et si vous devez en interrompre l'administration.

## CAUSE POSSIBLE

ROSÉOLE INFANTILE (p. 121).

## QUE FAIRE ?

**AIDE MÉDICALE**
Si l'état de votre enfant vous inquiète, prenez rendez-vous avec votre médecin.

**CONSEILS PRATIQUES**
Voir *Comment faire baisser la température ?* (p. 37).

**Si ces indications ne vous ont pas permis d'identifier le problème, consultez votre médecin dans les 48 heures.**

# 23 BOUTONS ET ÉRUPTIONS CUTANÉES

*Pour les autres affections de la peau chez le nourrisson, voir la fiche 7*

La plupart des éruptions cutanées constituent une réaction infectieuse ou allergique. En l'absence d'autres signes, elles sont le plus souvent bénignes. Toutefois, si les démangeaisons ou les plaies sont importantes, ou si elles perturbent votre enfant, il vaut mieux consulter votre médecin.

**SYMPTÔMES ALARMANTS**

Appelez des secours d'urgence en cas de :

- Gonglement du visage ou de la bouche.
- Respiration bruyante ou difficile.
- Déglutition difficile.
- Somnolence anormale.

**CASE DÉPART**

**Votre enfant a-t-il de la fièvre (une température de 38 °C ou plus) ?**

- OUI
- NON

*Reportez-vous à la fiche* **22 ÉRUPTION CUTANÉE AVEC FIÈVRE**

**Votre enfant a-t-il des démangeaisons ?**

- NON
- OUI

**Quelle est l'étendue des démangeaisons ?**

- ÉTENDUES À DES ZONES QUI NE PRÉSENTENT PAS D'ÉRUPTION CUTANÉE
- CONFINÉES À LA ZONE DE L'ÉRUPTION CUTANÉE

**Où siège l'éruption cutanée ?**

- PRINCIPALEMENT SUR LE VISAGE ET AUTOUR DES ARTICULATIONS
- SUR LE CUIR CHEVELU, LE TRONC OU LES MEMBRES

**Quelle est la nature de l'éruption cutanée ?**

- PLACARDS DE BOUTONS ROUGES ET SQUAMEUX OU DE CLOQUES
- SÉRIES DE BOUTONS COUPEROSÉS, ROUGE VIF, LÉGÈREMENT SURÉLEVÉS
- PETITS BOUTONS ENFLAMMÉS DANS UNE ZONE PRÉCISE
- AUCUNE DE CES DESCRIPTIONS

**CAUSE POSSIBLE**

ECZÉMA ATOPIQUE (p. 135).

**QUE FAIRE ?**

**AIDE MÉDICALE**

Si l'éruption de votre enfant est prurigineuse, étendue ou suintante, prenez rendez-vous avec votre médecin.

**CAUSE POSSIBLE**

Teigne tondante (voir MYCOSES, p. 142).

**QUE FAIRE ?**

**AIDE MÉDICALE**

Prenez rendez-vous avec votre médecin.

**CAUSE POSSIBLE**

Des piqûres d'insectes, de moustiques ou de puces par exemple (voir MORSURES ET PIQÛRES D'INSECTES, p. 138).

**QUE FAIRE ?**

**CONSEILS PRATIQUES**

Appliquez des compresses fraîches ou une lotion adoucissante sur les boutons.

### Quel est l'aspect de l'éruption ?

- GROSSEURS GROUPÉES, PRÉSENTANT CHACUNE UNE DÉPRESSION CENTRALE
- LÉSIONS PURULENTES OU CROÛTES DORÉES, SOUVENT SUR LE VISAGE
- UNE OU PLUSIEURS GROSSEURS FERMES ET RUGUEUSES
- GROSSEUR ROUGE ET DOULOUREUSE, AVEC OU SANS SOMMET JAUNE
- PETITS BOUTONS ROUGES ET PRURIGINEUX OU CLOQUES REMPLIES DE LIQUIDE
- AUCUNE DE CES DESCRIPTIONS

#### CAUSE POSSIBLE

MOLLUSCUM CONTAGIOSUM (p. 141).

#### QUE FAIRE ?

**AIDE MÉDICALE**
Prenez rendez-vous avec votre médecin.

#### CAUSE POSSIBLE

IMPÉTIGO (p. 139).

#### QUE FAIRE ?

**AIDE MÉDICALE**
Consultez votre médecin dans les 24 heures.

#### CAUSE POSSIBLE

VERRUES (p. 141).

#### QUE FAIRE ?

**AIDE MÉDICALE**
Si les verrues sont gênantes, prenez rendez-vous avec votre médecin.

#### CAUSE POSSIBLE

FURONCLE (p. 137).

#### QUE FAIRE ?

**AIDE MÉDICALE**
Si le furoncle est très douloureux ou si d'autres furoncles apparaissent, prenez rendez-vous avec votre médecin.

#### CAUSE POSSIBLE

La miliaire sudorale, éruption cutanée liée à la transpiration.

#### QUE FAIRE ?

**CONSEILS PRATIQUES**
Appliquez souvent des compresses fraîches pour calmer les démangeaisons. N'utilisez pas de savon sur les zones affectées.

#### CAUSE POSSIBLE

GALE (p. 143).

#### QUE FAIRE ?

**AIDE MÉDICALE**
Prenez rendez-vous avec votre médecin.

*suite en haut de la p. 82*

### Le visage ou la bouche de votre enfant sont-ils enflés ?

- NON
- OUI

#### CAUSE POSSIBLE

URTICAIRE (p. 138).

#### QUE FAIRE ?

**AIDE MÉDICALE**
Si l'éruption persiste plus de 4 heures, ou si elle réapparaît, prenez rendez-vous avec votre médecin.

**CONSEILS PRATIQUES**
Appliquez des compresses fraîches ou une lotion adoucissante sur les boutons afin de calmer les démangeaisons.

#### CAUSE POSSIBLE

Une réaction allergique, due à des piqûres d'insectes, des cacahuète ou d'autres causes, qui peut entraîner un CHOC ANAPHYLACTIQUE (p. 154).

#### QUE FAIRE ?

**AIDE MÉDICALE**
✚ TRÈS URGENT ! Appelez des secours d'urgence !

*suite en bas de la p. 82*

# 23 Boutons et éruptions cutanées (suite)

*suite du haut de la p. 81*

**Votre enfant a-t-il atteint la puberté ?**

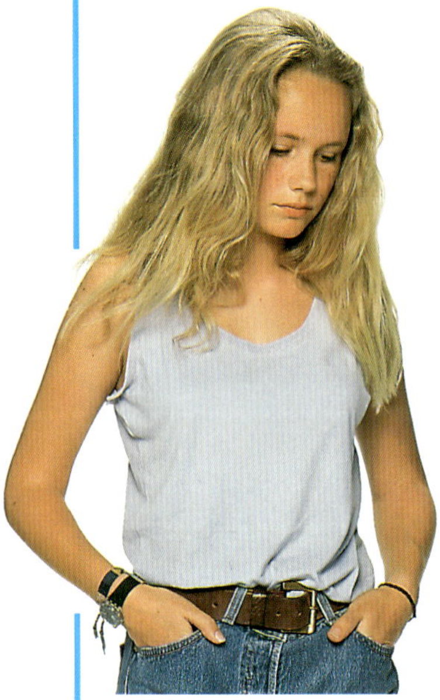

OUI

NON

**Avez-vous remarqué un des types de boutons suivants ?**

BOUTONS RONDS ET SQUAMEUX SUR LE TRONC, LE HAUT DES BRAS OU LES CUISSES

## CAUSE POSSIBLE

PITYRIASIS VERSICOLOR (p. 142).

### QUE FAIRE ?

**AIDE MÉDICALE**
Prenez rendez-vous avec votre médecin.

MINUSCULES BOUTONS NOIRS (POINTS NOIRS)

BOUTONS ENFLAMMÉS AU CENTRE BLANC (POINTS BLANCS)

PETITES GROSSEURS FERMES ET SENSIBLES SOUS LA PEAU

## CAUSE POSSIBLE

ACNÉ (p. 140).

### QUE FAIRE ?

**AIDE MÉDICALE**
Si l'éruption est importante, prenez rendez-vous avec votre médecin.

AUCUNE DE CES DESCRIPTIONS

**Votre enfant a-t-il de petits boutons ovales et roses le long des côtes ?**

OUI

## CAUSE POSSIBLE

PITYRIASIS ROSÉ (p. 140).

### QUE FAIRE ?

**AIDE MÉDICALE**
Prenez rendez-vous avec votre médecin.

**CONSEILS PRATIQUES**
Voir *Comment calmer les démangeaisons ?* (p. 49).

NON

*suite du bas de la p. 81*

**Votre enfant suit-il actuellement un traitement médical ?**

OUI

## CAUSE POSSIBLE

Une allergie à un médicament peut causer une éruption cutanée (voir ALLERGIES, p. 152).

### QUE FAIRE ?

**AIDE MÉDICALE**
✚ URGENT ! Appelez votre médecin immédiatement pour savoir si un médicament peut avoir provoqué les symptômes de votre enfant et s'il faut en interrompre l'administration.

NON

**Si ces indications ne vous ont pas permis d'identifier le problème, consultez votre médecin dans les 48 heures.**

# 24 DÉMANGEAISONS

Les démangeaisons peuvent affecter l'ensemble du corps ou être localisées. Leurs causes sont variées et vont de la réaction allergique à l'infestation parasitaire. Les démangeaisons sont parfois très douloureuses, et si votre enfant se gratte, il risque de s'infecter. Un traitement rapide s'impose.

**CASE DÉPART**

**Votre enfant présente-t-il l'un des symptômes suivants ?**

- BOUTONS PRURIGINEUX
- PLACARDS ENFLAMMÉS
- AUCUN DE CES SYMPTÔMES

*Reportez-vous à la fiche* **23** BOUTONS ET ÉRUPTIONS CUTANÉES

**Où sont localisées les démangeaisons ?**

- ENTRE LES ORTEILS OU SUR LA PLANTE DES PIEDS
- DANS LA RÉGION ANALE
- SUR LE CUIR CHEVELU
- DANS LA RÉGION GÉNITALE (CHEZ LES FILLES)
- SUR UNE GRANDE PARTIE DU CORPS
- AUCUNE DE CES RÉGIONS

**CAUSE POSSIBLE**

Pied d'athlète (voir MYCOSES, p. 142).

**QUE FAIRE ?**

**AIDE MÉDICALE**
Si l'éruption persiste plus de 2 semaines ou affecte les ongles des orteils, prenez rendez-vous avec votre médecin.

**CONSEILS PRATIQUES**
Appliquez une poudre, une pommade ou un spray antifongiques sur l'éruption.

**CAUSE POSSIBLE**

VERS INTESTINAUX (p. 188).

**QUE FAIRE ?**

**AIDE MÉDICALE**
Prenez rendez-vous avec votre médecin.

*Reportez-vous à la fiche* **25** AFFECTIONS DU CUIR CHEVELU

*Reportez-vous à la fiche* **41** AFFECTIONS GÉNITALES DE LA JEUNE FILLE

**Votre enfant a-t-il récemment porté l'une des matières suivantes ?**

- LAINE
- MATIÈRES SYNTHÉTIQUES
- AUCUNE DE CES MATIÈRES

**CAUSE POSSIBLE**

Sensibilité de la peau.

**QUE FAIRE ?**

**CONSEILS PRATIQUES**
Utilisez une lessive pour peaux délicates. Veillez à ce que votre enfant ne porte que du coton à même la peau.

**Y a-t-il de fines lignes grises sur les poignets, les mains ou la plante des pieds de votre enfant ?**

- NON
- OUI

**Si ces indications ne vous ont pas permis d'identifier le problème, consultez votre médecin dans les 48 heures.**

**CAUSE POSSIBLE**

GALE (p. 143).

**QUE FAIRE ?**

**AIDE MÉDICALE**
Prenez rendez-vous avec votre médecin.

# 25 AFFECTIONS DU CUIR CHEVELU

Les affections du cuir chevelu, assez fréquentes chez l'enfant, sont le plus souvent sans gravité. Ces troubles peuvent résulter d'une affection cutanée, d'une infection ou d'une infestation parasitaire. Si votre enfant perd ses cheveux, c'est probablement parce qu'il les tire fréquemment ou les attache trop serré.

**CASE DÉPART**

**Votre enfant présente-t-il l'un des symptômes suivants ?**

- PLAQUES DE CALVITIE
- SQUAMES SUR LE CUIR CHEVELU
- DÉMANGEAISONS DU CUIR CHEVELU
- CHEVEUX DE MOINS EN MOINS FOURNIS
- PLACARDS JAUNES ET SQUAMEUX SUR LE CUIR CHEVELU
- AUCUN DE CES SYMPTÔMES

**Quel âge a votre enfant ?**

- MOINS DE 1 ANS
- 1 AN OU PLUS

**CAUSE POSSIBLE**

Les premiers cheveux du bébé sont fragiles et peuvent tomber à cause des frottements de la tête contre les draps ou le dossier du siège. Ce phénomène est normal et des cheveux plus résistants repousseront vite.

**QUE FAIRE ?**

**CONSEILS PRATIQUES**
Si votre bébé est chauve ou a très peu de cheveux, couvrez-lui systématiquement la tête pour le protéger du soleil et du froid.

**Les démangeaisons diminuent-elles quelques jours après un bon shampooing ?**

- OUI
- NON

**CAUSE POSSIBLE**

Pellicules (voir DERMITE SÉBORRHÉIQUE, p. 134).

**QUE FAIRE ?**

**CONSEILS PRATIQUES**
Utilisez un shampooing antipelliculaire. S'il n'y a pas d'amélioration dans les 2 semaines, prenez rendez-vous avec votre médecin.

**CAUSE POSSIBLE**

POUX (p. 143).

**QUE FAIRE ?**

**CONSEILS PRATIQUES**
Utilisez l'un des shampooings anti-poux en vente en pharmacie. Si votre enfant a moins de 2 ans ou souffre d'une allergie, consultez votre médecin avant d'entreprendre un traitement.

**CAUSE POSSIBLE**

Casque séborrhéique (voir DERMITE SÉBORRHÉIQUE, p. 134).

**QUE FAIRE ?**

**AIDE MÉDICALE**
Prenez rendez-vous avec votre médecin.

**Quel âge a votre enfant ?**

- 1 AN OU PLUS
- MOINS DE 1 AN

**Si ces indications ne vous ont pas permis d'identifier le problème, prenez rendez-vous avec votre médecin.**

**Quel est l'aspect de la peau dans les zones chauves ?**

- NORMAL
- SQUAMEUX ET ENFLAMMÉ

**CAUSE POSSIBLE**

Une alopécie localisée, souvent sans cause apparente.

**QUE FAIRE ?**

AIDE MÉDICALE
Prenez rendez-vous avec votre médecin.

**CAUSE POSSIBLE**

Teigne tondante (voir MYCOSES, p. 142).

**QUE FAIRE ?**

AIDE MÉDICALE
Prenez rendez-vous avec votre médecin.

**L'une des situations suivantes s'applique-t-elle à votre enfant ?**

- A RÉCEMMENT ÉTÉ MALADE
- SUIT ACTUELLEMENT UN TRAITEMENT MÉDICAL
- NI L'UNE NI L'AUTRE

**CAUSE POSSIBLE**

La chute partielle des cheveux peut avoir été provoquée par une maladie récente. Elle ne devrait pas durer plus de quelques mois.

**QUE FAIRE ?**

AIDE MÉDICALE
Si vous vous inquiétez, consultez votre médecin.

**CAUSE POSSIBLE**

La chute partielle des cheveux de votre enfant peut être un effet secondaire de l'un des médicaments qu'il prend.

**QUE FAIRE ?**

AIDE MÉDICALE
Appelez votre médecin pour savoir si un médicament peut avoir provoqué les symptômes de votre enfant, et s'il faut en interrompre l'administration.

**CAUSE POSSIBLE**

Après la chute des premiers cheveux, la chevelure de votre bébé sera nettement moins fournie.
Ce phénomène est normal et ne doit pas vous alarmer.

**QUE FAIRE ?**

CONSEILS PRATIQUES
Couvrez la tête de votre enfant pour le protéger du soleil et du froid.

**Votre enfant tortille-t-il les mèches, ou ses cheveux sont-ils attachés ?**

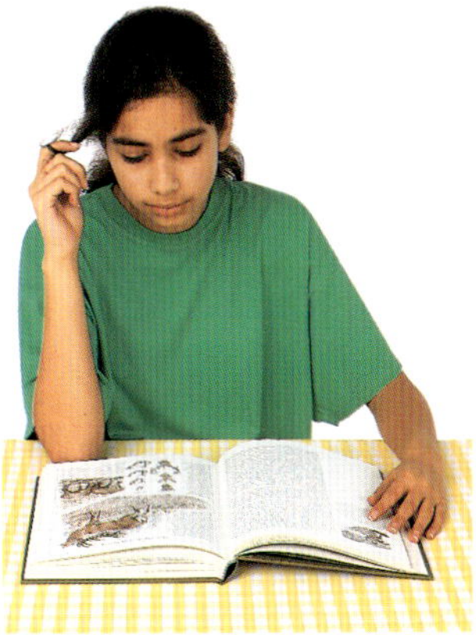

- TORTILLE DES MÈCHES DE CHEVEUX
- PORTE DES COUETTES TRÈS SERRÉES
- NI L'UN NI L'AUTRE

**CAUSE POSSIBLE**

L'habitude de se tirer les cheveux peut traduire un trouble psychologique (voir MANIES, p. 169).

**QUE FAIRE ?**

AIDE MÉDICALE
Si votre enfant perd beaucoup de cheveux ou s'il manifeste des troubles du comportement, prenez rendez-vous avec votre médecin.

**CAUSE POSSIBLE**

Une coiffure trop serrée peut abîmer les racines et entraîner la chute des cheveux.

**QUE FAIRE ?**

CONSEILS PRATIQUES
Changez sa coiffure ou faites-lui couper les cheveux.

**Si ces indications ne vous ont pas permis d'identifier le problème, prenez rendez-vous avec votre médecin.**

# 26 TROUBLES RESPIRATOIRES

Ces troubles vont d'une respiration bruyante ou accélérée à une difficulté respiratoire. Les enfants souffrant d'une légère infection respiratoire ont souvent une respiration sifflante. En revanche, les symptômes alarmants (voir ci-contre) indiquent une urgence médicale.

**SYMPTÔMES ALARMANTS**

Si les troubles respiratoires de votre enfant s'accompagnent de l'un des symptômes suivants, appelez des secours d'urgence :

- Bleuissement des lèvres ou de la langue.
- Somnolence anormale.
- Incapacité de parler ou de produire des sons normalement.

**CASE DÉPART**

**Quand les troubles respiratoires sont-ils apparus ?**

- SUBITEMENT, IL Y A QUELQUES MINUTES
- IL Y A PLUS DE QUELQUES MINUTES

**Votre enfant a-t-il pu s'étouffer avec un petit objet ?**

- C'EST POSSIBLE
- C'EST PEU PROBABLE

**CAUSE POSSIBLE**

Inhalation d'un corps étranger.

**QUE FAIRE ?**

AIDE MÉDICALE

✚ TRÈS URGENT ! Appelez des secours d'urgence !

CONSEILS PRATIQUES

Voir PREMIERS SECOURS : l'ÉTOUFFEMENT (p. 204).

**Votre enfant présente-t-il l'un des symptômes suivants ?**

- BLEUISSEMENT DES LÈVRES OU DE LA LANGUE
- SOMNOLENCE ANORMALE
- INCAPACITÉ DE PARLER OU DE PRODUIRE DES SONS NORMALEMENT
- AUCUN DE CES SYMPTÔMES

**Votre enfant a-t-il déjà eu une crise d'asthme, ou suit-il un traitement pour son asthme ?**

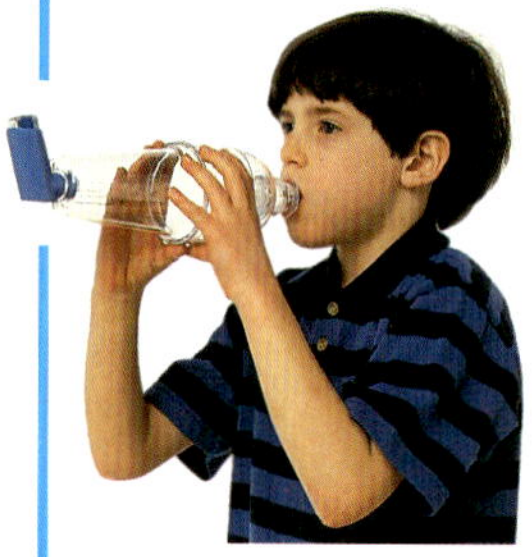

- A DÉJÀ FAIT UNE CRISE D'ASTHME
- SUIT UN TRAITEMENT POUR SON ASTHME
- NI L'UN NI L'AUTRE

**Quel âge a votre enfant ?**

- 18 MOIS OU PLUS
- MOINS DE 18 MOIS

**CAUSE POSSIBLE**

Grave crise d'ASTHME (p. 153).

**QUE FAIRE ?**

AIDE MÉDICALE

✚ TRÈS URGENT ! Appelez des secours d'urgence !

CONSEILS PRATIQUES

Donnez à votre enfant les médicaments prescrits. Voir *Faciliter la respiration pendant une crise d'asthme* (page ci-contre) et PREMIERS SECOURS : la RESPIRATION ARTIFICIELLE (p. 205).

**CAUSES POSSIBLES**

BRONCHIOLITE (p. 155), PNEUMONIE (p. 155), LARYNGITE (p. 150) ou ASTHME (p. 153).

**QUE FAIRE ?**

AIDE MÉDICALE

✚ TRÈS URGENT ! Appelez des secours d'urgence !

CONSEILS PRATIQUES

Voir PREMIERS SECOURS : la RESPIRATION ARTIFICIELLE (p. 205).

**Présente-t-il régulièrement l'un des symptômes suivants ?**

- RESPIRATION SIFFLANTE
- SOUFFLE COURT
- TOUX NOCTURNE
- AUCUN DE CES SYMPTÔMES

## CONSEILS PRATIQUES : FACILITER LA RESPIRATION PENDANT UNE CRISE D'ASTHME

Si votre enfant a du mal à respirer, les conseils suivants pourront vous être utiles :

- Aidez-le à s'asseoir, penché en avant sur une table ou le dossier d'une chaise.
- Donnez-lui les médicaments prescrits dès que les difficultés respiratoires apparaissent.
- Essayez de tenir les autres personnes à l'écart, afin d'éviter à votre enfant toute angoisse.

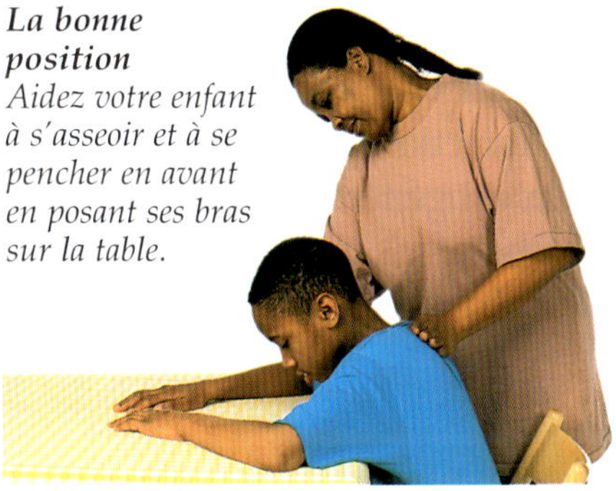

***La bonne position***
*Aidez votre enfant à s'asseoir et à se pencher en avant en posant ses bras sur la table.*

### CAUSE POSSIBLE

ASTHME (p. 153).

### QUE FAIRE ?

**AIDE MÉDICALE**
Si des difficultés respiratoires apparaissent, appelez immédiatement votre médecin.

**CONSEILS PRATIQUES**
Voir *Faciliter la respiration pendant une crise d'asthme* (ci-dessus).

**Votre enfant respire-t-il bruyamment depuis sa naissance alors que son état général est bon ?**

- NON
- OUI

**Votre enfant présente-t-il l'un des symptômes suivants ?**

- RESPIRATION ACCÉLÉRÉE, FIÈVRE ET TOUX
- VOIX RAUQUE, RESPIRATION BRUYANTE ET TOUX SÈCHE
- AUCUN DE CES SYMPTÔMES

### CAUSES POSSIBLES

PNEUMONIE (p. 155) ou BRONCHIOLITE (p. 155).

### QUE FAIRE ?

**AIDE MÉDICALE**
✚ URGENT ! Appelez votre médecin immédiatement.

**CONSEILS PRATIQUES**
Voir *Faciliter la respiration pendant une crise d'asthme* (ci-dessus).

### CAUSE POSSIBLE

LARYNGITE (p. 150).

### QUE FAIRE ?

**AIDE MÉDICALE**
✚ URGENT ! Appelez votre médecin immédiatement.

**La respiration de votre enfant a-t-elle changé récemment ?**

- OUI
- NON

### CAUSE POSSIBLE

Le stridor congénital du larynx, affection sans gravité qui disparaîtra d'elle-même.

### QUE FAIRE ?

**AIDE MÉDICALE**
Si votre enfant a toujours une respiration bruyante à l'âge de 3 mois, prenez rendez-vous avec votre médecin.

### CAUSES POSSIBLES

ASTHME (p. 153) ou BRONCHITE (p. 154).

### QUE FAIRE ?

**AIDE MÉDICALE**
Consultez votre médecin dans les 24 heures.

**CONSEILS PRATIQUES**
Voir *Faciliter la respiration pendant une crise d'asthme* (ci-dessus).

# 30 VERTIGES, ÉVANOUISSEMENTS ET CONVULSIONS

Le vertige est une sensation de « tournis », qui peut s'accompagner d'un dérobement des jambes ou d'un flou visuel. L'évanouissement est une brève perte de connaissance. Les convulsions peuvent également entraîner une perte de conscience, elles résultent d'une anomalie de l'activité électrique du cerveau.

**SYMPTÔMES ALARMANTS**

Appelez immédiatement des secours d'urgence si :

- Pas de reprise de conscience depuis 3 minutes.
- Ralentissement de la respiration.
- Respiration irrégulière ou bruyante.

## CASE DÉPART

**Votre enfant présente-t-il l'un des symptômes suivants ?**

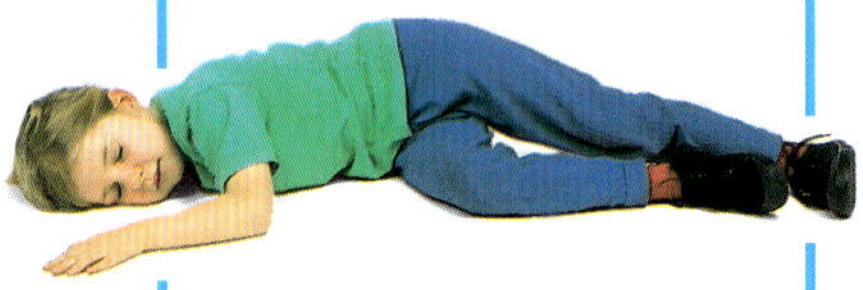

- **A PERDU CONNAISSANCE**
- **A L'IMPRESSION QUE LA PIÈCE TOURNE AUTOUR DE LUI**
- **A SEMBLÉ « ABSENT » PENDANT QUELQUES INSTANTS**
- **SE SENT ÉTOURDI OU VACILLANT**
- **AUCUN DE CES SYMPTÔMES**

**CAUSE POSSIBLE**

LABYRINTHITE (p. 164).

**QUE FAIRE ?**

AIDE MÉDICALE

Prenez rendez-vous avec votre médecin.

**CAUSE POSSIBLE**

Une crise de petit mal (voir ÉPILEPSIE, p. 157).

**QUE FAIRE ?**

AIDE MÉDICALE

Prenez rendez-vous avec votre médecin.

CONSEILS PRATIQUES

Faites asseoir votre enfant pour qu'il reprenne calmement ses esprits.

**Durant la perte de conscience de votre enfant, avez-vous constaté l'un des phénomènes suivants ?**

- **CRISPATION DU VISAGE OU DES MEMBRES**
- **PERTE D'URINE**
- **MORSURE DE LA LANGUE, BLESSURE**
- **AUCUN DE CES PHÉNOMÈNES**

**Votre enfant suit-il un traitement médical pour le diabète sucré ?**

- **OUI**
- **NON**

**CAUSE POSSIBLE**

Une hypoglycémie provoquée par le DIABÈTE SUCRÉ (p. 190).

**QUE FAIRE ?**

AIDE MÉDICALE

Si les étourdissements sont fréquents, prenez rendez-vous avec votre médecin.

CONSEILS PRATIQUES

Dès que votre enfant ressent un étourdissement, donnez-lui des pastilles de glucose ou une boisson sucrée. Voir *Que faire en cas d'étourdissement ?* (page ci-contre).

**Si ces indications ne vous ont pas permis d'identifier le problème, consultez votre médecin dans les 48 heures.**

**Votre enfant suit-il un traitement médical pour le diabète sucré ?**

- **OUI** → CAUSE POSSIBLE (hypoglycémie)
- **NON** → Quel âge a votre enfant ?

### CAUSE POSSIBLE

Une grave crise d'hypoglycémie causée par le DIABÈTE SUCRÉ (p. 190) peut provoquer une perte de conscience, parfois même des convulsions.

### QUE FAIRE ?

**AIDE MÉDICALE**
✚ URGENT ! Appelez votre médecin immédiatement !

**Quel âge a votre enfant ?**

- **MOINS DE 5 ANS** → Votre enfant a-t-il de la fièvre ?
- **5 ANS OU PLUS** → CAUSE POSSIBLE (crise de grand mal)

### CAUSE POSSIBLE

Une crise de grand mal (voir ÉPILEPSIE, p. 157).

### QUE FAIRE ?

**AIDE MÉDICALE**
✚ URGENT ! Appelez votre médecin immédiatement !

**Votre enfant a-t-il de la fièvre (une température de 38 °C ou plus) ?**

- **NON** → CAUSE POSSIBLE (crise de grand mal)
- **OUI** → CAUSE POSSIBLE (convulsions fébriles)

### CAUSE POSSIBLE

CONVULSIONS FÉBRILES (p. 156).

### QUE FAIRE ?

**AIDE MÉDICALE**
✚ URGENT ! Appelez votre médecin immédiatement !

**CONSEILS PRATIQUES**
Voir *Comment faire baisser la température ?* (p. 37).

### CAUSES POSSIBLES

Il s'agit probablement d'un évanouissement, provoqué par une atmosphère confinée, ou par une chute de tension artérielle – souvent due à un choc émotionnel ou à une angoisse, ou encore à une baisse du taux de sucre sanguin.

### QUE FAIRE ?

**AIDE MÉDICALE**
Si les évanouissements sont fréquents, prenez rendez-vous avec votre médecin.

**CONSEILS PRATIQUES**
Voir *Que faire en cas d'étourdissement ?* (ci-dessous).

### CAUSES POSSIBLES

La faim, l'angoisse ou une atmosphère confinée peuvent provoquer des étourdissements, qui s'accompagnent parfois de vertiges, de nausées, de pâleur et d'un affaiblissement général.

### QUE FAIRE ?

**AIDE MÉDICALE**
S'il n'y a pas d'amélioration dans les 30 minutes, appelez immédiatement votre médecin.

**CONSEILS PRATIQUES**
Voir *Que faire en cas d'étourdissement ?* (ci-contre).

### CONSEILS PRATIQUES : QUE FAIRE EN CAS D'ÉTOURDISSEMENT ?

En cas d'étourdissement, étendez l'enfant en lui surélevant les jambes sur des coussins, et :

- Desserrez ses vêtements et veillez à ce qu'il respire de l'air frais.
- Calmez-le et rassurez-le.
- Un étourdissement peut être provoqué par l'hypoglycémie : une boisson ou un en-cas sucrés pourront l'aider. Ne lui faites rien avaler s'il est inconscient.
- En cas de perte de conscience, surveillez l'état de votre enfant en faisant les gestes préconisés dans les PREMIERS SECOURS (p. 202-203). S'il est inconscient, mais respire bien, placez votre enfant en POSITION DE SÉCURITÉ (p. 203).

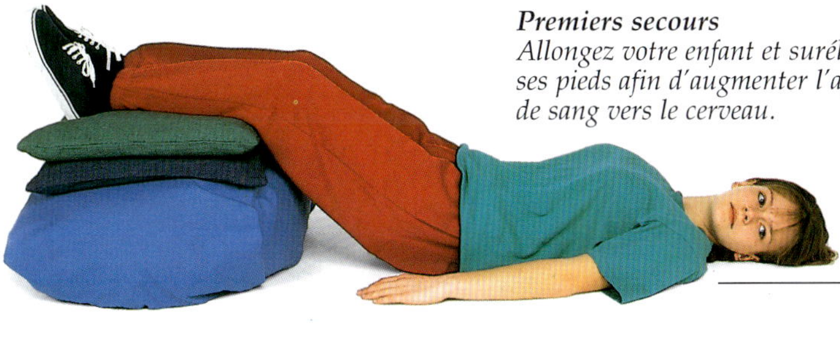

***Premiers secours***
*Allongez votre enfant et surélevez ses pieds afin d'augmenter l'afflux de sang vers le cerveau.*

# 31 AFFECTIONS OCULAIRES

En cas de blessure ou de présence dans l'œil d'un corps étranger que vous ne parvenez pas à retirer (voir page ci-contre), emmenez immédiatement votre enfant chez un médecin. La plupart des autres troubles oculaires (démangeaisons, rougeurs, sécrétions et écoulements) sont généralement sans gravité.

**CASE DÉPART**

**L'œil de votre enfant présente-t-il une lésion visible ?**

- OUI
- NON

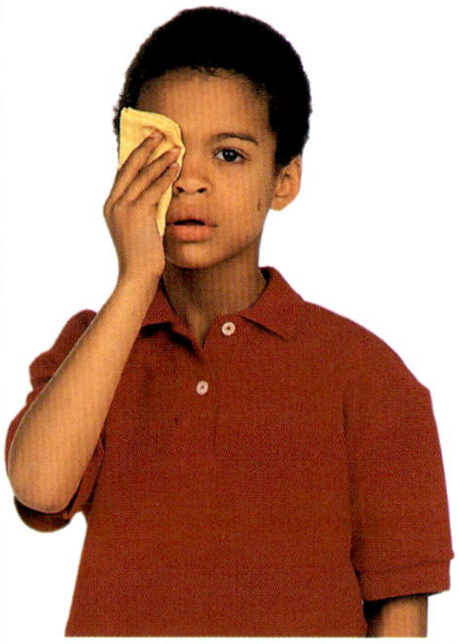

**Voyez-vous un corps étranger dans l'œil de votre enfant ?**

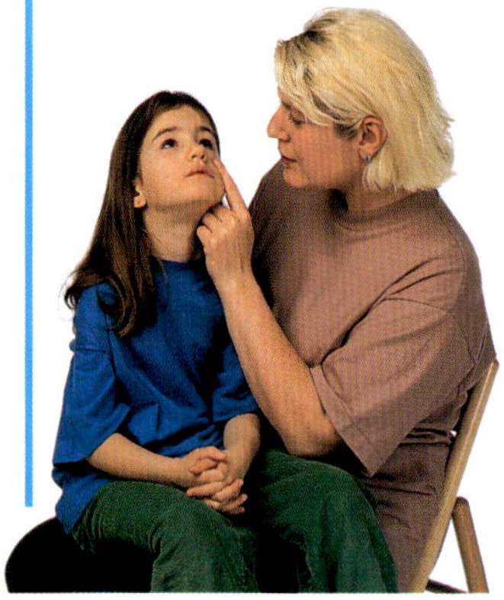

- NON
- OUI

**Votre enfant présente-t-il l'un des symptômes suivants ?**

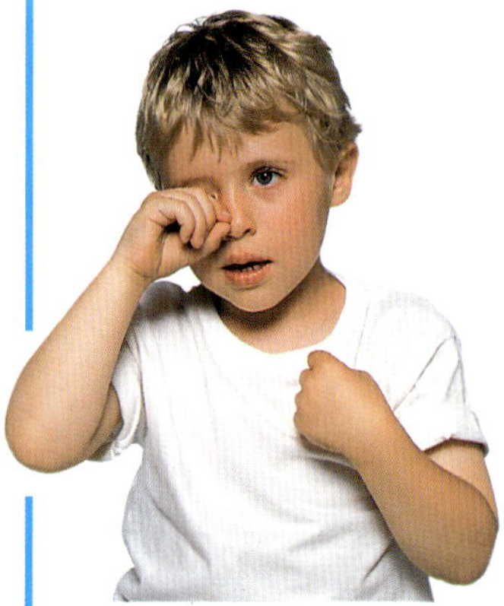

- GROSSEUR ROUGE SUR LA PAUPIÈRE
- LARMOIEMENT CONSTANT
- ROUGISSEMENT DU BLANC DE L'ŒIL
- ROUGISSEMENT ET DÉMANGEAISON DES PAUPIÈRES
- AUCUN DE CES SYMPTÔMES

**Si ces indications ne vous ont pas permis d'identifier le problème, consultez votre médecin dans les 48 heures.**

## CAUSE POSSIBLE

Traumatisme oculaire.

### QUE FAIRE ?

**AIDE MÉDICALE**

✚ TRÈS URGENT ! Appelez des secours d'urgence ou conduisez votre enfant au service des urgences de l'hôpital le plus proche.

**CONSEILS PRATIQUES**

Voir PREMIERS SECOURS : TRAUMATISME OCULAIRE (p. 209).

## CAUSE POSSIBLE

La présence d'un corps étranger.

### QUE FAIRE ?

**AIDE MÉDICALE**

Si vous ne parvenez pas à retirer le corps étranger, ou si votre enfant souffre, appelez immédiatement votre médecin.

**CONSEILS PRATIQUES**

Voir *Comment retirer un corps étranger de l'œil ?* (ci-contre).

## CAUSES POSSIBLES

Blépharite (voir AFFECTIONS DES PAUPIÈRES, p. 166) ou CONJONCTIVITE (p. 165).

### QUE FAIRE ?

**AIDE MÉDICALE**

Prenez rendez-vous avec votre médecin.

## CONSEILS PRATIQUES : COMMENT RETIRER UN CORPS ÉTRANGER DE L'ŒIL ?

Cette méthode permet généralement de retirer le corps étranger. Si l'objet est métallique ou incrusté, ne tentez pas de le retirer (voir PREMIERS SECOURS : TRAUMATISME OCULAIRE (p. 209) et appelez des secours d'urgence.

- Si le corps étranger est visible sur la paupière inférieure ou sur le blanc de l'œil, retirez-le à l'aide d'un coin de mouchoir humide.
- Si votre enfant ne parvient pas à déloger l'impureté de sa paupière supérieure en la rabattant sur la paupière inférieure (ci-contre), tirez la paupière vers l'extérieur, et rabattez-la sur un petit tampon de gaze. Retirez ensuite l'objet à l'aide d'un mouchoir.
- Si le corps étranger n'est pas visible, consultez votre médecin.

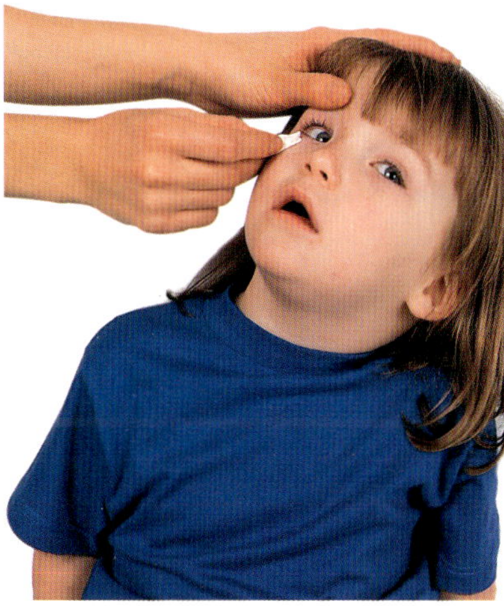

***Corps étranger sur la paupière inférieure***
*Retirez l'objet à l'aide d'un coin de mouchoir légèrement humide.*

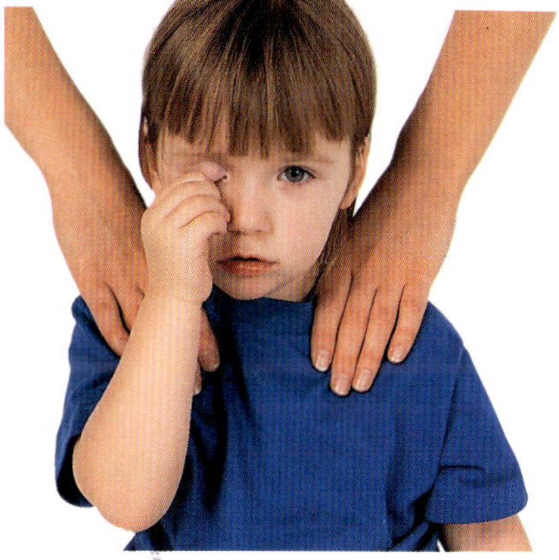

***Corps étranger sur la paupière supérieure***
*Demandez à votre enfant de tirer sa paupière supérieure et de la rabattre sur la paupière inférieure.*

### CAUSE POSSIBLE

Orgelet (voir AFFECTIONS DES PAUPIÈRES, p. 166).

### QUE FAIRE ?

**AIDE MÉDICALE**
Si l'œil de votre enfant rougit et devient douloureux, si l'orgelet n'a pas disparu après une semaine ou s'il réapparaît, prenez rendez-vous avec votre médecin.

**Quel âge a votre enfant ?**

- **MOINS DE 1 AN**
- **1 AN OU PLUS**

### CAUSE POSSIBLE

Canal lacrymal imperforé. (p. 165).

### QUE FAIRE ?

**AIDE MÉDICALE**
Prenez rendez-vous avec votre médecin.

**Si ces indications ne vous ont pas permis d'identifier le problème, consultez votre médecin dans les 48 heures.**

**L'œil de votre enfant produit-il des sécrétions collantes ?**

- **SÉCRÉTIONS**
- **PAS DE SÉCRÉTIONS**

### CAUSE POSSIBLE

CONJONCTIVITE aiguë (p. 165).

### QUE FAIRE ?

**AIDE MÉDICALE**
Consultez votre médecin dans les 24 heures.

### CAUSES POSSIBLES

L'irritation peut être provoquée par des produits ou des émanations chimiques, ou par une CONJONCTIVITE virale ou allergique (p. 165). Il peut aussi s'agir d'une UVÉITE (p. 164).

### QUE FAIRE ?

**AIDE MÉDICALE**
✚ URGENT ! Appelez votre médecin immédiatement si votre enfant souffre. Si la rougeur persiste plus de 24 heures, prenez rendez-vous avec votre médecin.

**CONSEILS PRATIQUES**
Voir PREMIERS SECOURS : *Produit chimique dans l'œil* (p. 209).

# 32 TROUBLES DE LA VUE

Les troubles de la vue chez l'enfant exigent un dépistage précoce. Dans la plupart des cas, ils sont révélés par les visites annuelles de la médecine scolaire. Il arrive également que les parents ou les enseignants remarquent une difficulté visuelle ou une autre anomalie oculaire.

**CASE DÉPART**

**Quelle est la nature du trouble de votre enfant ?**

- VISION TROUBLE OU DÉDOUBLÉE
- PERTE TOTALE OU PARTIELLE DE LA VISION
- DIFFICULTÉ À DISTINGUER LES OBJETS ÉLOIGNÉS OU PROCHES
- AUCUN DE CES SYMPTÔMES

**CAUSE POSSIBLE**

Une lésion de l'œil ou d'une partie du cerveau.

**QUE FAIRE ?**

**AIDE MÉDICALE**

✚ TRÈS URGENT ! Appelez des secours d'urgence ou conduisez votre enfant au service des urgences de l'hôpital le plus proche !

**CONSEILS PRATIQUES**

Voir PREMIERS SECOURS : TRAUMATISME OCULAIRE (p. 209).

**CAUSE POSSIBLE**

Un TROUBLE DE LA VUE (p. 167), comme la myopie ou l'hypermétropie.

**QUE FAIRE ?**

**AIDE MÉDICALE**

Prenez rendez-vous avec votre médecin ou votre ophtalmologiste.

**L'une des situations suivantes s'applique-t-elle à votre enfant ?**

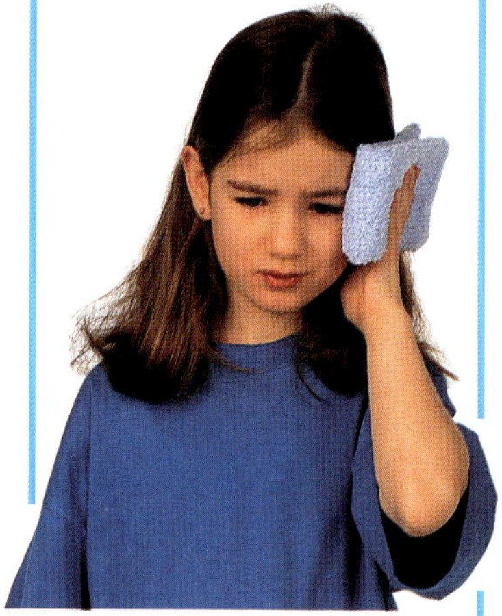

- S'EST RÉCEMMENT COGNÉ LA TÊTE
- TROUBLES DE LA VUE ASSOCIÉS À DES MAUX DE TÊTE
- AUCUNE DE CES SITUATIONS

**Votre enfant louche-t-il ?**

- RAREMENT
- SOUVENT

**CAUSE POSSIBLE**

STRABISME (p. 166).

**QUE FAIRE ?**

**AIDE MÉDICALE**

Si votre enfant a plus de 4 mois, prenez rendez-vous avec votre médecin.

**Votre enfant a-t-il souvent des éclairs ou des mouches devant les yeux, suivis de violents maux de tête ?**

- OUI
- NON

## CAUSE POSSIBLE

Hémorragie (voir TRAUMATISME CRÂNIEN, p. 159).

## QUE FAIRE ?

**AIDE MÉDICALE**

✚ URGENT ! Appelez votre médecin immédiatement !

**Votre enfant a-t-il les yeux rouges ou douloureux ?**

- YEUX NORMAUX
- YEUX ROUGES ET DOULOUREUX

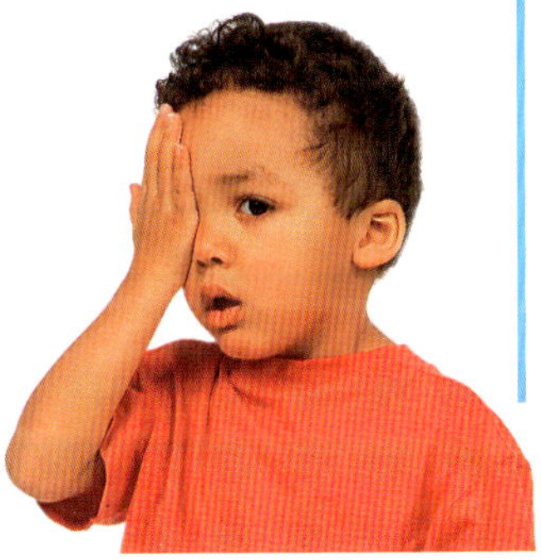

**Votre enfant est-il sous traitement médical, ou aurait-il pu ingérer des médicaments ne lui étant pas destinés ?**

- SOUS TRAITEMENT MÉDICAL
- A PU INGÉRER DES MÉDICAMENTS
- NI L'UN NI L'AUTRE

## CAUSE POSSIBLE

Certains médicaments peuvent provoquer une vision trouble.

## QUE FAIRE ?

**AIDE MÉDICALE**

Appelez votre médecin pour savoir si un médicament a pu provoquer les symptômes de votre enfant, et s'il faut en interrompre l'administration.

## CAUSE POSSIBLE

Un empoisonnement accidentel par des médicaments, peut provoquer une vision trouble.

## QUE FAIRE ?

**AIDE MÉDICALE**

✚ URGENT ! Appelez votre médecin immédiatement !

**CONSEILS PRATIQUES**

Voir PREMIERS SECOURS : l'INGESTION DE SUBSTANCE TOXIQUES (p. 211).

## CAUSES POSSIBLES

Un TROUBLE DE LA VUE (p. 167), comme la myopie ou l'hypermétropie, ou un STRABISME (p. 166).

## QUE FAIRE ?

**AIDE MÉDICALE**

Prenez rendez-vous avec votre médecin ou votre ophtalmologiste.

## CAUSE POSSIBLE

UVÉITE (p. 164).

## QUE FAIRE ?

**AIDE MÉDICALE**

✚ URGENT ! Appelez votre médecin immédiatement !

## CAUSE POSSIBLE

Migraine (voir MAUX DE TÊTE CHRONIQUES, p. 161).

## QUE FAIRE ?

**AIDE MÉDICALE**

S'il s'agit de la première crise de votre enfant, appelez votre médecin. En cas de crises fréquentes, prenez rendez-vous avec votre médecin.

**CONSEILS PRATIQUES**

Voir *Comment calmer le mal de tête ?* (p. 65).

**Si ces indications ne vous ont pas permis d'identifier le problème, consultez votre médecin dans les 48 heures.**

## TESTER LA VUE DE VOTRE BÉBÉ

Pour tester la vue de votre bébé à partir de 6 semaines :

- Asseyez-le sur les genoux d'un adulte, de préférence une personne qui lui est familière.
- Agenouillez-vous à une longueur de bras de manière que votre visage soit au niveau de celui du bébé, en vous plaçant à une longueur de bras : le regard de votre bébé doit se fixer sur vous.
- Tournez la tête sur le côté : votre enfant doit vous suivre des yeux.

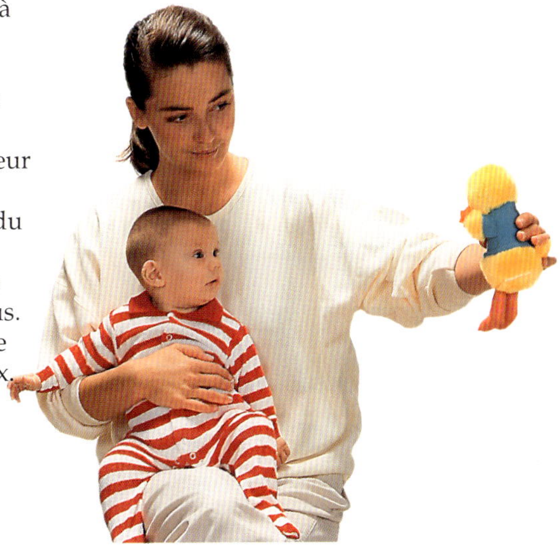

***Une autre méthode***

*Asseyez votre enfant sur vos genoux, et tenez un jouet à une longueur de bras : les yeux de votre bébé doivent se fixer sur le jouet.*

# 34 TROUBLES AUDITIFS

Chez le bébé, le premier signe de surdité se traduit par une absence de réaction aux sons. Chez l'enfant, l'apparition de troubles auditifs peut entraîner des difficultés scolaires. La perte d'audition est souvent temporaire, mais elle nécessite toujours un examen médical.

**CASE DÉPART**

**Les troubles auditifs de votre enfant sont-ils récents ?**

- OUI
- NON

**Votre enfant a-t-il contracté récemment l'une des maladies infectieuses suivantes ?**

- OREILLONS
- ROUGEOLE
- MÉNINGITE
- ENCÉPHALITE
- AUCUNE DE CES MALADIES

### CAUSES POSSIBLES

Certaines maladies infectieuses, comme les OREILLONS (p. 122), la ROUGEOLE (p. 118), la MÉNINGITE (p. 158) ou l'ENCÉPHALITE (p. 159), peuvent endommager des parties du système nerveux liées à l'audition et entraîner une surdité définitive.

### QUE FAIRE ?

**AIDE MÉDICALE**
Si les difficultés auditives de votre enfant apparaissent à la suite de l'une de ces maladies, prenez rendez-vous avec votre médecin.

**Votre enfant souffrait-il de douleurs auriculaires avant sa perte d'audition ?**

- DOULEURS AURICULAIRES
- PAS DE DOULEURS AURICULAIRES

### CAUSE POSSIBLE

OTITE SÉREUSE (p. 163).

### QUE FAIRE ?

**AIDE MÉDICALE**
Prenez rendez-vous avec votre médecin.

**Est-il possible que votre enfant soit atteint de troubles auditifs depuis sa naissance ?**

- C'EST POSSIBLE
- C'EST PEU PROBABLE

### CAUSE POSSIBLE

Il peut s'agir d'un trouble congénital, mais c'est peu probable, sauf s'il y a des cas de surdité dans votre famille. Votre enfant a peut-être été exposé à la RUBÉOLE (p. 119) avant sa naissance.

### QUE FAIRE ?

**AIDE MÉDICALE**
Prenez rendez-vous avec votre médecin. Il pourra prescrire un test auditif à votre enfant.

**Si ces indications ne vous ont pas permis d'identifier le problème, consultez votre médecin dans les 48 heures.**

Votre enfant souffre-t-il ou a-t-il récemment souffert de douleurs auriculaires ?

- SOUFFRE DE DOULEURS AURICULAIRES
- EN A RÉCEMMENT SOUFFERT
- NI L'UN NI L'AUTRE

Les troubles auditifs sont-ils apparus pendant ou peu après un voyage en avion ?

- PENDANT OU APRÈS UN VOYAGE EN AVION
- N'ONT PAS COÏNCIDÉ AVEC UN VOYAGE EN AVION

## CAUSE POSSIBLE

BAROTRAUMATISME (p. 164).

## QUE FAIRE ?

**AIDE MÉDICALE**
Si les troubles auditifs persistent, prenez rendez-vous avec votre médecin.

**CONSEILS PRATIQUES**
Voir *Calmer les douleurs auriculaires* (p. 101).

## CAUSE POSSIBLE

OTITE (p. 162).

## QUE FAIRE ?

**AIDE MÉDICALE**
Consultez votre médecin dans les 24 heures.

**CONSEILS PRATIQUES**
Voir *Calmer les douleurs auriculaires* (p. 101).

L'une des situations suivantes s'applique-t-elle à votre enfant ?

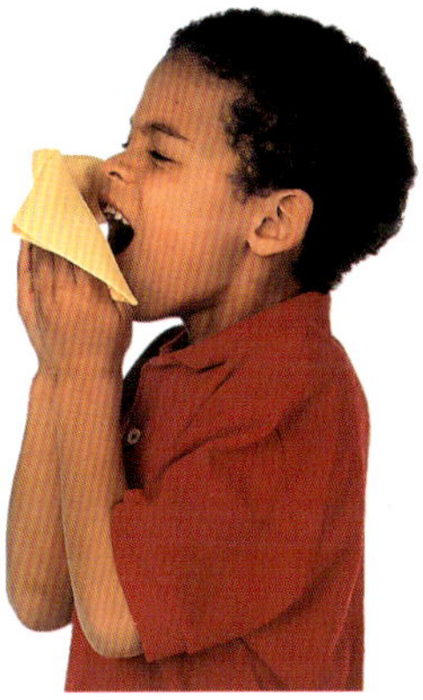

- ÉTERNUE FRÉQUEMMENT
- A RÉCEMMENT SOUFFERT D'UN RHUME
- AUCUNE DE CES SITUATIONS

## CAUSES POSSIBLES

Un RHUME (p. 148) ou une RHINITE ALLERGIQUE (p. 152) peuvent provoquer une obstruction des conduits reliant les oreilles à la gorge.

## QUE FAIRE ?

**AIDE MÉDICALE**
Prenez rendez-vous avec votre médecin.

## CAUSE POSSIBLE

Cérumen dans le conduit auditif (voir OTITE EXTERNE, p. 163).

## QUE FAIRE ?

**AIDE MÉDICALE**
Consultez votre médecin.

## TESTER L'AUDITION DE VOTRE ENFANT

Seul un spécialiste sera en mesure d'évaluer avec précision les qualités auditives de votre enfant. Vous pouvez néanmoins effectuer facilement les observations suivantes. Une réaction négative peut être le signe d'un trouble auditif.

- Peu après la naissance, votre bébé doit réagir à un bruit violent et soudain, comme un claquement des mains, en clignant ou en ouvrant les yeux.
- À 1 mois, votre bébé doit réagir à un son prolongé qui commence de manière soudaine, par exemple le bruit de l'aspirateur.
- Vers 4 mois, votre bébé doit réagir au son de votre voix, même s'il ne vous voit pas.
- Vers 12 mois, votre enfant doit répondre à son nom, et réagir à des mots familiers comme « maman ».

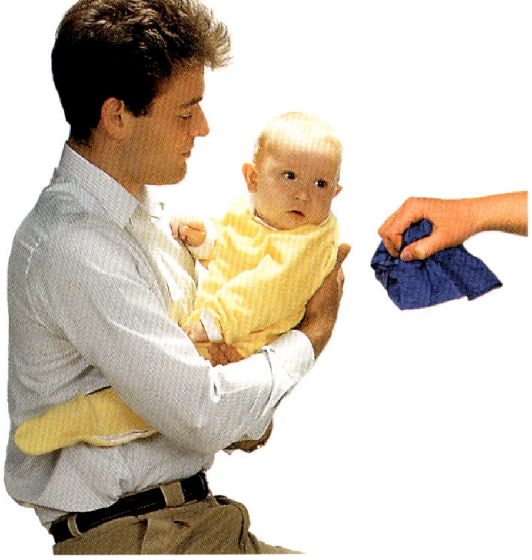

***Le développement de l'audition***
*Vers 7 mois, votre bébé doit se tourner en direction d'un léger bruit produit derrière lui.*

# 35 AFFECTIONS BUCCALES

La plupart des affections des lèvres, de la langue, des gencives et de l'intérieur de la bouche sont bénignes. Une douleur buccale peut néanmoins être très gênante et provoquer des difficultés pour manger ou pour boire. Chez le bébé, ces troubles sont le plus souvent provoqués par la poussée des dents.

**CASE DÉPART**

**Votre enfant présente-t-il l'un des symptômes suivants ?**

- ZONES DOULOUREUSES SUR LES LÈVRES OU AUTOUR DE LA BOUCHE
- DOULEUR CONFINÉE À LA LANGUE
- GENCIVES DOULOUREUSES, ROUGES ET ENFLÉES
- ZONES DOULOUREUSES ET DÉCOLORÉES À L'INTÉRIEUR DE LA BOUCHE
- ZONES DOULOUREUSES ET DÉCOLORÉES SUR LA LANGUE
- AUCUN DE CES SYMPTÔMES

**CAUSE POSSIBLE**

Irritation de la langue provoquée par une dent coupante.

**QUE FAIRE ?**

**AIDE MÉDICALE**
Prenez rendez-vous avec votre dentiste.

**Votre enfant est-il en période de poussée dentaire ?**

- C'EST POSSIBLE
- C'EST PEU PROBABLE

**CAUSE POSSIBLE**

PERCÉE DES DENTS (p. 33).

**QUE FAIRE ?**

**AIDE MÉDICALE**
Vous pouvez soulager votre bébé en lui donnant un biscuit de dentition, une tétine ou un hochet afin qu'il « fasse » ses dents. De nombreux gels, gouttes et poudres vendus en pharmacie pourront également calmer ses douleurs.

**CAUSE POSSIBLE**

GINGIVITE (p. 176).

**QUE FAIRE ?**

**AIDE MÉDICALE**
Prenez rendez-vous avec votre dentiste.

**CONSEILS PRATIQUES**
Votre enfant doit continuer à se brosser les dents avec soin. Il peut également effectuer un bain de bouche bactéricide pour atténuer l'inflammation. Voir *Comment prévenir les caries dentaires ?* (p. 177).

**Quelle est la nature des zones décolorées ?**

- TACHES JAUNE CLAIR
- DÉPÔTS JAUNE CRÈME FACILES À RETIRER
- AUCUNE DE CES DESCRIPTIONS

**CAUSE POSSIBLE**

MUGUET (p. 176).

**QUE FAIRE ?**

**AIDE MÉDICALE**
Prenez rendez-vous avec votre médecin.

**Si ces indications ne vous ont pas permis d'identifier le problème, consultez votre médecin dans les 48 heures.**

**Si ces indications ne vous ont pas permis d'identifier le problème, consultez votre médecin dans les 48 heures.**

**Quel est l'aspect des zones affectées ?**

- CLOQUES MINUSCULES SUR LES LÈVRES OU AUTOUR DE LA BOUCHE
- ROUGEUR AUTOUR DE LA BOUCHE
- CREVASSES AUX COMMISSURES DES LÈVRES
- AUCUN DE CES ASPECTS

### CAUSE POSSIBLE

HERPÈS LABIAL (p. 139).

### QUE FAIRE ?

**AIDE MÉDICALE**
Si les cloques sont importantes, persistent plus de 2 semaines ou gênent votre enfant, prenez rendez-vous avec votre médecin.

**CONSEILS PRATIQUES**
Appliquez plusieurs fois par jour sur l'éruption une pommade ou un gel, vendus en pharmacie.

### CAUSE POSSIBLE

ECZÉMA DE CONTACT (p. 136).

### QUE FAIRE ?

**CONSEILS PRATIQUES**
Appliquez régulièrement de la vaseline sur la zone affectée. Protégez les lèvres à l'aide d'un baume hydratant.

**Si ces indications ne vous ont pas permis d'identifier le problème, consultez votre médecin dans les 48 heures.**

**Votre enfant présente-t-il l'un des symptômes suivants ?**

- SE SENT SOUFFRANT
- FIÈVRE
- TACHES SUR LES MAINS ET LES PIEDS
- AUCUN DE CES SYMPTÔMES

### CAUSE POSSIBLE

GINGIVO-STOMATITE (p. 176).

### QUE FAIRE ?

**AIDE MÉDICALE**
Prenez rendez-vous avec votre médecin.

**CONSEILS PRATIQUES**
Voir *Comment faire baisser la température ?* (p. 37) et *Comment calmer les douleurs buccales ?* (ci-dessous).

### CAUSE POSSIBLE

SYNDROME PIED-MAIN-BOUCHE (p. 120).

### QUE FAIRE ?

**CONSEILS PRATIQUES**
Voir *Comment calmer les douleurs buccales ?* (ci-dessous).

### CAUSE POSSIBLE

APHTES (p. 175).

### QUE FAIRE ?

**AIDE MÉDICALE**
Si les aphtes n'ont pas disparu après 10 jours, prenez rendez-vous avec votre médecin.

**CONSEILS PRATIQUES**
Voir *Comment calmer les douleurs buccales ?* (ci-contre).

### CONSEILS PRATIQUES : COMMENT CALMER LES DOULEURS BUCCALES ?

Voici quelques conseils :
- Faites faire à votre enfant des bains de bouche toutes les heures avec 1/4 de cuillère à café de bicarbonate de soude dissous dans 100 ml d'eau tiède.
- Si votre enfant souffre, vous pouvez lui donner du paracétamol.
- Votre enfant préférera peut-être une alimentation molle tant que sa douleur ne sera pas calmée.
- Évitez les boissons acides, comme les jus de fruits. L'utilisation d'une paille empêchera le contact entre les liquides irritants et les ulcérations.

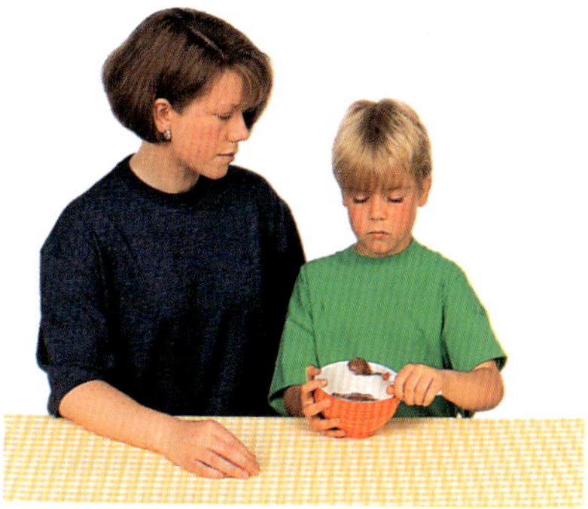

***L'alimentation en cas de douleurs***
*Choisissez de préférence une alimentation liquide et molle, notamment le yaourt et la soupe, jusqu'à la cicatrisation complète.*

# 37 CONSTIPATION

Certains enfants vont à la selle jusqu'à 4 fois par jour, d'autres seulement 1 fois tous les 4 jours. Tant que ces limites ne sont pas dépassées et que les selles sont normales, il n'y a pas lieu de s'alarmer. Une modification de l'alimentation, une petite maladie ou un stress affectif peuvent affecter le transit intestinal.

**CASE DÉPART**

**Votre enfant est-il allé à la selle au cours des 24 dernières heures ?**

- OUI
- NON

**Votre enfant présente-t-il l'un des symptômes suivants ?**

- DÉFÉCATIONS DOULOUREUSES
- PRÉSENCE DE SANG DANS LES SELLES
- SELLES DURES ET SEMBLABLES À DES BILLES

**CAUSE POSSIBLE**

Fissure anale (voir CONSTIPATION, p. 181).

**QUE FAIRE ?**

**AIDE MÉDICALE**
Prenez rendez-vous avec votre médecin.

**CONSEILS PRATIQUES**
Voir *Prévenir la constipation* (page ci-contre).

**CAUSE POSSIBLE**

Alimentation trop pauvre en fibres et en fruits.

**QUE FAIRE ?**

**CONSEILS PRATIQUES**
Voir *Prévenir la constipation* (page ci-contre).

**Votre enfant souffre-t-il de douleurs abdominales ?**

- OUI
- NON

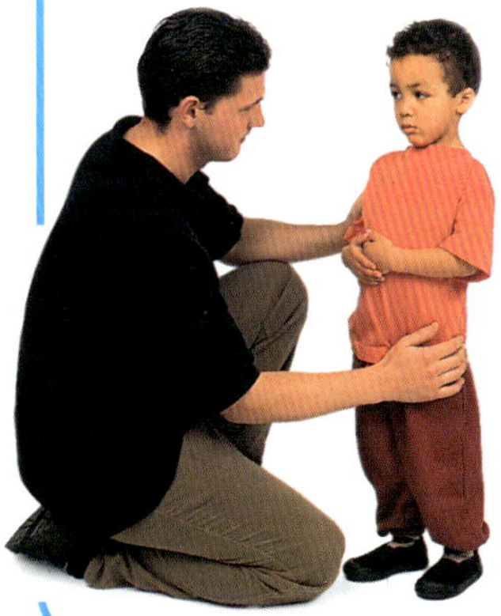

*Reportez-vous à la fiche* **36 DOULEURS ABDOMINALES**

**Quel est le rythme habituel du transit intestinal de votre enfant ?**

- QUOTIDIEN
- TOUS LES 2 À 4 JOURS
- MOINS D'UNE FOIS TOUS LES 4 JOURS

**Votre enfant a-t-il de la fièvre (une température de 38 °C ou plus) ou a-t-il vomi récemment ?**

- FIÈVRE
- VOMISSEMENTS
- AUCUN DE CES SYMPTÔMES

**CAUSE POSSIBLE**

CONSTIPATION (p. 181).

**QUE FAIRE ?**

**AIDE MÉDICALE**
Prenez rendez-vous avec votre médecin.

**CONSEILS PRATIQUES**
Voir *Prévenir la constipation* (page ci-contre).

**CAUSE POSSIBLE**

Chez beaucoup d'enfants, un transit intestinal de plusieurs jours est tout à fait normal.

**QUE FAIRE ?**

**AIDE MÉDICALE**
En cas de gêne, prenez rendez-vous avec votre médecin.

Votre enfant a-t-il présenté l'un des symptômes suivants au cours des derniers jours ?

- DÉFÉCATION DOULOUREUSE
- SANG DANS LES SELLES
- AUCUN DE CES SYMPTÔMES

### CAUSE POSSIBLE

Une déperdition de fluides due à la fièvre ou aux vomissements peut perturber le transit intestinal, qui redeviendra normal naturellement.

### QUE FAIRE ?

**CONSEILS PRATIQUES**
Incitez votre enfant à boire beaucoup. Voir aussi *Comment faire baisser la température ?* (p. 37), *Prévenir la déshydratation chez le nourrisson* (p. 38) ou *Prévenir la déshydratation* (p. 53).

### CAUSE POSSIBLE

Fissure anale (voir CONSTIPATION, p. 181).

### QUE FAIRE ?

**AIDE MÉDICALE**
Prenez rendez-vous avec votre médecin.

**CONSEILS PRATIQUES**
Voir *Prévenir la constipation* (ci-dessous).

Depuis quand votre enfant est-il propre ?

- PAS ENCORE PROPRE
- PROPRE DEPUIS LONGTEMPS
- FAIT ACTUELLEMENT L'APPRENTISSAGE DE LA PROPRETÉ
- PROPRE DEPUIS PEU DE TEMPS

Avez-vous modifié récemment l'alimentation de votre enfant ?

- OUI
- NON

### CAUSE POSSIBLE

Une alimentation trop pauvre en fibres ou en liquides peut expliquer ses selles dures.

### QUE FAIRE ?

**CONSEILS PRATIQUES**
Voir *Prévenir la constipation* (ci-dessous).

**Si ces indications ne vous ont pas permis d'identifier le problème, consultez votre médecin dans les 48 heures.**

### CAUSE POSSIBLE

Les enfants que l'apprentissage de la propreté rend nerveux se retiennent d'aller à la selle.

### QUE FAIRE ?

**AIDE MÉDICALE**
Si votre enfant n'est pas allé à la selle depuis 4 jours, prenez rendez-vous avec un médecin.

**CONSEILS PRATIQUES**
Montrez-vous plus indulgent. Voir aussi la fiche 14, PROBLÈMES DE PROPRETÉ.

## CONSEILS PRATIQUES : PRÉVENIR LA CONSTIPATION

Voici quelques conseils qui vous aideront à soulager votre enfant :

- Augmentez la quantité de fluides (à l'exception du lait, qui peut provoquer une constipation), de fruits, de légumes et d'autres aliments riches en fibres, comme les céréales et le pain complet, dans l'alimentation de votre enfant.
- Incitez-le à aller à la selle à des heures précises, afin de favoriser la régularité du transit intestinal.
- Ne lui donnez jamais de laxatif, sauf sur recommandation ou sur prescription médicales.

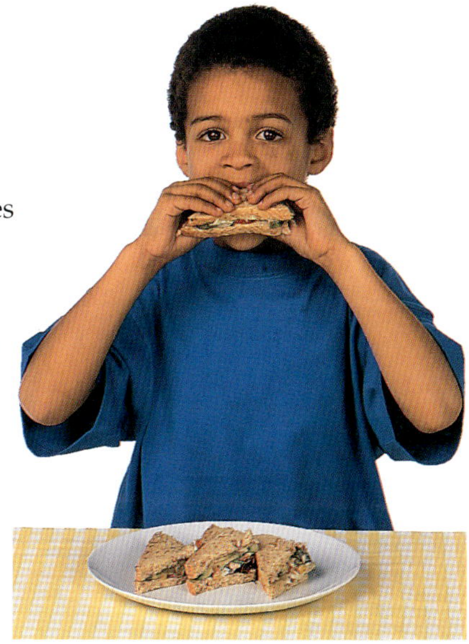

***Une alimentation riche en fibres***
*Donnez aussi souvent que possible à votre enfant des aliments riches en fibres, comme le pain complet, la salade ou les fruits.*

# 38 SELLES À L'ASPECT ANORMAL

Les variations soudaines dans la couleur, l'odeur, la consistance ou le contenu des selles résultent souvent de changements dans les habitudes alimentaires. Si les modifications persistent ou si elles s'accompagnent d'autres symptômes, il vaut mieux consulter votre médecin.

**CASE DÉPART**

**Quel âge a votre enfant ?**

- MOINS DE 1 AN
- 1 AN OU PLUS

**Quel est l'aspect des selles de votre enfant ?**

- ROUGES ET GLAIREUSES
- VERTES, ÉVENTUELLEMENT LIQUIDES
- AUCUN DE CES ASPECTS

**CAUSE POSSIBLE**

Invagination intestinale aiguë (voir OCCLUSION INTESTINALE, p. 185).

**QUE FAIRE ?**

**AIDE MÉDICALE**
✚ URGENT ! Appelez votre médecin immédiatement ! En attendant, ne faites rien absorber à votre enfant.

**Comment nourrissez-vous votre bébé ?**

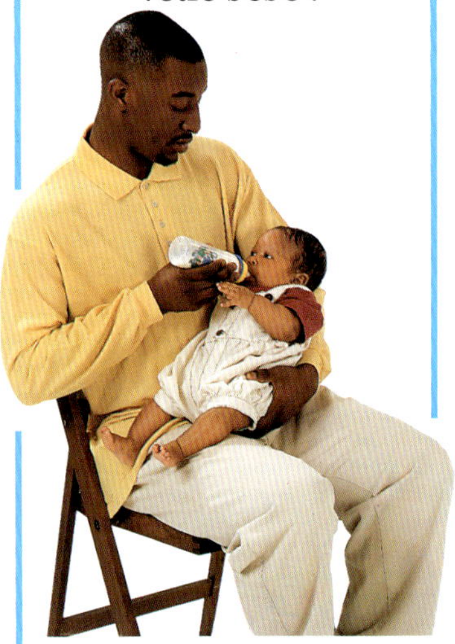

- AU SEIN ET AU BIBERON
- UNIQUEMENT AU BIBERON
- UNIQUEMENT AU SEIN

**Votre enfant est-il sous traitement médical ?**

- OUI
- NON

**CAUSE POSSIBLE**

Les médicaments affectent fréquemment l'aspect des selles.

**QUE FAIRE ?**

**AIDE MÉDICALE**
Appelez votre médecin pour savoir si un médicament peut avoir provoqué les symptômes, et s'il faut en interrompre l'administration.

**CAUSES POSSIBLES**

Certaines formules à base de lait de vache peuvent provoquer des selles vertes. Des selles vertes, liquides peuvent indiquer une GASTRO-ENTÉRITE (p. 180).

**QUE FAIRE ?**

**AIDE MÉDICALE**
Si vous suspectez une gastro-entérite, consultez votre médecin dans les 24 heures.

**CONSEILS PRATIQUES**
Si vous pensez que le lait est responsable des symptômes de votre enfant, arrêtez-le. Faites boire à votre enfant une solution de réhydratation et prenez l'avis de votre médecin très rapidement. Si vous suspectez une gastro-entérite, voir *Prévenir la déshydratation chez le nourrisson* (p. 38).

**CAUSE POSSIBLE**

Les selles vertes et liquides sont normales chez les bébés nourris au sein et ne doivent pas vous alarmer.

**QUE FAIRE ?**

**AIDE MÉDICALE**
Si votre bébé semble souffrant ou présente d'autres symptômes, prenez rendez-vous avec votre médecin.

**Votre enfant a-t-il récemment souffert de diarrhée ou de vomissements ?**

- DIARRHÉE
- VOMISSEMENTS
- AUCUN DE CES SYMPTÔMES

**CAUSE POSSIBLE**

La GASTRO-ENTÉRITE (p. 180) provoque parfois des selles très claires.

**QUE FAIRE ?**

**AIDE MÉDICALE**
Si votre enfant semble souffrant, ou si ses selles ne retrouvent pas leur couleur normale dans quelques jours, prenez rendez-vous avec votre médecin.

**CONSEILS PRATIQUES**
Voir *Prévenir la déshydratation chez le nourrisson* (p. 38) ou *Prévenir la déshydratation* (p. 53).

**Quel est l'aspect des selles de votre enfant ?**

- TRÈS PÂLES
- PÂLES, FLOTTANTES ET MALODORANTES
- SANG DANS LES SELLES
- LIQUIDES

**CAUSE POSSIBLE**

Une MALABSORPTION (p. 183), souvent provoquée par un autre trouble, comme l'INTOLÉRANCE ALIMENTAIRE (p. 182).

**QUE FAIRE ?**

**AIDE MÉDICALE**
Prenez rendez-vous avec votre médecin.

**Votre enfant présente-t-il l'un des symptômes suivants ?**

- PEAU JAUNÂTRE
- JAUNISSEMENT DU BLANC DES YEUX
- URINE FONCÉE
- AUCUN DE CES SYMPTÔMES

**CAUSES POSSIBLE**

GASTRO-ENTÉRITE (p. 180) ou fissure anale (voir CONSTIPATION, p. 181).

**QUE FAIRE ?**

**AIDE MÉDICALE**
Consultez votre médecin dans les 24 heures.

*Reportez-vous à la fiche* **9**
**DIARRHÉE CHEZ L'ENFANT**

**CAUSE POSSIBLE**

HÉPATITE (p. 188), qui peut provoquer une jaunisse.

**QUE FAIRE ?**

**AIDE MÉDICALE**
Consultez votre médecin dans les 24 heures.

**Si ces indications ne vous ont pas permis d'identifier le problème, consultez votre médecin dans les 48 heures.**

# 39 AFFECTIONS URINAIRES

*Pour les problèmes de propreté, voir la fiche 14*

Les affections urinaires peuvent être dues à une infection bénigne, mais aussi traduire un trouble grave. Une miction douloureuse est généralement le signe d'un problème. Les variations dans la fréquence des mictions ou dans la couleur de l'urine ne constituent pas nécessairement des symptômes de maladie.

**CASE DÉPART**

**Votre enfant présente-t-il l'un des symptômes suivants ?**

- MICTIONS FRÉQUENTES
- MICTIONS DOULOUREUSES
- AUCUN DE CES SYMPTÔMES

**La quantité d'urine émise par votre enfant a-t-elle augmenté ?**

- AUGMENTATION
- PAS D'AUGMENTATION

**Votre enfant semble-t-il souffrant, ou a-t-il de la fièvre (température de 38 °C ou plus) ?**

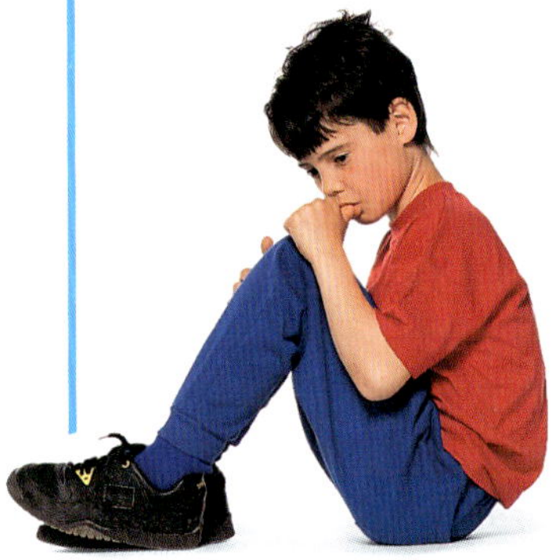

- SEMBLE SOUFFRANT
- FIÈVRE
- NI L'UN NI L'AUTRE

**CAUSE POSSIBLE**

INFECTION DE L'APPAREIL URINAIRE (p. 193).

**QUE FAIRE ?**

AIDE MÉDICALE
Consultez votre médecin dans les 24 heures.

**Votre enfant présente-t-il l'un des symptômes suivants ?**

- PERTE DE POIDS
- FATIGUE ANORMALE
- AUCUN DE CES SYMPTÔMES

**CAUSE POSSIBLE**

DIABÈTE SUCRÉ (p. 190).

**QUE FAIRE ?**

AIDE MÉDICALE
✚ URGENT ! Appelez votre médecin immédiatement !

**CAUSE POSSIBLE**

INFECTION DE L'APPAREIL URINAIRE (p. 193).

**QUE FAIRE ?**

AIDE MÉDICALE
Consultez votre médecin dans les 24 heures.

CONSEILS PRATIQUES
Voir *Comment faire baisser la température ?* (p. 37).

**Votre enfant a-t-il pris des médicaments récemment ?**

- OUI
- NON

**Votre enfant a-t-il des raisons de se sentir angoissé ?**

- DIFFICULTÉS SCOLAIRES
- BOULEVERSEMENT FAMILIAL
- CHANGEMENT D'HABITUDES
- AUCUNE DE CES RAISONS

### CAUSES POSSIBLES

L'anxiété (voir PEURS ET ANXIÉTÉS, p. 170) ou le stress peuvent augmenter la fréquence des mictions.

### QUE FAIRE ?

**AIDE MÉDICALE**
Si les troubles ne disparaissent pas en quelques jours, appelez votre médecin.

**CONSEILS PRATIQUES**
Cherchez la cause de l'anxiété ou du stress de votre enfant, et essayez de le rassurer.

### CAUSE POSSIBLE

Des médicaments peuvent provoquer des mictions fréquentes.

### QUE FAIRE ?

**AIDE MÉDICALE**
Appelez votre médecin pour savoir si un médicament peut avoir provoqué les symptômes de votre enfant et s'il faut en interrompre l'administration.

**Si ces indications ne vous ont pas permis d'identifier le problème, consultez votre médecin dans les 48 heures.**

### CAUSES POSSIBLES

GLOMÉRULONÉPHRITE (p. 194) ou INFECTION DE L'APPAREIL URINAIRE (p. 193).

### QUE FAIRE ?

**AIDE MÉDICALE**
✚ URGENT ! Appelez votre médecin immédiatement !

**Quelle est l'aspect de l'urine de votre enfant ?**

- ROSE, ROUGE OU TROUBLE
- BRUN FONCÉ ET TRANSPARENTE
- JAUNE FONCÉ OU ORANGE
- VERTE OU BLEUE
- AUCUNE DE CES COULEURS

**Quelle est la couleur des selles de votre enfant ?**

- CLAIRE
- FONCÉE

### CAUSE POSSIBLE

HÉPATITE (p. 188).

### QUE FAIRE ?

**AIDE MÉDICALE**
Consultez votre médecin dans les 24 heures.

### CAUSE POSSIBLE

L'urine est foncée car très concentrée, en raison d'une absorption insuffisante de liquide, d'une fièvre, de vomissements ou d'une diarrhée.

### QUE FAIRE ?

**CONSEILS PRATIQUES**
Veillez à ce que votre enfant boive beaucoup, et l'urine devrait rapidement retrouver sa couleur normale. Si votre enfant a souffert de fièvre, de diarrhée ou de vomissements, voir *Prévenir la déshydratation chez le nourrisson* (p. 38) ou *Prévenir la déshydratation* (p. 53).

### CAUSE POSSIBLE

Les colorants artificiels contenus dans les aliments, les boissons et les médicaments en sont généralement la cause.

### QUE FAIRE ?

Aucun traitement ne s'impose. Le colorant sera rapidement évacué de l'organisme et ne provoquera aucun trouble.

**Si ces indications ne vous ont pas permis d'identifier le problème, consultez votre médecin dans les 48 heures.**

# 40 AFFECTIONS GÉNITALES DU GARÇON

Les douleurs ou gonflements du pénis ou du scrotum, les écoulements du pénis ou les mictions douloureuses peuvent affecter les garçons à tout âge. Les blessures des parties génitales sont plus fréquentes à l'âge scolaire. Si la douleur est intense ou persistante, conduisez immédiatement votre fils chez le médecin.

## CASE DÉPART

**Votre fils présente-t-il l'un des symptômes suivants ?**

- GONFLEMENT INDOLORE DE L'AINE OU DU SCROTUM
- GONFLEMENT DOULOUREUX DE L'AINE OU DU SCROTUM
- SENSATION DE DOULEUR OU DE BRÛLURE LORS DE LA MICTION
- ENFLEMENT DU GLAND OU ÉCOULEMENT DU PRÉPUCE
- ÉCOULEMENT GRIS JAUNÂTRE DU PÉNIS
- AUCUN DE CES SYMPTÔMES

### CAUSES POSSIBLES

Une hernie inguinale (voir HERNIE, p. 187), ou une HYDROCÈLE (voir p. 197).

### QUE FAIRE ?

AIDE MÉDICALE
Consultez votre médecin dans les 24 heures.

**Est-il possible que votre fils ait reçu un coup sur les parties génitales ?**

- C'EST POSSIBLE
- C'EST PEU PROBABLE

### CAUSE POSSIBLE

Une douleur persistante à la suite d'un coup ou d'un choc peut être un symptôme sérieux.

### QUE FAIRE ?

AIDE MÉDICALE
✚ URGENT ! Appelez votre médecin immédiatement !

### CAUSE POSSIBLE

INFECTION DE L'APPAREIL URINAIRE (p. 193).

### QUE FAIRE ?

AIDE MÉDICALE
Consultez votre médecin dans les 24 heures.

**Votre fils a-t-il souffert des oreillons au cours des 2 dernières semaines ?**

- OUI
- NON

### CAUSE POSSIBLE

Balanite (voir AFFECTIONS DU PÉNIS ET DES TESTICULES, p. 196).

### QUE FAIRE ?

AIDE MÉDICALE
Consultez votre médecin dans les 24 heures.

### CAUSE POSSIBLE

Un corps étranger a pu pénétrer dans l'urètre.

### QUE FAIRE ?

AIDE MÉDICALE
Prenez rendez-vous avec votre médecin.

### CAUSES POSSIBLES

Torsion du testicule (voir AFFECTIONS DU PÉNIS ET DES TESTICULES, p. 196), ou hernie inguinale étranglée (voir HERNIE, p. 187).

### QUE FAIRE ?

AIDE MÉDICALE
✚ TRÈS URGENT ! Appelez des secours d'urgence ! En attendant, ne faites rien absorber à votre fils.

### CAUSE POSSIBLE

Orchite (voir AFFECTIONS DU PÉNIS ET DES TESTICULES, p. 196).

### QUE FAIRE ?

AIDE MÉDICALE
Consultez votre médecin dans les 24 heures.

**Si ces indications ne vous ont pas permis d'identifier le problème, consultez votre médecin dans les 48 heures.**

# 41 AFFECTIONS GÉNITALES DE LA JEUNE FILLE

Les troubles génitaux les plus fréquents sont les démangeaisons et les inflammations de la vulve ou du vagin. Ils peuvent s'accompagner d'une douleur lors de la miction ou de pertes vaginales inhabituelles. Une irritation provoquée par les savons parfumés ou les bains moussants est souvent à l'origine de ces symptômes.

**CASE DÉPART**

**Votre fille a-t-elle des démangeaisons ou une douleur dans la région génitale ?**

- DÉMANGEAISONS
- DOULEUR
- AUCUN DE CES SYMPTÔMES

**Votre fille a-t-elle des pertes vaginales ?**

- PERTES GRIS JAUNÂTRE OU VERDÂTRE
- PERTES BLANCHES ÉPAISSES
- PAS DE PERTES

**CAUSE POSSIBLE**

Une infection vaginale (voir VULVOVAGINITE, p. 195) qui, chez la très jeune fille, peut être causée par un corps étranger, et chez l'adolescente réglée, par un tampon oublié.

**QUE FAIRE ?**

**AIDE MÉDICALE**
Consultez votre médecin dans les 24 heures.

**CAUSE POSSIBLE**

Une inflammation de la vulve et du vagin (voir VULVOVAGINITE, p. 195), provoquée par une mauvaise hygiène, par des substances irritantes et, dans certains cas, par une infection.

**QUE FAIRE ?**

**AIDE MÉDICALE**
Prenez rendez-vous avec votre médecin.

**CONSEILS PRATIQUES**
Veillez à ce que votre fille change de sous-vêtements chaque jour et à ce qu'elle se lave soigneusement la région vaginale, en évitant toutes les substances irritantes, comme les bains moussants.

**CAUSE POSSIBLE**

Hygiène insuffisante ou VULVOVAGINITE, (p. 195).

**QUE FAIRE ?**

**AIDE MÉDICALE**
Consultez votre médecin dans les 24 heures

**CONSEILS PRATIQUES**
Veillez à ce que votre fille change de sous-vêtements chaque jour et à ce qu'elle se lave soigneusement la région vaginale en évitant toutes les substances irritantes, comme les bains moussants et les déodorants.

**Votre fille a-t-elle des pertes vaginales blanches ?**

- OUI
- NON

**Quel âge a votre fille ?**

- 10 ANS OU MOINS
- PLUS DE 10 ANS

**Si ces indications ne vous ont pas permis d'identifier le problème, consultez votre médecin dans les 48 heures.**

**CAUSE POSSIBLE**

Accroissement des hormones sexuelles à la puberté.

**QUE FAIRE ?**

**AIDE MÉDICALE**
Si ces pertes s'accompagnent d'une irritation, prenez rendez-vous avec votre médecin.

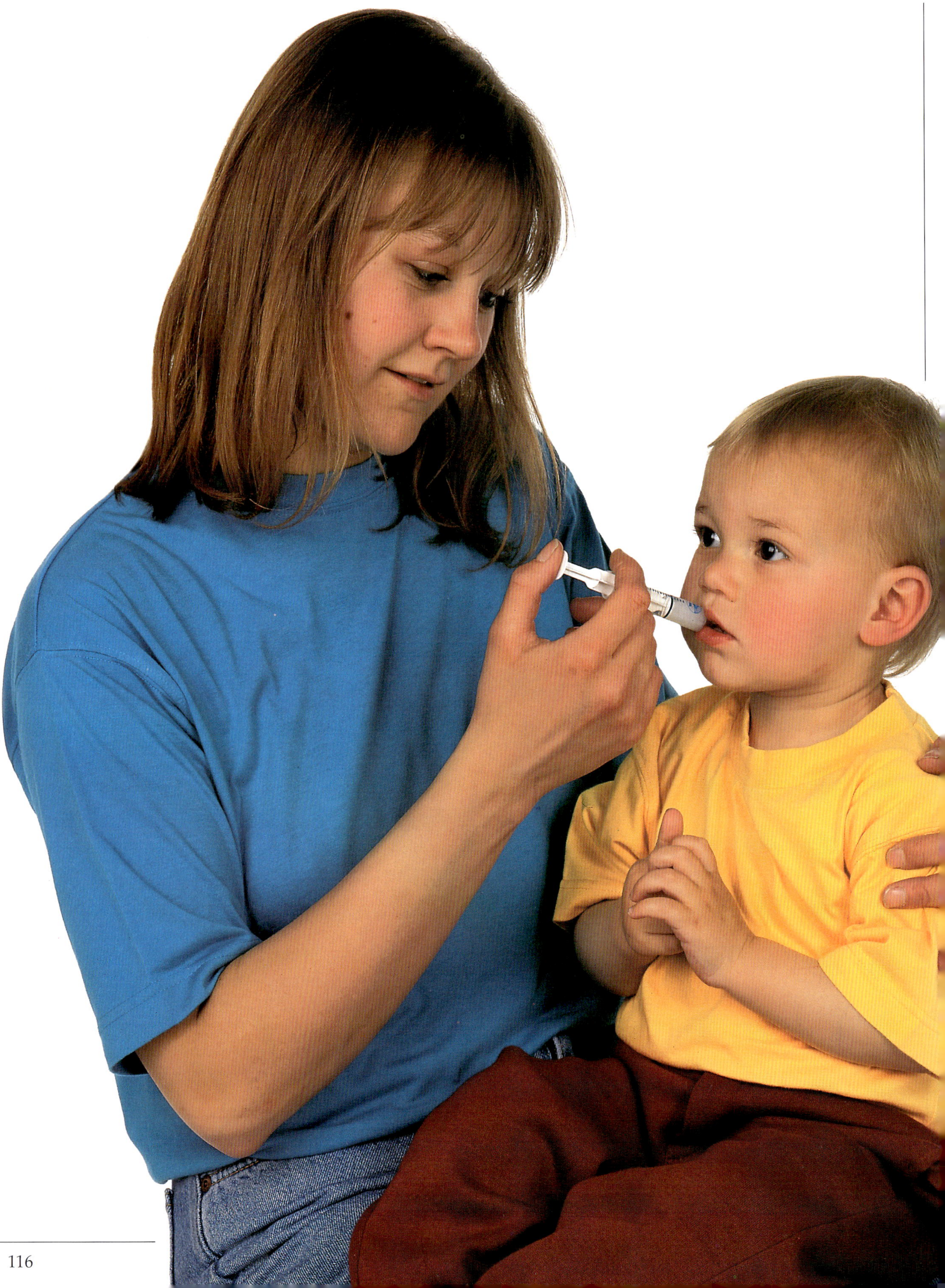

# Troubles et Affections

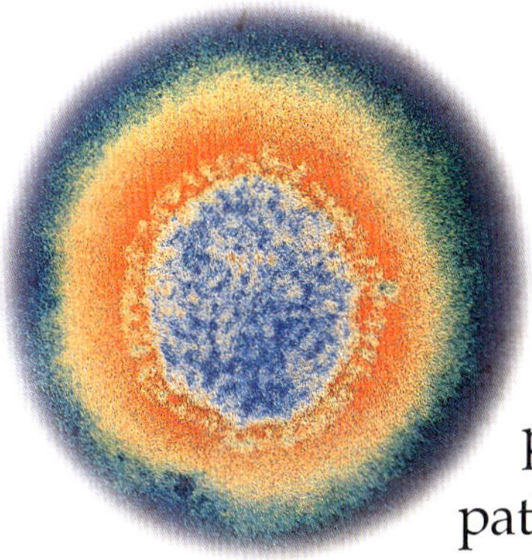

Micrographie électronique du virus du rhume

Les enfants sont sujets à certaines maladies qui n'affectent pas les adultes ou qui se manifestent différemment. Vous trouverez dans ce chapitre une description détaillée des pathologies infantiles les plus fréquentes. Chaque rubrique donne une information détaillée sur une affection particulière ; vous y trouverez une liste des symptômes, les causes possibles, les complications éventuelles, la nécessité ou non de consulter un médecin et les soins que vous pouvez donner vous-même à la maison, enfin l'évolution et les conséquences des affections. Photos et croquis viennent illustrer les aspects caractéristiques de la maladie ou les techniques de soins à appliquer. Référez-vous à ces pages pour y retrouver les conseils du médecin, que vous avez peut-être oubliés.

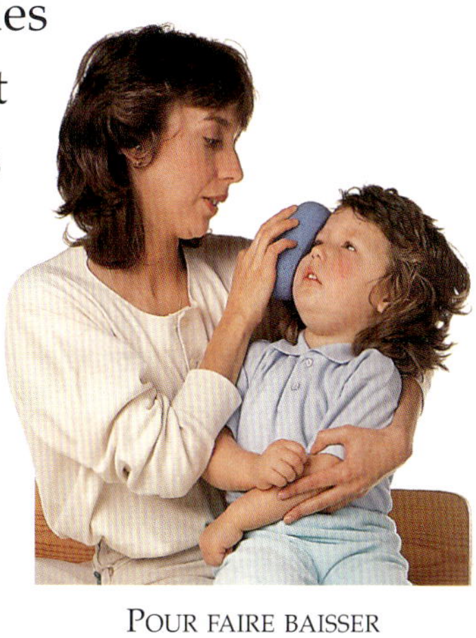

Pour faire baisser la température

# MALADIES INFECTIEUSES

LES ENFANTS SONT PLUS EXPOSÉS aux risques de maladies infectieuses car leur système immunitaire n'est pas encore complètement mature. À quelques exceptions près, la plupart de ces maladies sont bénignes. Aujourd'hui, de nombreuses infections virales sont évitées grâce aux vaccinations systématiques. Les antibiotiques permettent de guérir rapidement et complètement la plupart des maladies d'origine bactérienne.

**RUBRIQUES DE CE CHAPITRE**



## ROUGEOLE

Maladie infantile autrefois répandue, la rougeole est une infection virale qui provoque de la fièvre et une éruption cutanée caractéristique. Généralement, la maladie est sans gravité, mais l'enfant se sent très mal. Il y a un faible risque de complications sérieuses, plus fréquent chez les enfants atteints d'insuffisance cardiaque ou respiratoire chronique ou en cas de déficience immunitaire. La rougeole est particulièrement contagieuse, mais la vaccination (voir p. 30) en a maintenant fait une maladie rare.

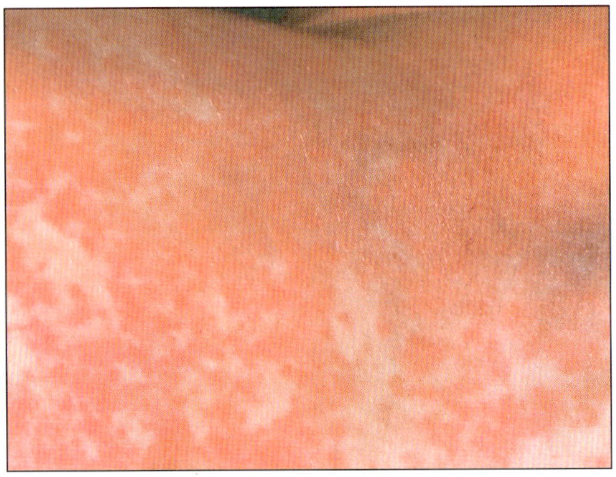

***L'éruption cutanée de la rougeole***
*L'éruption de la rougeole apparaît 3 ou 4 jours après les premiers signes de la maladie. Les premières taches, distinctes, confluent ensuite pour former de grandes plaques rouges.*

### Les symptômes

Après la période d'incubation de 10 à 14 jours, le virus se manifeste par les symptômes suivants :

- Fièvre.
- Yeux rouges, larmoyants.
- Écoulement nasal.
- Toux sèche.

On constate ensuite :

- Petites taches blanches entourées d'une auréole rouge (signe de Koplik) visibles parfois sur la face interne des joues, 2 ou 3 jours après l'apparition des premiers symptômes.
- Éruption de taches rouges au 3^e^ ou 4^e^ jour, sur le visage, derrière les oreilles, puis sur tout le corps.

Au bout de 3 ou 4 jours, l'éruption diminue, la fièvre baisse et l'enfant se sent beaucoup mieux. L'éruption disparaît en moins d'une semaine.

### Les complications

L'infection de l'oreille (voir OTITE, p. 162) et la PNEUMONIE (p. 155) sont les complications les plus courantes. Dans environ 1 cas sur 1 000, la rougeole peut entraîner une complication sérieuse : l'ENCÉPHALITE (p. 159). Cette inflammation du cerveau est due à l'extension de l'infection au cerveau ou à une carence immunitaire.

### Faut-il consulter un médecin ?

Si vous craignez une rougeole, consultez un médecin dans les 24 heures. Appelez-le immédiatement si votre enfant présente l'un des symptômes suivants : oreilles douloureuses, respiration accélérée, somnolence anormale, convulsions, violents maux de tête ou vomissements.

### Que peut faire le médecin ?

Le médecin examinera votre enfant pour confirmer le diagnostic. Il prescrira des antibiotiques en cas d'otite moyenne ou de pneumonie. S'il suspecte une encéphalite, il fera hospitaliser votre enfant.

### Que pouvez-vous faire ?

Laissez votre enfant choisir s'il veut ou non rester au lit. Faites-le boire beaucoup et donnez-lui du paracétamol pour faire baisser la fièvre. La période contagieuse se prolonge environ 5 jours après le début de l'éruption. Essayez de tenir votre enfant à l'écart de toute personne susceptible d'être contaminée. Toutefois, il sera inutile de l'isoler de ses frères et sœurs, qui auront été contaminés avant que la maladie ait été diagnostiquée. En effet, l'enfant est surtout contagieux pendant l'incubation, qui est difficile à détecter.

### Évolution et conséquences

La plupart des enfants se rétablissent complètement environ 10 jours après l'apparition des premiers symptômes. En principe, un enfant qui a eu déjà la rougeole est définitivement immunisé.

# RUBÉOLE

La rubéole est une infection virale bénigne qui peut entraîner une éruption cutanée et un gonflement des ganglions lymphatiques. Dans un quart des cas environ, il n'y a pas d'éruption : l'infection passe alors inaperçue et seules des analyses sanguines révèlent sa présence. Contractée en début de grossesse, elle peut avoir des conséquences graves pour le fœtus. La vaccination (voir p. 30) a permis de faire reculer cette maladie.

### Les symptômes

Après une période d'incubation de 2 à 3 semaines, le virus de la rubéole peut provoquer les symptômes suivants :

- Légère fièvre.
- Gonflement des ganglions lymphatiques sur la nuque et derrière les oreilles ou, dans certains cas, sur tout le corps, y compris au niveau des aisselles et de l'aine.
- Éruption cutanée, sans démangeaison (voir illustration ci-contre), se développant le 2e ou le 3e jour de la maladie. En général, l'éruption disparaît en 3 jours.
- Douleurs articulaires chez certains.

### Les complications

Exceptionnelles, il s'agit de l'ENCÉPHALITE (p. 159) et de la THROMBOPÉNIE (p. 147).

### Faut-il consulter un médecin ?

Si vous soupçonnez un cas de rubéole, appelez votre médecin. Ne conduisez pas votre enfant en consultation car il risquerait de contaminer une femme enceinte.

Appelez immédiatement un médecin si votre enfant se plaint de douleurs articulaires ou si une complication se manifeste par l'un des signes suivants : éruption cutanée de taches plates, sombres, qui ne s'estompent pas à la pression, violents maux de tête, vomissements, apathie ou somnolence anormale.

### Que peut faire le médecin ?

Une analyse de sang pourra confirmer le diagnostic de rubéole en détectant la présence d'anticorps au virus. Il n'existe pas de traitement médical spécifique.

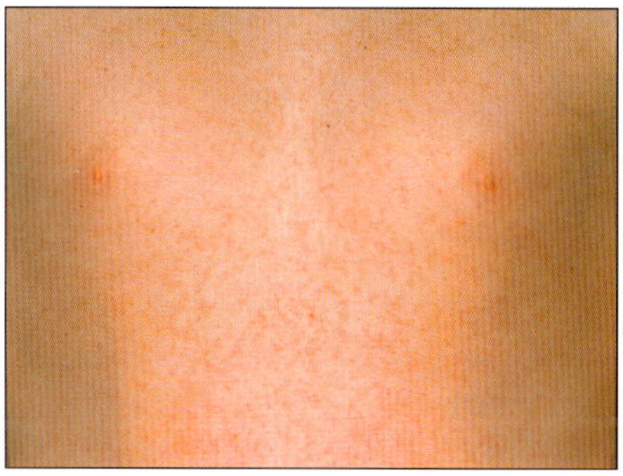

***Éruption de la rubéole***
*De petites taches roses apparaissent sur le visage, le buste et les membres, et fusionnent à mesure que l'éruption se développe.*

### Que pouvez-vous faire ?

Donnez du paracétamol à votre enfant pour faire baisser la fièvre et faites-le boire abondamment. Essayez de prévenir tout contact avec des femmes enceintes. La rubéole est contagieuse dans la semaine qui précède l'apparition de l'éruption et après pendant 4 jours.

### Évolution et conséquences

Généralement les enfants se rétablissent dans les 10 jours qui suivent l'apparition des symptômes. En principe, l'immunité est définitive.

# ÉRYTHÈME POLYMORPHE

Également connue sous le nom de « cinquième maladie », cette maladie virale peu contagieuse se manifeste au printemps par de petites éruptions chez les enfants de plus de 2 ans. Le symptôme le plus caractéristique est une éruption rouge sur les 2 joues.

### Les symptômes

Ils apparaissent après une période d'incubation normale de 4 à 14 jours :

- Rougeurs vives sur les joues, contrastant avec une zone pâle autour de la bouche.
- Fièvre.
- Éruption qui se développe 1 à 4 jours après l'apparition de rougeurs sur les joues. Elle apparaît sur le bras et les jambes et parfois sur le buste, les boutons sont saillants, en particulier sur les membres. L'éruption dure de 7 à 10 jours.
- Exceptionnellement, douleurs aux articulations.

### Complications

L'érythème polymorphe peut se compliquer gravement chez les enfants atteints de certains troubles sanguins rares, notamment des anémies comme la DRÉPANOCYTOSE (p. 199) ou la THALASSÉMIE (p. 200). Contracté pendant la grossesse, il peut conduire à une fausse couche.

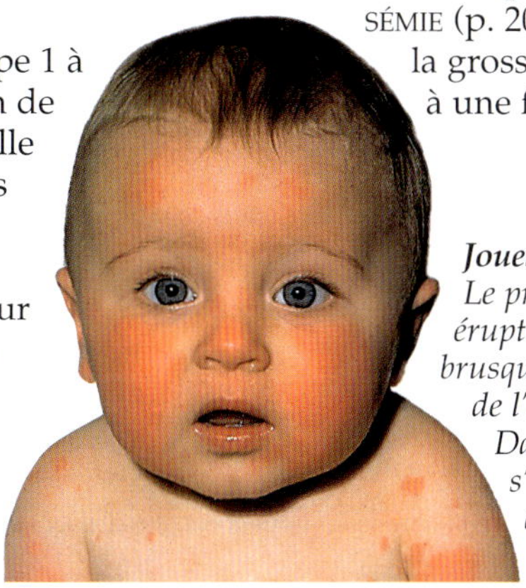

***Joues rouges caractéristiques***
*Le premier symptôme est une éruption rouge vif qui apparaît brusquement sur les joues de l'enfant. Dans ce cas l'éruption s'est également étendue aux bras.*

### Faut-il consulter un médecin ?

Appelez un médecin si votre enfant est atteint de troubles sanguins ou si son état vous préoccupe. Dans certains cas, une analyse de sang sera nécessaire pour confirmer le diagnostic. Il n'existe pas de traitement spécifique.

### Que pouvez-vous faire ?

Donnez du paracétamol à votre enfant pour faire tomber la fièvre et faites-le boire abondamment.

Les enfants malades sont rarement contagieux après l'éruption ; néanmoins, tant que l'éruption persiste, il vaut mieux éviter tout contact avec une femme enceinte.

### Évolution et conséquences

L'éruption peut réapparaître après quelques semaines ou quelques mois et peut varier en intensité en fonction des changements de température ou de l'exposition au soleil. Votre enfant sera en principe immunisé.

# VARICELLE

Cette infection virale bénigne se caractérise par une éruption cutanée spécifique, des démangeaisons et une fièvre. La varicelle est l'une des maladies contagieuses courantes qui affectent principalement les enfants de moins de 10 ans. Elle se manifeste particulièrement à la fin de l'hiver et au printemps.

### Les symptômes

Après une période d'incubation de 2 à 3 semaines, on constate :

- Faible fièvre ou maux de tête qui se manifestent quelques heures avant l'éruption cutanée.
- Éruption cutanée, principalement sur le thorax, de plaques qui se transforment en vésicules, accompagnée de fortes démangeaisons. Après quelques jours, les vésicules forment des croûtes, et des taches apparaissent.
- Difficulté à s'alimenter en raison des vésicules qui se forment parfois dans la bouche.
- Toux importante dans certains cas.

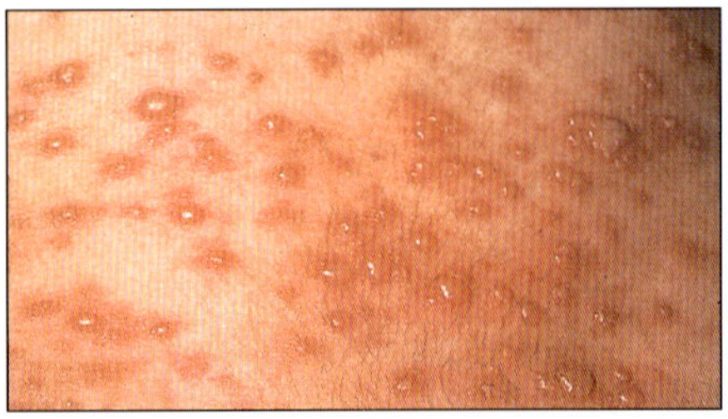

***Aspect d'une éruption cutanée de varicelle***
*Elle se compose initialement de pustules qui se transforment rapidement en petites vésicules rouges à la base et remplies de liquide.*

### Les complications

La plus courante est une infection secondaire, due à des streptocoques, si l'enfant s'est gratté. La PNEUMONIE (p. 155) et, plus rarement, une inflammation du cerveau (voir ENCÉPHALITE, p. 159) sont 2 autres complications possibles. Les enfants les plus exposés sont ceux qui présentent une déficience du système immunitaire (à la suite d'une chimiothérapie ou de l'absorption de corticoïdes) et les nouveau-nés qui peuvent être contaminés par leur mère. Très rarement, contracté en début de grossesse, le virus est à l'origine de malformations du fœtus.

### Faut-il consulter un médecin ?

Il est impératif de consulter un médecin si ces symptômes apparaissent chez un nourrisson ou un enfant dont les défenses immunitaires sont amoindries. En cas de toux, convulsions, respiration accélérée, somnolence anormale ou pertes d'équilibre, contactez sans tarder votre médecin. Faites de même si les lésions deviennent purulentes ou si la peau autour des boutons devient rouge.

### Que peut faire le médecin ?

En cas de surinfection bactérienne secondaire, il prescrira des antibiotiques par voie orale. Des injections d'immunoglobuline sont parfois nécessaires si l'enfant présente des risques de complications. Dans certains cas rares, il faut recourir à une hospitalisation d'environ 5 jours, associée à un traitement antiviral (acyclovir).

### Que pouvez-vous faire ?

Il est possible de calmer les démangeaisons en administrant des antihistaminiques par voie orale. Continuez de laver votre enfant en le douchant plutôt qu'en le baignant. Donnez-lui du paracétamol pour réduire la fièvre et faites-le boire abondamment.
Pour éviter l'infection, coupez-lui les ongles et faites en sorte qu'il ne se gratte pas.
La varicelle est contagieuse un jour avant l'éruption cutanée et tant que les vésicules ne se sont pas transformées en croûtes. Évitez tout contact avec des personnes présentant un risque sérieux de complication.

### Évolution et conséquences

La guérison est obtenue en 7 à 10 jours. L'immunité est définitive, mais le virus reste en sommeil et peut, ultérieurement, être à l'origine d'un zona.

# SYNDROME PIED-MAIN-BOUCHE

Cette infection virale bénigne provoquée par l'apparition de vésicules dans la bouche, sur les mains et les pieds est courante chez les enfants de moins de 4 ans. Les épidémies interviennent en été et au début de l'automne.

### Les symptômes

La période d'incubation varie entre 3 et 5 jours. Le syndrome s'accompagne de :

- Fièvre modérée.
- Vésicules à l'intérieur de la bouche qui peuvent évoluer en ulcères douloureux, peu profonds.
- Manque d'appétit.
- Vésicules sur les mains et les pieds qui se développent 1 ou 2 jours après l'apparition des symptômes dans la bouche. L'éruption est habituellement indolore.

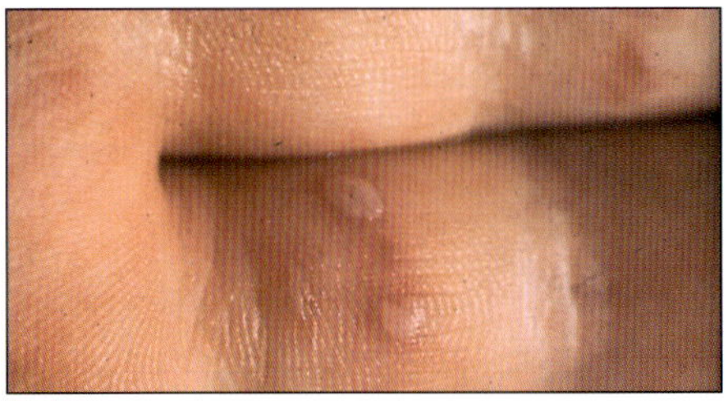

***Vésicules sur les doigts***
*L'enfant développe des vésicules sur les mains et les pieds. Elles apparaissent en général sur les doigts, la paume des mains et le dessus du pied.*

### Le traitement

Il n'existe pas de traitement spécifique, mais certaines mesures permettent de soulager votre enfant. Donnez-lui du paracétamol. Des bains de bouche à l'eau bicarbonatée pourront également calmer la douleur liée aux aphtes (voir p. 105). Faites-lui prendre beaucoup de liquides (eau, lait). Évitez les jus de fruits qui sont acides et risquent d'aviver la douleur. Ne lui imposez pas une alimentation solide.

### Évolution et conséquences

Les vésicules sur les mains et les pieds disparaissent et la fièvre tombe en 3 ou 4 jours. En revanche, les aphtes peuvent persister jusqu'à 4 semaines. Cette maladie confère une immunité durable.

# ROSÉOLE INFANTILE

Cette maladie d'origine virale est une infection courante de la première enfance. La plupart des enfants la contractent avant d'avoir 2 ans. Elle se manifeste par une fièvre brutale importante qui dure environ 4 jours, suivie par l'apparition d'une éruption de petites taches roses.

**Les symptômes**
La roséole se déroule en 2 phases. Après une période d'incubation de 5 à 15 jours apparaissent les premiers symptômes :
- Température élevée de 39-40 °C, sans symptôme douloureux.
- Parfois, une ou plusieurs CONVULSIONS FÉBRILES (p. 156).

Chez certains enfants :
- Diarrhée.
- Toux.
- Hypertrophie des ganglions lymphatiques du cou.
- Douleurs auriculaires.

Après 4 jours, la maladie entre dans sa seconde phase caractérisée par :
- Une baisse soudaine de la température.
- L'apparition d'une éruption cutanée sous forme de petites taches roses distinctes, réparties essentiellement sur la tête et le torse. L'éruption dure environ 4 jours.

**Les complications**
Risque d'HÉPATITE (p. 188) ou de PNEUMONIE (p. 155) chez un enfant immunodéprimé.

**Faut-il consulter un médecin ?**
Consultez immédiatement votre médecin si votre enfant présente une température de 39 °C ou plus, des convulsions fébriles, s'il est irritable ou somnolent. En attendant le médecin, essayez de faire baisser la fièvre (voir ci-contre et *Comment faire baisser la température ?* (p. 37).

**Que peut faire le médecin ?**
Il jugera si l'enfant peut rester à domicile ou s'il faut l'hospitaliser pour s'assurer que la maladie n'est pas due à une MÉNINGITE bactérienne (p. 158) dont les symptômes sont similaires à ceux de la roséole. Il n'existe pas de traitement spécifique.

**Évolution et conséquences**
La guérison est rapide. Avant la disparition de l'éruption, votre enfant doit se sentir complètement rétabli.

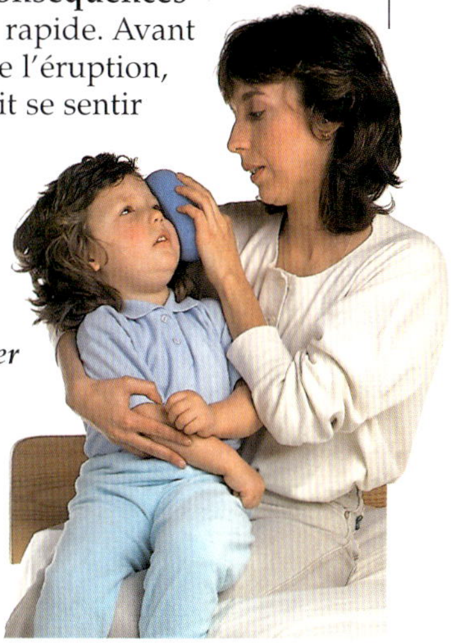

***Pour faire baisser la fièvre***
*Éponger le visage de votre enfant à l'eau tiède. Vous pouvez aussi lui donner un bain tiède.*

# SCARLATINE

Depuis l'apparition des antibiotiques, cette maladie est devenue rare dans sa forme complète dans les pays développés. C'est une affection d'origine bactérienne, qui se traduit principalement par une éruption cutanée généralisée donnant à l'enfant un teint écarlate.

**Les symptômes**
Après une période d'incubation de 2 à 4 jours apparaissent les symptômes suivants :
- Vomissements.
- Fièvre.
- Irritation de la gorge, mal de tête.
- Une éruption cutanée (voir photo ci-contre) se manifeste dans les 12 heures suivant l'apparition des premiers symptômes. Elle affecte d'abord le cou et la poitrine, puis s'étend rapidement sans atteindre le visage. Elle est plus dense dans le cou, sous les aisselles et dans l'aine, et dure 6 jours, après lesquels la peau pèle.
- Rougissement des joues et pâleur visible autour de la bouche.
- Langue blanche et chargée parsemée de points rouges. Le 3e ou le 4e jour, la couche blanche laisse place à une teinte « framboise », rouge vif, mais les boutons persistent.

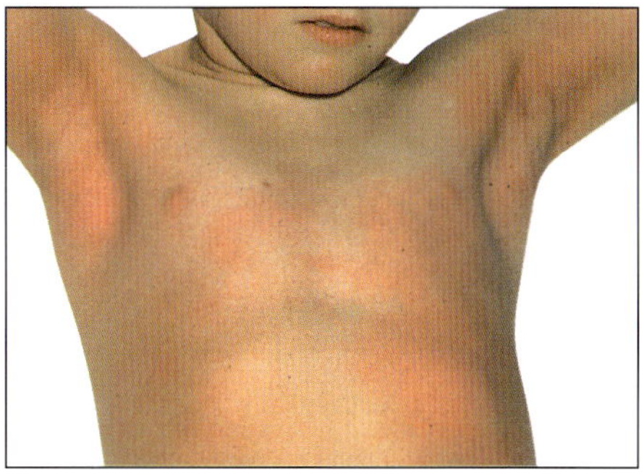

***Éruption cutanée de la scarlatine***
*Il s'agit d'une masse de petits points rouges, souvent légèrement surélevés. En général, ces boutons disparaissent à la pression.*

**Les complications**
On constate parfois une fièvre rhumatismale, des complications cardiaques ou rénales (voir GLOMÉRULONÉPHRITE, p. 194). De nos jours, les traitements antibiotiques rendent ces complications exceptionnelles.

**Faut-il consulter un médecin ?**
Consultez un médecin dans les 24 heures qui suivent l'apparition des symptômes. Appelez-le immédiatement si l'urine est rouge, rose ou trouble : cela peut indiquer une glomérulonéphrite.

**Que peut faire le médecin ?**
Il confirmera ou non le diagnostic. Il peut également faire un prélèvement dans la gorge afin de détecter la présence de bactéries. Les antibiotiques permettent, en général, d'obtenir une guérison complète en une dizaine de jours.

**Que pouvez-vous faire ?**
Donnez à votre enfant du paracétamol pour faire baisser la fièvre et calmer la douleur. Poursuivez le traitement et tenez votre enfant à l'écart des autres.

**Évolution et conséquences**
L'enfant doit se sentir mieux une semaine après l'apparition des symptômes. Dans le cas contraire, consultez votre médecin, car une fièvre rhumatismale est possible. En général, la maladie confère une immunité durable.

# OREILLONS

Cette infection virale provoque de la fièvre et une inflammation caractéristique de l'une ou des deux glandes parotides (salivaires) situées en avant et en dessous du pavillon de l'oreille. Elle était très répandue avant la vaccination (voir p. 30).

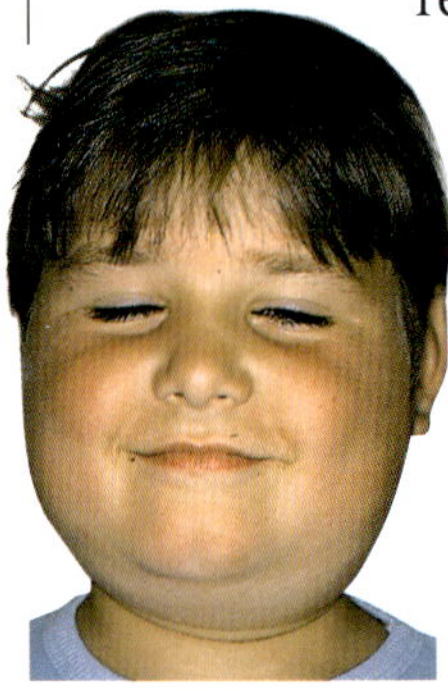

***Gonflement des glandes***
*La manifestation la plus évidente des oreillons est le gonflement des glandes parotides qui empâte le cou. Si les 2 côtés sont affectés, l'enfant peut ressembler à un « hamster ». L'inflammation est souvent douloureuse.*

### Les symptômes
L'incubation dure de 14 à 24 jours. Les symptômes sont les suivants :
- Fièvre.
- Légère douleur et gonflement d'un ou des 2 côtés du visage, 1 ou 2 jours après l'apparition de la fièvre.

Le gonflement régresse en 4 à 8 jours.

### Les complications
Au cours de l'adolescence, on peut constater chez le garçon une inflammation des testicules, l'orchite (voir AFFECTIONS DU PÉNIS ET DES TESTICULES, p. 196), qui apparaît une semaine après la maladie. Plus rarement, les oreillons entraînent une inflammation du cerveau (voir ENCÉPHALITE, p. 159, et MÉNINGITE, p. 158), ou une pancréatite (inflammation du pancréas), susceptibles de survenir avant ou après le gonflement des glandes parotides.

### Faut-il consulter un médecin ?
Appelez immédiatement votre médecin si l'enfant se plaint de violents maux de tête (avec ou sans vomissements) ou de douleurs abdominales.

### Le traitement
Un examen permettra au médecin de confirmer le diagnostic et, en cas de violents maux de tête, il fera hospitaliser votre enfant, s'il suspecte une encéphalite ou une méningite cérébro-spinale.

### Que pouvez-vous faire ?
Donnez à votre enfant du paracétamol pour faire baisser la fièvre et calmer la douleur. Assurez-vous qu'il boit beaucoup, mais ne lui donnez pas de jus de fruits, qui excitent les glandes salivaires et risquent d'augmenter la douleur.

### Évolution et conséquences
Dans la plupart des cas, la maladie régresse spontanément au bout de 10 jours. Les inflammations des testicules ou du pancréas disparaissent généralement très vite. La stérilité consécutive à une orchite est extrêmement rare. La méningite ou l'encéphalite peuvent provoquer une surdité.

# TÉTANOS

Cette maladie grave s'attaque au système nerveux central ; le tétanos est provoqué par des bactéries qui pénètrent dans le corps par une plaie. Une blessure profonde contaminée par de la terre ou de l'engrais animal peut déclencher la maladie. Le tétanos est devenu rare dans les pays développés grâce à la vaccination obligatoire (voir p. 30).

### Les symptômes
La période d'incubation dure de 3 à 21 jours. Les symptômes sont les suivants :
- Incapacité d'ouvrir la bouche.
- Difficulté de déglutition.
- Contraction des muscles faciaux, qui donne l'impression d'un sourire figé.
- Spasmes des muscles du cou, du dos, de l'abdomen et des membres, qui apparaissent entre le 10e et le 14e jour de la maladie et peuvent entraîner des troubles respiratoires.

### Faut-il consulter un médecin ?
Vous devez consulter un médecin d'urgence dès l'apparition des premiers signes de la maladie.

### Le traitement
Si le diagnostic est confirmé, votre enfant sera hospitalisé. Si les troubles ne sont pas trop graves, le médecin prescrira un régime léger et des sédatifs. En cas d'infection plus sévère, une trachéotomie sera envisagée (insertion d'une canule dans la face antérieure de la trachée) pour permettre au patient de respirer. Un traitement à base de myorelaxants et de sédatifs sera administré pour soulager les contractures. Dans certains cas, le patient doit être placé sous respiration artificielle.

### Évolution et conséquences
Le tétanos est rarement mortel. Une hospitalisation rapide permet généralement un rétablissement complet. La maladie régresse en 3 semaines.

### La prévention
La vaccination antitétanique immunise l'enfant dès son plus jeune âge (voir illustration ci-contre). Si votre enfant se blesse sérieusement, conduisez-le immédiatement au centre de soins le plus proche, même s'il a déjà été vacciné. N'attendez pas l'apparition des premiers symptômes. Le médecin commencera par soigner la ou les plaies. Il pratiquera ensuite, si nécessaire, une injection de vaccin antitétanique.

***Prévention du tétanos***
*La vaccination comprend 3 injections faites au bébé, un rappel 1 an plus tard puis tous les 5 ans jusqu'à la fin de la scolarisation.*

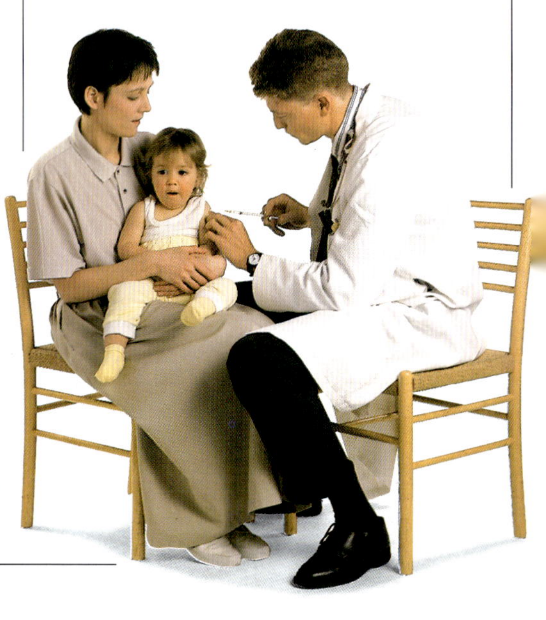

# COQUELUCHE

Cette infection d'origine bactérienne se caractérise par une toux persistante qui peut provoquer des vomissements. Elle est très dangereuse chez le nourrisson de moins de 6 mois. Grâce à la vaccination (voir p. 30), la coqueluche est devenue très rare dans les pays développés.

**Les symptômes**
L'incubation dure environ 7 jours. La coqueluche se développe en deux phases. Pendant les 7 à 10 premiers jours, les symptômes suivants apparaissent :
- Toux sèche caractéristique, exclusivement nocturne.
- Écoulement nasal.
- Fièvre modérée.

La seconde étape peut durer de 8 à 12 semaines. Les symptômes sont aisément identifiables :
- Toux sèche de jour comme de nuit.
- Violentes quintes de toux suivies d'une pause respiratoire (apnée) et d'une reprise bruyante de l'inspiration. Cette toux quinteuse, couramment appelée « chant du coq », est parfois absente chez le nourrisson.
- Vomissements à l'issue des quintes.
- Parfois, convulsions.

Dans de rares cas, l'obstruction d'une bronche par des mucosités épaisses peut entraîner des pauses respiratoires (apnées), voire une asphyxie.

**Faut-il consulter un médecin ?**
Consultez un médecin dans les 24 heures si votre enfant a moins de 6 mois ; si la toux entraîne des vomissements ou si elle ne régresse pas au bout d'une semaine. Appelez immédiatement votre médecin en cas de bleuissement de la langue ou des lèvres (cyanose), ou de convulsions.
Pour confirmer le diagnostic, le médecin fera parfois analyser un prélèvement effectué sur la gorge de l'enfant. Un traitement antibiotique de 10 jours pourra être prescrit pour l'enfant, et ses frères et sœurs. Les antibiotiques permettent d'écourter la durée de la coqueluche, mais ne seront efficaces que s'ils sont pris dans la première phase de la maladie. L'hospitalisation s'avère parfois nécessaire si l'enfant a moins de 6 mois, s'il a eu des convulsions ou s'il est cyanosé. S'il ne guérit pas au bout de 6 semaines, une radio sera nécessaire.

**Que pouvez-vous faire ?**
Une alimentation semi-liquide préviendra les vomissements. Faites boire abondamment votre enfant. En cas de difficultés, on vous montrera comment aider à dégager ses poumons. Afin d'éviter le manque de sommeil, faites-vous relayer par des membres de votre famille pour veiller sur l'enfant.

**Évolution et conséquences**
La toux peut durer plusieurs mois. Elle se réveille par la suite chez certains enfants en cas d'infection virale. Les séquelles pulmonaires définitives sont rares.

# PALUDISME

Cette grave maladie tropicale propagée par la multiplication des voyages est causée par un parasite transmis à l'homme par la piqûre d'un moustique infesté. Le parasite vit et se multiplie à l'intérieur du globule rouge. La forme la plus sévère de la maladie est la malaria falciparum.

**Les symptômes**
Ils apparaissent habituellement 6 à 30 jours après l'infection, mais ils peuvent ne pas se manifester pendant plusieurs années, dans le cas où la personne atteinte a pris un traitement préventif efficace. Les principaux symptômes sont les suivants :
- Forts accès de fièvre et de frissons.
- Maux de tête.

Ils peuvent également s'accompagner de :
- Nausées et vomissements.
- Douleurs à l'abdomen et dans le dos.
- Douleurs articulaires.

La malaria falciparum peut entraîner de graves complications au niveau des reins, du foie, du cerveau et du sang.

**Faut-il consulter un médecin ?**
Appelez rapidement votre médecin. Conduisez votre enfant au service des urgences de l'hôpital le plus proche s'il présente les symptômes suivants : convulsions, somnolence, jaunissement de la peau ou extrême pâleur.

**Le traitement**
Votre enfant sera admis à l'hôpital où des examens sanguins permettront de rechercher le parasite responsable de l'infection. Le traitement repose sur des médicaments antipaludéens. En cas de complications graves, l'enfant sera placé en unité de soins intensifs.

**La prévention**
Avant un voyage dans un pays infesté par la maladie,votre médecin vous prescrira un traitement préventif antipaludéen. Les médicaments sont à prendre avant le départ, pendant le séjour et après le retour.

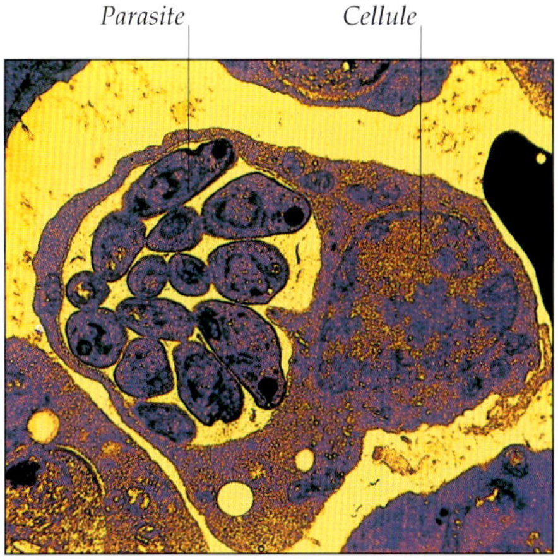


***Cellule infectée***
*Les cellules infectées se déchirent et libèrent les parasites qui contaminent alors d'autres cellules, le plus souvent des globules rouges ou des cellules du foie.*

**Évolution et conséquences**
L'infection régresse généralement en quelques jours (2 semaines au plus), en fonction de la gravité de l'infection. La malaria falciparum peut nécessiter une surveillance à vie en cas d'infection grave du cerveau ou des reins.

# FIÈVRE TYPHOÏDE

La fièvre typhoïde est provoquée par une bactérie appelée *Salmonella typhi*. La maladie se transmet généralement par de l'eau ou des aliments pollués par des excréments humains contaminés. La fièvre typhoïde apparaît quand la bactérie passe dans le sang. Les symptômes sont ceux d'un empoisonnement sanguin. Si vous voyagez dans des régions où la maladie est répandue, faites-vous vacciner contre la typhoïde.

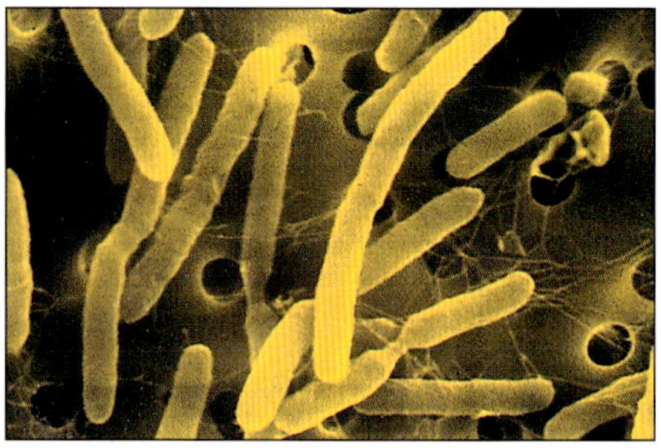

***Bactérie Salmonella Typhi***
*Une fois ingérée, la bactérie envahit la paroi de l'intestin grêle et pénètre le flux sanguin.*

**Les symptômes**
La période d'incubation dure de 7 à 14 jours. Les symptômes sont les suivants :

- Fièvre qui atteint progressivement 39-40 °C, puis se maintient à ce niveau, sans subir de fluctuations journalières, pendant 4 semaines.
- Maux de tête.
- Perte d'énergie.
- Douleurs abdominales.
- Diarrhée ou parfois constipation.
- Éruption cutanée sur l'abdomen et le torse. Celle-ci apparaît au cours de la 2e semaine de la maladie et ne dure qu'une journée.

De graves troubles intestinaux, cardiaques ou neurologiques peuvent se manifester durant la 2e ou la 3e semaine de la maladie si l'infection n'est pas traitée.

**Faut-il consulter un médecin ?**
Votre enfant doit être examiné dans les 24 heures suivant les premiers signes de la maladie.

En cas de doute, il sera admis à l'hôpital. Le diagnostic sera confirmé par l'examen en culture d'un prélèvement de selles, d'urine ou de sang. Un traitement antibiotique sera prescrit le cas échéant par voie intraveineuse si les symptômes sont graves.

**Évolution et conséquences**
La maladie régresse quelques jours après le début du traitement. La plupart des enfants guérissent après 2 à 3 semaines. Si l'infection est prise en charge rapidement, elle ne laisse pas de séquelles graves.

# MONONUCLÉOSE INFECTIEUSE

La mononucléose infectieuse est une infection virale qui se signale par l'apparition d'une forte fièvre, d'une fatigue et d'un gonflement des ganglions lymphatiques. Provoquée par le virus d'Epstein-Barr, elle touche principalement les adolescents et les jeunes adultes, mais aussi de jeunes enfants.

**Les symptômes**
La période d'incubation dure environ 10 jours. Les symptômes sont les suivants :

- Fièvre qui oscille entre 39 et 40 °C et peut persister plusieurs semaines.
- Perte d'appétit et de poids.
- Fatigue.
- Mal de gorge, angine.
- Gonflement des ganglions lymphatiques du cou et, éventuellement, du reste du corps.
- Maux de tête.
- Douleurs musculaires.
- Parfois, éruption de vésicules ou de taches plates.

**Les complications**
La mononucléose infectieuse peut s'accompagner d'une hépatite (voir HÉPATITE, p. 188) ou plus rarement, d'une affection neurologique, pulmonaire ou hématologique.

**Faut-il consulter un médecin ?**
Appelez un médecin si vous craignez une mononucléose infectieuse. Il ordonnera probablement des examens de sang pour confirmer ce diagnostic.

***Un symptôme typique***
*Les ganglions lymphatiques du cou sont en général enflés. On peut les sentir sous la mâchoire.*

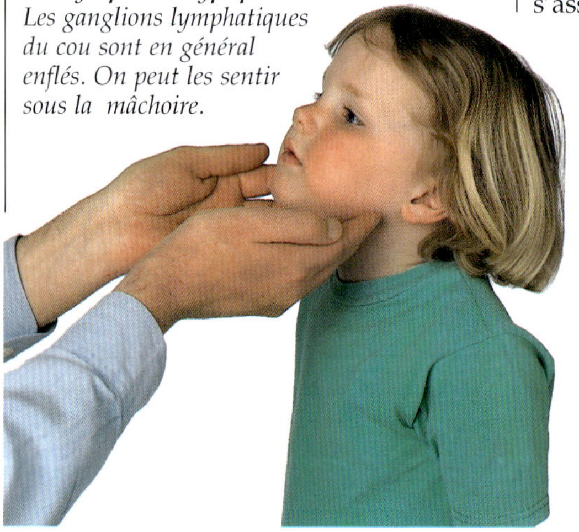

Il n'existe pas de traitement spécifique contre la mononucléose infectieuse. Si néanmoins votre médecin a prescrit de la pénicilline (antibiotique) contre l'angine, votre enfant peut avoir une éruption analogue à celle de la rougeole vers le dixième jour du traitement.

**Que pouvez-vous faire ?**
Donnez du paracétamol à votre enfant pour faire baisser la fièvre. Faites-le boire abondamment. L'enfant peut rester alité s'il le souhaite, mais il peut s'asseoir ou se lever dans la journée.

**Évolution et conséquences**
La plupart des enfants se sentent suffisamment bien pour retourner à l'école au bout de 2 semaines. La fatigue peut cependant persister pendant quelques semaines ; certains enfants ont besoin d'un repos prolongé. Évitez les activités physiques ou les efforts importants pendant au moins 1 mois après la guérison.

Peu d'enfants développeront un SYNDROME DE FATIGUE CHRONIQUE (p. 161).

# SYNDROME DE KAWASAKI

Observée au Japon dans les années 60, cette maladie est maintenant présente dans les pays occidentaux, mais reste rare. Elle se déclare principalement chez les enfants de moins de 5 ans et semble liée à un dysfonctionnement du système immunitaire. Le syndrome de Kawasaki se caractérise par une fièvre élevée, des ganglions lymphatiques gonflés et d'autres symptômes qui touchent la peau et les muqueuses.

**Les symptômes**
Les symptômes suivants apparaissent :
- Fièvre élevée qui dure plus de 5 jours.
- CONJONCTIVITE (p. 165).
- Lèvres sèches, gercées, enflées.
- Inflammation de la gorge.
- Gonflement d'un ou de plusieurs ganglions lymphatiques du cou.
- Œdème des mains et des pieds.
- Éruption cutanée rouge sur le corps.
- Rougeurs sur la plante des pieds et la paume des mains.
- Desquamation des doigts et des orteils (2e semaine).

**Les complications**
Les principales complications sont : une arthrite, des troubles cardiaques, comme une myocardite, un infarctus ou la formation d'un anévrysme coronaire.

**Faut-il consulter un médecin ?**
Votre enfant doit être examiné dans les 24 heures s'il présente les symptômes du syndrome de Kawasaki. L'hospitalisation s'avère parfois nécessaire afin de prévenir les complications. L'aspirine et des injections de gammaglobulines réduiront le risque de complications cardiaques.

**Évolution et conséquences**
La guérison intervient généralement dans les 3 semaines. Myocardite et arthrite peuvent durer de 6 à 8 semaines. Les complications cardiaques disparaissent progressivement au bout d'un an. Dans 1 ou 2 % des cas, elles se révèlent plus sérieuses.

# INFECTION V.I.H. ET SIDA

La plupart des enfants touchés par le virus de l'immunodéficience humaine (V.I.H.) ont été contaminés par leur mère pendant la grossesse ou au cours de l'accouchement. Les symptômes sont peu nombreux au début, mais le V.I.H. détruit progressivement le système immunitaire du malade et provoque l'apparition du sida (syndrome d'immunodéficience acquise). Le système immunitaire est tellement affaibli que le patient contracte alors de nombreuses maladies.

**Les symptômes**
La plupart des enfants contaminés pendant la grossesse ou lors de l'accouchement présenteront des symptômes avant l'âge de 2 ans. Cependant, dans certains cas, les symptômes n'apparaissent qu'après l'âge de 5 ans, voire même vers 11 ans. Les symptômes typiques du sida sont :
- Retard de développement.
- Diarrhées fréquentes.
- Gonflement des ganglions lymphatiques.
- Grande sensibilité aux infections.
- Pneumonie.
- Difficultés de croissance.

**Faut-il consulter un médecin ?**
Les enfants porteurs du virus V.I.H. ou ayant contracté le sida doivent faire l'objet d'attention et de soins constants.

**Que peut faire le médecin ?**
S'il soupçonne la présence du V.I.H., près un entretien avec les parents, et avec leur consentement, il prescrira une analyse de sang. Le diagnostic est difficile car le bébé ne présente pas toujours des symptômes et les anticorps de la mère peuvent rester dans le sang pendant un an ou plus. Le médecin peut prescrire des médicaments comme la zidovudine. Des injections régulières de gammaglobulines et des médicaments antibactériens, comme le cotrimoxazole, permettent d'éviter et de combattre les infections opportunistes, comme la PNEUMONIE (voir p. 155).

**Que pouvez-vous faire ?**
Si votre enfant est porteur du virus V.I.H. ou présente un sida déclaré, il est indispensable de prendre conseil auprès de spécialistes sur la façon de gérer la maladie. Les femmes porteuses du virus V.I.H. doivent éviter d'allaiter leur enfant. Le risque de contamination par le lait maternel est minime mais il existe.

**Évolution et conséquences**
Les cas de guérison complète sont pratiquement inconnus. Les progrès thérapeutiques actuels permettent cependant de retarder le décès, qui survient quelques années après l'apparition des premiers symptômes.

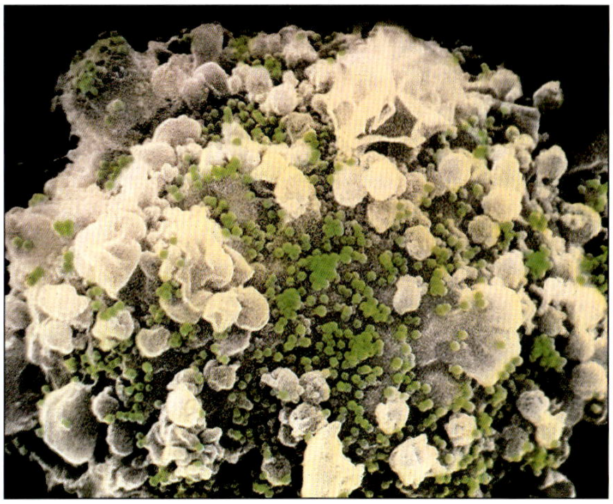

***Globule blanc du sang contaminé***
*Particules de V.I.H. (sphères vertes) à la surface d'un globule blanc. Les globules blancs jouent un rôle crucial dans le système immunitaire ; le virus V.I.H. en les détruisant affaiblit ce système.*

# MALADIES MUSCULAIRES, OSSEUSES ET ARTICULAIRES

CHEZ L'ENFANT, actif et en pleine croissance, les problèmes musculaires, osseuxet articulaires sont nombreux. Les os et les articulations sont fragiles. Certaines affections sont d'origine génétique ou dues à un traumatisme à la naissance. Les troubles musculaires et du squelette sont assez courants et l'orthopédie permet d'y remédier. L'évolution est en général satisfaisante, et la guérison rapide et complète.

**RUBRIQUES DE CE CHAPITRE**



## BOITERIE

Une boiterie peut provenir d'une légère blessure qui guérira spontanément. Cependant, un trouble négligé risque parfois d'entraîner une infirmité permanente : l'enfant doit donc être traité rapidement ; il ne faut jamais négliger une boiterie.

**Les causes**
La douleur est la cause la plus courante d'une boiterie ou d'une réticence à marcher (voir ci-contre quelques causes possibles).

La boiterie peut être causée par une différence de longueur des jambes. Elle peut aussi être d'origine congénitale ou due à une INFIRMITÉ MOTRICE CÉRÉBRALE (p. 160), responsable d'une faiblesse musculaire d'un côté du corps. Elle peut également provenir du raccourcissement apparent d'une jambe, lié à une LUXATION CONGÉNITALE DE LA HANCHE (p. 130) détectée trop tard ou à une SCOLIOSE (p. 128).

Les enfants atteints de troubles musculaires et/ou nerveux, notamment de MYOPATHIE (p. 133), ou de troubles psychomoteurs, peuvent avoir une faiblesse musculaire ou un défaut de coordination entraînant des problèmes de marche.

Exceptionnellement, la boiterie peut avoir pour origine un problème de comportement chez un enfant manifestant des difficultés émotionnelles ou psychologiques.

***Causes d'une boiterie douloureuse :***
*Trouble articulaire, musculaire ou osseux au niveau de la hanche, de la jambe ou du pied. Le site de la douleur induit parfois en erreur ; une anomalie dans la hanche peut en effet entraîner des douleurs à la cuisse ou au genou.*

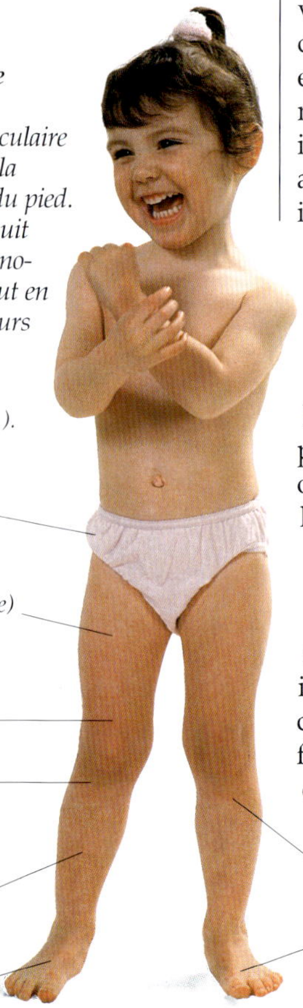


**Faut-il consulter un médecin ?**
Faites examiner votre enfant s'il boite ou s'il tarde à marcher, sans raison évidente (écharde au pied, par exemple...). Si votre enfant a de la fièvre, une éruption cutanée, des articulations chaudes ou enflées, n'hésitez pas à consulter un médecin. Ces symptômes peuvent indiquer une infection de l'os ou des articulations, qui nécessite un traitement immédiat.

**Que peut faire le médecin ?**
Des analyses de sang, des radiographies ou un scanner aideront le médecin à établir son diagnostic. Ensuite, l'enfant sera adressé à un pédiatre, à un rhumatologue ou à un orthopédiste. Dans certains cas, l'hospitalisation s'avère nécessaire.

**Évolution et conséquences**
Une boiterie due à une blessure mineure disparaîtra en quelques jours, il suffit de traiter la cause. Dans certains cas (jambe plus courte ou faiblesse musculaire), la marche sera définitivement affectée.

# ENTORSES ET FOULURES

La foulure résulte d'un étirement excessif du muscle qui endommage les fibres musculaires. Il y a entorse si les ligaments (les bandes fibreuses qui relient les os et les articulations) sont déchirés ou étirés. Ces affections sont souvent provoquées par une chute ou une activité physique intense. Le traitement peut en général s'effectuer à domicile ; l'intervention d'un médecin n'est nécessaire que si la blessure est sévère.

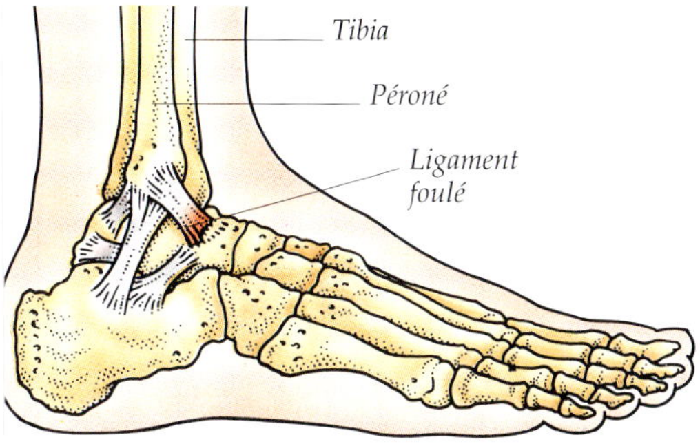


***Ligament foulé***
*La foulure de la cheville est une affection fréquente, qui résulte d'une torsion du pied.*

### Les symptômes
La gravité des symptômes dépend des dommages causés aux muscles ou aux ligaments. Les symptômes sont les suivants :
- Douleur et sensibilité accentuées par le mouvement.
- Œdème localisé.
- Spasme musculaire (crispation d'un muscle produite par des contractions involontaires).
- Boiterie, si une jambe est affectée.
- Contusion quelques jours après l'accident.

### Que pouvez-vous faire ?
Dans les 48 heures, les mots d'ordre sont repos, froid, compression et élévation (voir *Traitement des foulures et des entorses*, p. 73). N'appliquez pas de chaleur sur la blessure pendant les premières 48 heures. Le paracétamol peut soulager la douleur.

Après 1 ou 2 jours de repos, la douleur et l'œdème commencent à diminuer et l'enfant peut progressivement se servir à nouveau du membre affecté.

### Faut-il consulter un médecin ?
Si la douleur et l'œdème sont importants juste après la blessure (par exemple si l'enfant ne peut pas prendre appui sur sa cheville blessée) ou s'il n'y a pas d'amélioration au bout de quelques jours, il convient de faire examiner votre enfant par un médecin.

### Que peut faire le médecin ?
Il ordonnera éventuellement des radiographies pour s'assurer qu'il n'y a pas de fracture. La partie blessée devra parfois être immobilisée ou bandée. Dans certains cas, il faut recourir à des béquilles ou placer le bras en écharpe.

Si la blessure est sérieuse, des anti-inflammatoires calmeront la douleur, réduiront l'œdème et faciliteront la guérison. Le port d'une attelle ou d'un plâtre peut être nécessaire. Le médecin conseillera plus tard des exercices qui renforceront la partie affectée, ou des séances de kinésithérapie.

### Comment éviter les déchirures et les entorses ?
Veillez à ce que votre enfant s'échauffe avant de faire du sport. Tout échauffement doit commencer par des mouvements qui mobilisent les articulations et font travailler les muscles, suivis d'étirements souples.

### Évolution et conséquences
La guérison intervient normalement en 2 semaines. Si le ligament ou le muscle affecté guérit correctement, les exercices appropriés lui rendront toute sa mobilité et la blessure ne laissera pas de séquelles.

# CRAMPES

Les crampes, contractions douloureuses et violentes (spasmes) du muscle, interviennent en général de manière soudaine. Elles ne durent que quelques minutes. Le muscle durcit et se contracte et une grosseur ou une déformation est visible dans la zone affectée. Les crampes du mollet sont fréquentes.

### Les causes
La crampe peut être déclenchée par un exercice violent, des mouvements répétitifs, une position assise ou allongée inconfortable. La transpiration entraîne une perte de sel qui peut provoquer une crampe. Une crampe qui se répète ou se prolonge peut être liée à une carence en calcium, mais ce phénomène est rare.

### Que pouvez-vous faire ?
Pour soulager la crampe, massez doucement et étirez le muscle affecté. Répétez ces mouvements jusqu'à ce que la douleur s'estompe. En cas de douleur résiduelle, appliquez une bouillotte enveloppée dans une serviette. Vous pouvez également faire prendre à votre enfant une douche ou un bain chauds.

Le paracétamol ou l'ibuprofène sont recommandés. Les crampes peuvent impressionner, mais rassurez votre enfant : il s'agit d'un phénomène courant et passager. Pour les éviter, veillez à ce que votre enfant boive beaucoup quand il fait du sport, en particulier lorsque le temps est très chaud.

Si les crampes persistent sans raison apparente, consultez votre médecin.

***Pour soulager une crampe du pied***
*Tirez doucement vers vous les orteils de votre enfant. Puis poussez le pied vers l'arrière en pointant les orteils vers le haut. Tenez chaque position quelques minutes.*

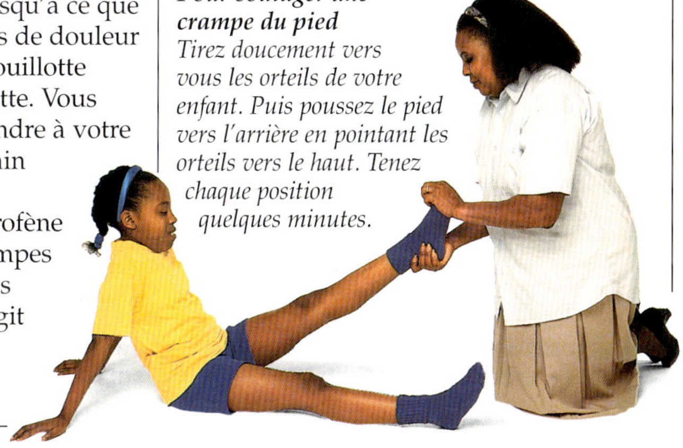

# LUXATION CONGÉNITALE DE LA HANCHE

Un nouveau-né sur 250 environ présente une luxation congénitale de la hanche : la tête du fémur se trouve hors de la cavité de l'os iliaque ou est instable et risque de glisser hors de sa position. Le médecin vérifie l'aspect des hanches lors de l'examen clinique post-natal et à nouveau durant les visites médicales de routine de la première année. La luxation congénitale de la hanche est souvent familiale et plus fréquente chez les filles.

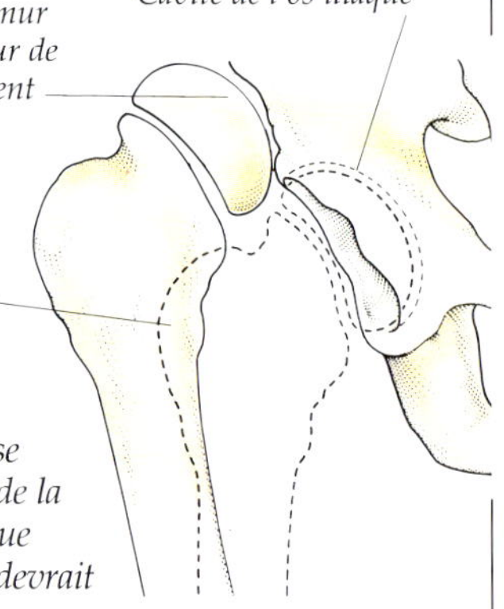


***Luxation de la hanche***
*La tête du fémur se trouve au-dessus de la cavité de l'os iliaque dans laquelle elle devrait s'emboîter.*

**Les causes**
Même si on en ignore les causes réelles, la ou les 2 hanches du bébé peuvent être luxées ou instables en raison d'une faiblesse de la gaine fibreuse qui entoure l'articulation de la hanche ou d'un manque de profondeur du cotyle (cavité de l'os iliaque).

**Les symptômes**
On détecte en général la luxation congénitale de la hanche peu après la naissance, grâce à la technique décrite ci-contre ou à une échographie. On découvre parfois le problème plus tard, pendant l'une des visites médicales de la petite enfance. Dans certains cas, la luxation n'est décelée que lorsque l'enfant qui commence à marcher présente les symptômes suivants :
- Boiterie.
- Plis de peau plus nombreux sous la fesse du côté affecté.

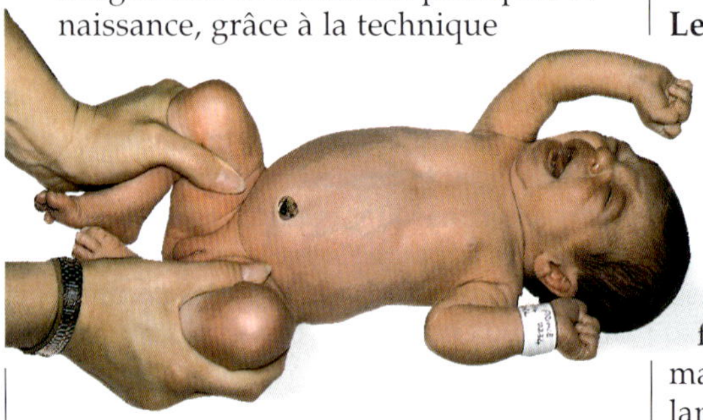

***Examen des hanches du bébé***
*Le médecin manipule les cuisses et les hanches du nouveau-né. S'il y a luxation, il ressentira un ressaut lorsque la tête du fémur s'encastre dans son logement.*

**Le traitement**
L'instabilité de la hanche se corrige fréquemment d'elle-même peu après la naissance. Si l'anomalie n'a pas régressé après 2 semaines environ, une « culotte » maintenant les cuisses écartées en abduction permettra de replacer la tête du fémur dans la cavité et de l'y maintenir. Votre enfant devra rester langé ainsi pendant 2 à 4 mois. On vous indiquera comment vous occuper de votre bébé pendant cette période. Ensuite l'articulation de la hanche devrait être normale. Toutefois, si la luxation n'est découverte qu'à la visite médicale suivante (qui se fait à 6 semaines ou plus), la tête du fémur devra sans doute être insérée dans la cavité et maintenue sous traction pendant plusieurs semaines. Par la suite, votre enfant devra probablement porter un harnais ou un plâtre pendant plusieurs mois.

Si votre enfant a commencé à marcher avant la découverte de la luxation, plusieurs opérations seront sans doute nécessaires pour la corriger.

**Évolution et conséquences**
Plus le traitement est précoce, meilleur est le résultat. Si l'enfant est traité dans sa petite enfance, il sera en mesure de marcher normalement et ne devrait pas souffrir d'effets secondaires. Mais si le traitement est retardé ou inexistant, il existe un risque de boiterie permanente et d'arthrite précoce dans la hanche affectée.

# RHUME DE HANCHE

Cette inflammation de l'articulation de la hanche, d'origine inconnue, s'accompagne d'un épanchement à l'intérieur de l'articulation. Elle intervient fréquemment à la suite d'une infection bénigne des voies respiratoires supérieures, comme le rhume. Les enfants âgés de 2 à 12 ans sont les plus vulnérables.

**Les symptômes**
Ils apparaissent soudainement et peuvent inclure :
- Boiterie.
- Douleurs dans la hanche, l'aine, la cuisse ou le genou.
- Parfois, fièvre modérée.

Faites examiner votre enfant dans les 24 heures s'il ressent des douleurs ou s'il boite sans raison évidente.

**Le traitement**
Le médecin prescrira sans doute un antalgique comme le paracétamol, et vous conseillera de garder votre enfant au lit (1 à 7 jours en général).

Si la douleur est importante, l'enfant sera admis à l'hôpital pour des examens sanguins qui permettront d'exclure une infection. Les radiographies et les échographies de la hanche excluront l'OSTÉOCHONDRITE DE LA HANCHE (voir page ci-contre) ou une infection articulaire (voir INFECTIONS OSSEUSES ET ARTICULAIRES, p. 133). Dans certains cas, une mise en traction permet de soulager les spasmes et les douleurs musculaires.

**Évolution et conséquences**
Quand la douleur aura diminué, l'enfant pourra reprendre ses activités. S'il les reprend trop tôt, les symptômes risquent de réapparaître et de nécessiter le recours à des anti-inflammatoires non stéroïdiens. Si la douleur revient malgré le traitement, le trouble peut être lié à une ostéochondrite de la hanche ou à une ARTHRITE CHRONIQUE JUVÉNILE (p. 132).

# ÉPIPHYSIOLYSE

La croissance d'un os long s'effectue à proximité des extrémités, au niveau des zones de croissance cartilagineuses qui séparent l'épiphyse du corps principal de l'os. Il y a épiphysiolyse quand l'épiphyse supérieure du fémur, qui fait partie de l'articulation de la hanche, glisse dans une position anormale. Cette maladie rare affecte les adolescents pendant les poussées de croissance (entre 10 et 14 ans chez les filles et de 12 à 16 ans chez les garçons).

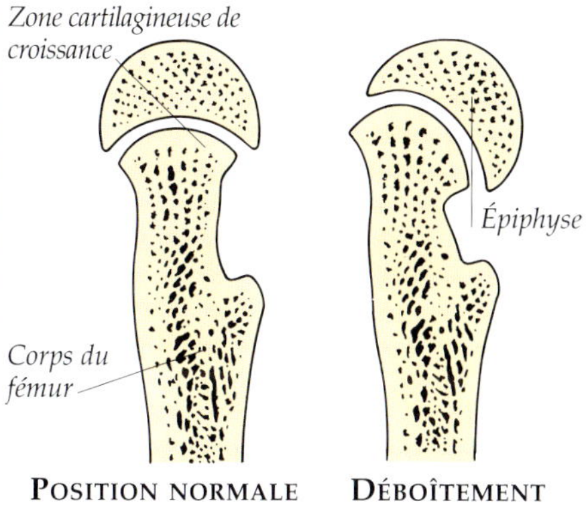


***Épiphysiolyse***
*Le cartilage de croissance se déchire et l'épiphyse supérieure du fémur glisse et se retrouve au-dessous et en arrière de sa position normale, ce qui entraîne une rotation de la jambe vers l'extérieur.*

**Les causes**
Chez les enfants en phase de croissance, le fémur se développe principalement au niveau de l'extrémité supérieure. La zone de croissance cartilagineuse est relativement fragile ; en conséquence, l'épiphyse supérieure peut se déplacer (voir croquis ci-contre). L'épiphyse fémorale peut glisser soudainement en dehors de sa position à la suite d'une déchirure de la zone cartilagineuse ; il arrive aussi qu'elle glisse graduellement pour des raisons inconnues.

**Les symptômes**
Les symptômes sont les suivants :
- Douleur à la hanche, au genou, à la cuisse.
- Incapacité de prendre appui sur la jambe affectée.
- Boiterie ou démarche déséquilibrée, car la jambe est tournée vers l'extérieur.
- Limitation de la mobilité de la hanche.

Si votre enfant présente des douleurs dans les hanches, les cuisses ou les genoux et/ou une boiterie, consultez votre médecin dans les 24 heures.

**Le traitement**
Le médecin ordonnera probablement une radiographie de la hanche à effectuer à l'hôpital. En cas d'épiphysiolyse, une opération sera nécessaire. Si le glissement est modéré, l'épiphyse sera laissée en place et fixée par des vis. Lors de la même opération, il est possible de renforcer l'épiphyse de l'autre hanche. Si le glissement est plus prononcé, on retire un petit fragment d'os sous l'épiphyse supérieure pour la replacer dans sa position normale.

**Évolution et conséquences**
Un traitement rapide assure une bonne évolution. Après l'opération, votre enfant pourra probablement reprendre ses activités normales. Dans quelques cas rares, la hanche affectée peut devenir raide et douloureuse et être sujette à l'arthrite.

# OSTÉOCHONDRITE DE LA HANCHE

Causée par un défaut de vascularisation, cette affection se caractérise par un ramollissement progressif suivi d'une modification et d'un durcissement par nécrose de la tête du fémur. Elle touche les enfants, et particulièrement les garçons entre 4 et 8 ans. Cette maladie évolue favorablement sur une période allant de 2 à 4 ans, mais le traitement doit être aussi précoce que possible afin d'éviter toute déformation de l'articulation de la hanche.

**Les symptômes**
Les symptômes sont les suivants :
- Boiterie.
- Douleur dans la hanche ou le genou.
- Limitation de mobilité de la hanche.

Si votre enfant présente l'un de ces symptômes, consultez votre médecin dans les 24 heures.

**Le traitement**
Le médecin examinera votre enfant et ordonnera une radiographie de l'articulation coxo-fémorale pour rechercher les causes des symptômes. Le traitement dépend de la gravité de la maladie. Dans les cas les moins sévères, un alitement de 1 à 2 semaines et une surveillance radiographique régulière suffisent généralement. Quand l'articulation risque d'être déformée, il faut poser une attelle ou un plâtre. Dans les cas plus graves, une intervention chirurgicale s'avère nécessaire pour fixer la tête du fémur dans la cavité cotyloïdienne. Ainsi, le risque de malformation de l'articulation de la hanche sera limité.

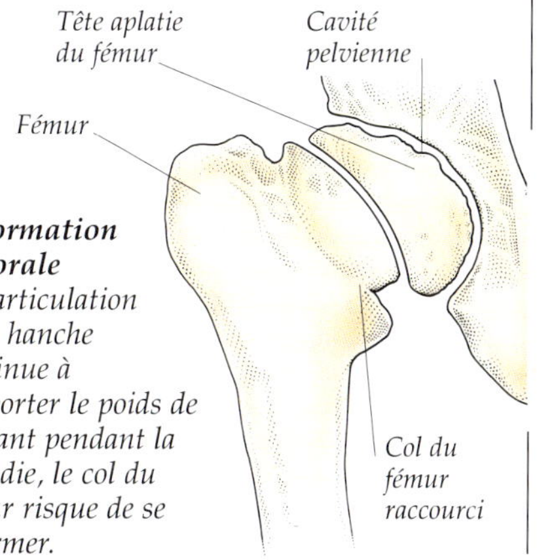


***Déformation fémorale***
*Si l'articulation de la hanche continue à supporter le poids de l'enfant pendant la maladie, le col du fémur risque de se déformer.*

**Évolution et conséquences**
Plus l'enfant est jeune et le traitement, précoce, moins les séquelles seront graves. En général, il est possible de prévenir la déformation de l'articulation de la hanche.

Dans certains cas graves, le traitement est lourd et cette affection entraîne un risque d'arthrose précoce de la hanche.

# AFFECTIONS DU GENOU

Les affections les plus fréquentes du genou sont la chondromalacie de la rotule et la maladie d'Osgood-Schlatter. Elles peuvent atteindre un seul ou les deux genoux. Touchant principalement les adolescents, elles sont liées à une sollicitation excessive de l'articulation.

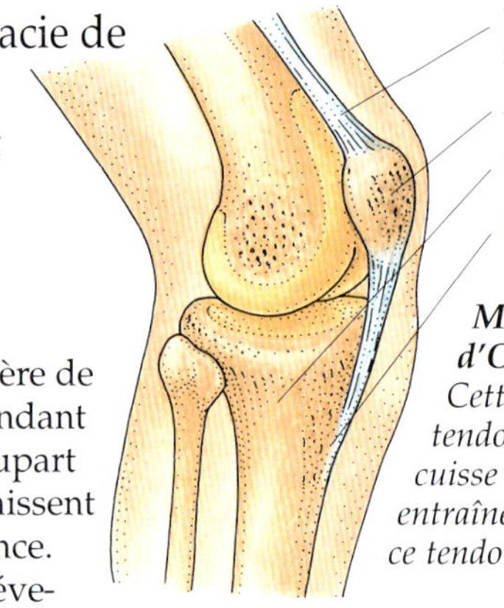


***Maladie d'Osgood-Schlatter***
*Cette maladie affecte le tendon rotulien qui relie la cuisse au tibia. L'exercice entraîne une inflammation de ce tendon à son point d'attache.*

## CHONDROMALACIE DE LA ROTULE

Le cartilage situé à l'arrière de la rotule se ramollit et gonfle. Cette maladie est plus fréquente chez les jeunes filles de 15 à 18 ans, et se manifeste principalement par une douleur sourde derrière la rotule, amplifiée par l'exercice et soulagée par le repos.

### Le traitement

Le seul traitement efficace est le repos. Votre enfant doit éviter toute activité qui renforce la douleur et implique une fonction répétitive du genou, (la bicyclette, par exemple).

Le paracétamol soulagera la douleur. Si celle-ci est importante ou s'il n'y a pas d'amélioration après 24 heures, consultez votre médecin pour rechercher une anomalie plus grave.

### Évolution et conséquences

Les crises douloureuses à l'arrière de la rotule peuvent se répéter pendant toute l'adolescence. Dans la plupart des cas, les symptômes disparaissent un an après la fin de la croissance. Une arthrite précoce peut se développer chez certains.

## MALADIE D'OSGOOD-SCHLATTER

Cette maladie se manifeste par une inflammation du tibia, au niveau du point d'attache d'un large tendon important (voir croquis). Elle affecte principalement les garçons entre 10 et 14 ans.

Les principaux symptômes sont : douleur, inflammation avec œdème sous le genou. Ils augmentent avec l'exercice. Votre enfant doit être examiné par un médecin qui l'orientera sans doute vers un chirurgien orthopédiste.

### Le traitement

Le chirurgien recommandera à votre enfant d'éviter les activités physiques intensives, comme le football. Si la douleur est aiguë ou persiste plusieurs mois, malgré l'arrêt des activités en cause, il faudra plâtrer le genou pendant 5 à 8 semaines. Les rechutes sont peu probables si l'enfant modère ses activités physiques jusqu'à 14 ans.

# ARTHRITE CHRONIQUE JUVÉNILE

Trois types d'arthrite chronique (inflammation des articulations) touchent les enfants. L'arthrite oligoarticulaire affecte les articulations importantes. Le type polyarticulaire concerne les petites articulations, notamment celles des mains et des pieds. L'arthrite juvénile systémique touche également les petites articulations.

### Les causes

La cause initiale n'est pas connue, mais cette maladie pourrait être d'origine génétique. L'inflammation des articulations est parfois déclenchée par une infection virale, mais aucun virus spécifique n'a été identifié.

### Les symptômes

Les principaux symptômes sont :
- Douleur, rougeur, œdème et raideur des articulations touchées.
- Boiterie si les pieds ou les jambes sont affectés.
- Fièvre modérée en cas d'arthrite polyarticulaire.

En cas d'arthrite systémique, les symptômes suivants peuvent apparaître plusieurs semaines, voire des mois avant que les articulations ne soient affectées :

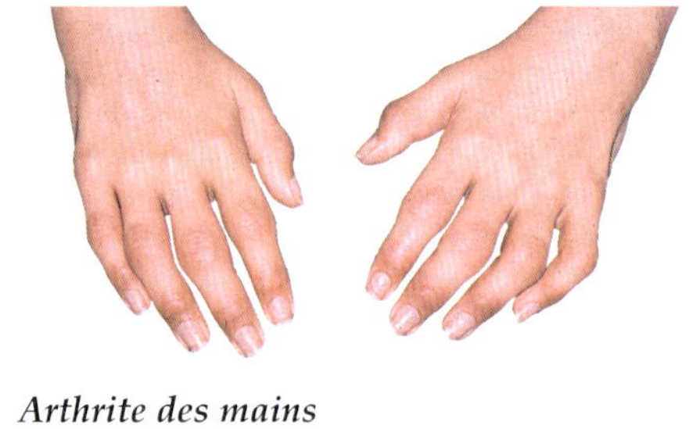

***Arthrite des mains***
*Les articulations des doigts sont rouges et enflées.*

- Fièvre supérieure à 39 °C.
- Hypertrophie des ganglions lymphatiques.
- Éruption cutanée rouge sans irritation.

L'UVÉITE (p. 164) est une complication peu fréquente.

### Faut-il consulter un médecin ?

Votre enfant doit être examiné dans les 24 heures qui suivent l'apparition de l'un de ces symptômes accompagné de fièvre. Le médecin procédera à des analyses de sang afin de rechercher d'autres troubles.

### Le traitement

Il repose en grande partie sur la kinésithérapie qui permet d'éviter une fonte musculaire et de préserver la mobilité des articulations. Dans certains cas, l'enfant doit porter des attelles ; la nuit pour éviter les déformations et le jour pour reposer les articulations.

Le médecin peut prescrire de l'aspirine et, parfois, des anti-inflammatoires non stéroïdiens. Quand ces médicaments sont sans effet, il faut parfois recourir aux corticostéroïdes. Dans les cas très graves, une intervention chirurgicale est nécessaire.

### Évolution et conséquences

La guérison s'obtient généralement en quelques années et les séquelles de cette forme d'arthrite sont rares.

# INFECTIONS OSSEUSES ET ARTICULAIRES

L'infection d'un os ou d'une articulation est transmise par le sang contaminé par une bactérie provenant d'un foyer infecté (blessure ou FURONCLE, p. 137) ; l'infection est parfois directement transmise par un tissu voisin infecté.

## INFECTION OSSEUSE

C'est chez les enfants âgés de 3 à 14 ans, particulièrement les garçons, que cette infection est la plus fréquente. Les os longs des bras et des jambes sont les plus vulnérables. Sans traitement rapide, l'infection osseuse peut devenir chronique et difficile à éliminer.

### Symptômes

- Douleur aiguë du bras ou de la jambe affectés. L'enfant n'a pas envie de bouger et craint les contacts à cet endroit.
- Fièvre.
- Œdème et inflammation de la peau située en regard de l'os infecté.

Appelez immédiatement votre médecin si vous pensez que votre enfant présente l'un des symptômes ci-dessus.

### Que peut faire le médecin ?

Il examinera votre enfant et le fera hospitaliser pour des examens (analyses de sang, scintigraphie de l'os). Il prescrira un traitement par antibiotiques. Plus rarement, une intervention chirurgicale sera nécessaire pour retirer la zone infectée. Un traitement rapide assure généralement une guérison complète.

## INFECTION ARTICULAIRE

Elle est courante chez les enfants de moins de 2 ans et chez les adolescents. Elle se traduit par une inflammation et un épanchement (hydarthrose) dans l'articulation. Si le traitement n'est pas immédiat, il existe un risque d'endommagement du cartilage de l'articulation, entraînant raideur et déformation.

### Les symptômes

Ils sont similaires à ceux de l'infection osseuse, mais l'articulation est enflée et chaude. Consultez immédiatement votre médecin si vous pensez que votre enfant est atteint d'une infection articulaire.

### Que peut faire le médecin ?

Il fera parfois hospitaliser l'enfant afin de pratiquer une échographie et pourra confirmer le diagnostic par l'analyse bactériologique d'un prélèvement du liquide articulaire (voir croquis).

Le médecin prescrira des analyses de sang puis un traitement antibiotique. Une opération peut éventuellement être envisagée pour drainer le liquide. Une fois l'infection éliminée, des séances de rééducation permettront d'entretenir la souplesse de l'articulation.

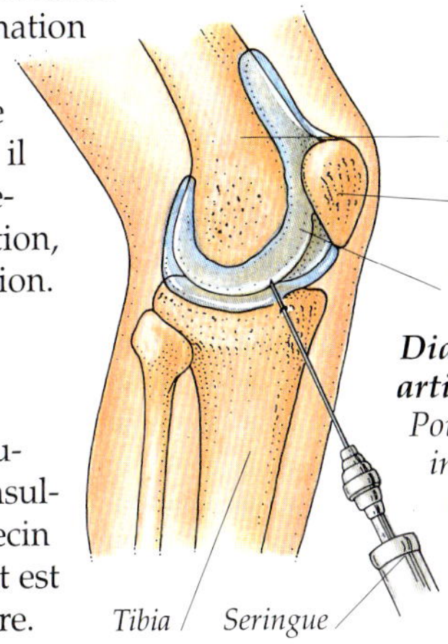


***Diagnostic de l'infection articulaire***
*Pour diagnostiquer une infection bactérienne, on prélève du liquide à l'aide d'une seringue introduite sur le côté du genou et on le fait analyser.*

# MYOPATHIE

Cette maladie se caractérise par un affaiblissement et une fonte musculaire. Il existe plusieurs types de myopathies, ou dystrophies musculaires. La plus commune et la plus sérieuse est la myopathie de Duchenne, qui apparaît avant l'âge de 5 ans et affecte que les garçons.

### Les causes

La myopathie de Duchenne résulte d'une anomalie génétique. Un garçon né d'une mère porteuse du gène de la myopathie présente 50 % de risques d'être atteint par la maladie, et ses sœurs ont 50 % de risques de devenir porteuses de ce gène.

### Les symptômes

On constate d'abord un affaiblissement musculaire des jambes :

- Marche tardive (à plus de 18 mois) et en canard.
- Difficulté à monter les escaliers.
- Chutes, tendance à s'aider des mains pour marcher.

D'autres symptômes peuvent apparaître :

- Surdéveloppement des muscles des mollets.
- Courbure du bas de la colonne vertébrale vers l'intérieur.

Consultez votre médecin si vous craignez une myopathie.

### Que peut faire le médecin ?

Il pourra orienter votre enfant vers un neurologue. Des tests en milieu hospitalier permettront de confirmer le diagnostic. Il n'existe pas actuellement de traitement pour la myopathie de Duchenne. En revanche, la kinésithérapie entretient la mobilité et aidera votre enfant à faire travailler ses muscles.

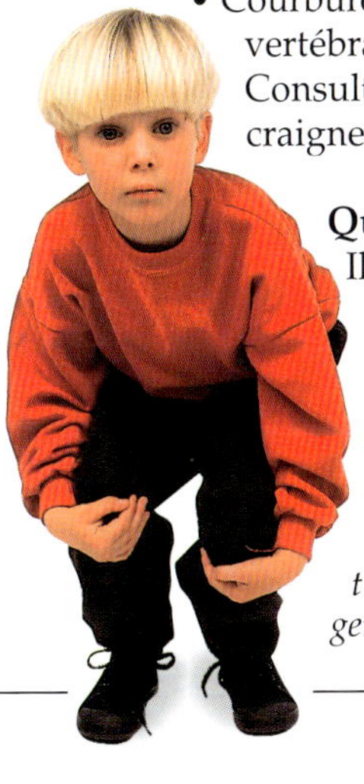

***Affaiblissement des muscles des jambes***
*Pour se lever, l'enfant exerce une traction sur ses chevilles, ses genoux et ses cuisses.*

### La prévention

En cas d'antécédent familial, une femme qui désire un enfant peut subir un test pour savoir si elle est porteuse du gène. Elle sera informée des risques encourus par l'enfant. Des tests peuvent être effectués pendant la grossesse pour savoir si le fœtus est atteint. Dans ce cas, on peut envisager une interruption de grossesse.

### Évolution et conséquences

La faiblesse musculaire de l'enfant augmente et s'étend progressivement. Il sera de plus en plus sensible aux infections respiratoires et son espérance de vie est rarement supérieure à 20 ans.

# AFFECTIONS CUTANÉES

LA FRAGILITÉ ET LA SENSIBILITÉ de la peau des enfants sont causes de fréquentes réactions cutanées. Une éruption ou une autre affection peuvent survenir à la suite d'une irritation, d'une infection ou d'une allergie. Elles sont parfois le signe d'une maladie générale telle que la rougeole. Ces affections cutanées sont sans gravité et guérissent rapidement. Votre médecin identifiera la cause de l'éruption.

**RUBRIQUES DE CE CHAPITRE**



# DERMITE SÉBORRHÉIQUE

Cette inflammation courante de la peau n'a pas de cause connue. Elle se manifeste dans les premiers mois par l'apparition de « croûtes de lait » sur le corps, le visage et le cuir chevelu. Les symptômes varient sur plusieurs mois, mais disparaissent en général à l'âge de 2 ans. La dermite séborrhéique peut toutefois réapparaître après la puberté et revenir cycliquement toute la vie.

**Les symptômes**

Les principaux symptômes sont :

- Rougeurs et squames, essentiellement dans les plis de la peau, mais également sur d'autres parties du corps (voir le croquis ci-dessous).
- Parfois, démangeaisons.
- Épaisses squames jaunâtres sur le cuir chevelu (casque séborrhéique). Des zones squameuses sur le front, derrière les oreilles, sur les sourcils peuvent accompagner le casque séborrhéique.

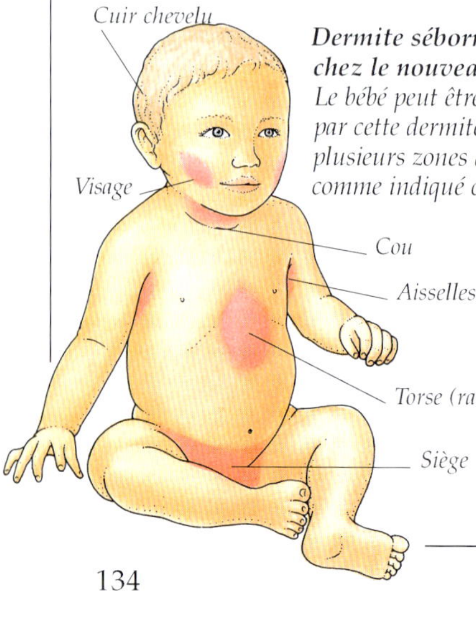


***Dermite séborrhéique chez le nouveau-né***
*Le bébé peut être atteint par cette dermite sur plusieurs zones du corps, comme indiqué ci-dessous.*

Les principaux symptômes de la forme adolescente sont :

- Rougeurs et squames apparaissant généralement sur le visage, derrière les oreilles, sur le cou, la poitrine et le dos, et au niveau des aisselles et de l'aine.
- Parfois, des démangeaisons.
- Pellicules sur le cuir chevelu.

Des pellicules blanches de peau morte apparaissent dans les cheveux, près du cuir chevelu. En se grattant, l'enfant peut déclencher une infection bactérienne comme l'IMPÉTIGO (p. 139). La peau est alors à vif et suinte.

**Que pouvez-vous faire ?**

Nettoyez les zones affectées avec un savon doux, liquide et antiseptique. Appliquez sur avis médical une crème antifongique. Les squames disparaissent souvent spontanément au bout de quelques semaines ou quelques mois, mais vous pouvez retirer les squames disgracieuses en massant doucement le cuir chevelu avec de l'huile pour bébé ou de la vaseline salicylée que vous laisserez toute la nuit. Le lendemain, peignez les cheveux afin d'éliminer les squames ramollies, puis lavez-les avec un shampooing spécial. On peut également empêcher la formation des pellicules en utilisant régulièrement un shampooing antipelliculaire.

**Faut-il consulter un médecin ?**

Si l'éruption est importante ou semble infectée, si le cuir chevelu est enflammé, si d'autres symptômes se développent ou s'il n'y a pas d'amélioration après quelques semaines, consultez votre médecin. Il pourra prescrire une crème antifongique ou une pommade antibiotique ou antiseptique. Avec le traitement, l'éruption devrait disparaître en quelques semaines.

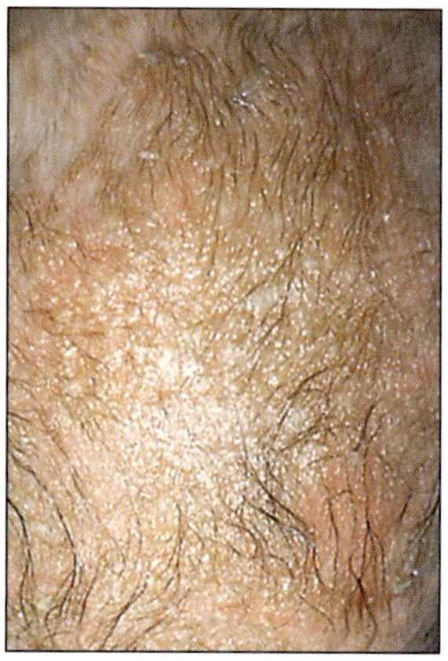

***Plaques séborrhéiques***
*Les plaques de peau jaunâtres et squameuses sur le cuir chevelu constituent la principale caractéristique du casque séborrhéique. Ces plaques sont inesthétiques, mais anodines.*

# ECZÉMA ATOPIQUE

Cette éruption allergique irritante affecte environ 3 % des enfants avant 18 mois et sa gravité varie avec l'âge. La cause de l'eczéma atopique est inconnue. La plupart des enfants atteints ont un parent proche qui souffre d'eczéma ou d'un trouble allergique comme l'ASTHME (p. 153) ou le rhume des foins (voir RHINITE ALLERGIQUE, p. 152). Une intolérance à certains aliments peut également être à l'origine de cette affection (voir INTOLÉRANCE ALIMENTAIRE, p. 182).

**Les symptômes**
Ils varient en fonction de l'âge de l'enfant. Chez les moins de 4 ans :

- Éruption cutanée de petites pustules prurigineuses, parfois suintantes.
- Le cuir chevelu, les joues, les avant-bras, la face antérieure des jambes et le torse sont les plus fréquemment touchés.

L'éruption disparaît souvent avant l'âge de 4 ans et, parfois, ne revient jamais. Elle peut réapparaître (ou se manifester pour la première fois) chez certains enfants âgés de 4 à 10 ans. À cet âge :

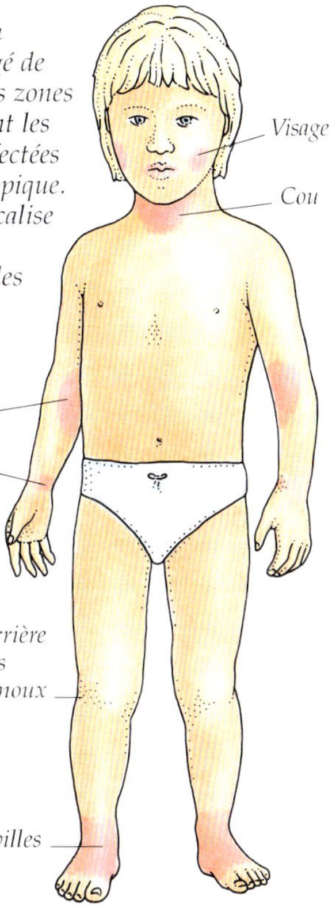


***Zone d'eczéma***
*Chez l'enfant âgé de 4 ans et plus, les zones indiquées ici sont les plus souvent affectées par l'eczéma atopique. L'éruption se localise surtout dans les plis de la peau des articulations.*

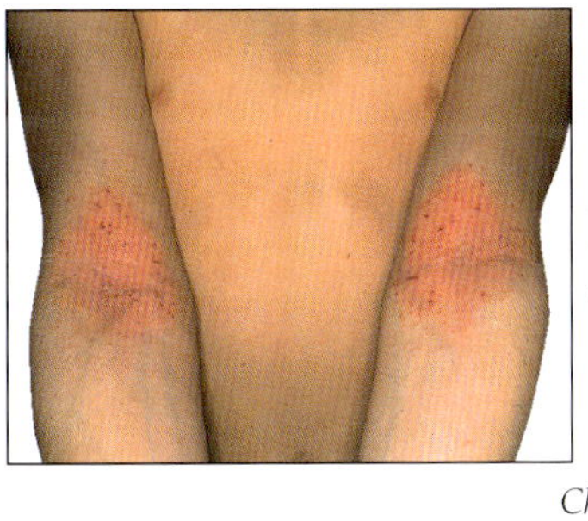

***Aspect de l'eczéma***
*L'intérieur des coudes est fréquemment affecté. L'éruption que l'on voit ici est typique de l'eczéma atopique chez un enfant de 4 ans et plus. Il est squameux, rouge et sec, avec une surface rugueuse.*

- L'éruption consiste en plaques squameuses, sèches et prurigineuses, parfois accompagnées de gerçures.
- Le visage, le cou, l'intérieur des coudes, les poignets, l'arrière des genoux et les chevilles sont les zones les plus généralement affectées (voir photo et croquis ci-dessus).
- La peau des zones affectées s'épaissit parfois.

Quel que soit l'âge de votre enfant, le premier signe d'une poussée d'eczéma atopique est en général une petite inflammation cutanée.

**Les complications**
Si votre enfant se gratte, la peau risque d'être infectée par des bactéries, et les vésicules peuvent suinter. Beaucoup plus rare, mais plus grave, l'eczéma herpeticum peut survenir chez un enfant dont l'eczéma est infecté par le virus de l'herpès simplex (à l'origine de l'HERPÈS LABIAL, p. 139). Cette maladie entraîne une éruption cutanée importante de vésicules et de plaies à vif. Elle s'accompagne souvent d'une forte fièvre de (40 à 41 °C). Les ganglions lymphatiques peuvent alors augmenter de volume.

**Faut-il consulter un médecin ?**
Votre enfant doit être examiné par un médecin dans les 24 heures s'il n'a jamais eu d'éruption auparavant. S'il s'agit d'eczéma atopique et si l'éruption ne se calme pas, ou au contraire s'aggrave, consultez votre médecin car le risque d'infection est réel.

**Que peut faire le médecin ?**
Il peut prescrire une crème ou une pommade corticoïde pour réduire l'inflammation et les démangeaisons pendant les poussées d'eczéma atopique. Continuez à appliquer la crème sur les parties infectées en respectant les conseils du médecin, jusqu'à ce que la peau ait retrouvé un aspect normal. Si une légère inflammation indique la proximité d'une poussée d'eczéma, appliquez la crème prescrite sur les zones affectées pour éviter que l'éruption ne se développe. Si les démangeaisons empêchent votre enfant de dormir, un antihistaminique sera utile. Le médecin peut dans certains cas suggérer un régime. En cas d'infection bactérienne, le médecin ordonnera une pommade ou une crème contenant un corticoïde et un antibiotique. Il peut également prescrire un sirop antibiotique.

Si l'enfant développe un eczéma herpeticum, on lui administrera à l'hôpital un médicament antiviral, l'acyclovir, par voie intraveineuse.

**Que pouvez-vous faire ?**
Outre l'application des crèmes et des pommades prescrites par le médecin, vous pouvez prévenir l'aggravation de l'éruption en évitant le dessèchement de la peau. Lors du bain, utilisez du savon pour bébé ou une crème hydratante. Pour rendre le bain moins irritant, ajoutez une huile spécialement conçue pour l'eczéma.

Hydratez bien la peau en appliquant plusieurs fois par jour une crème hydratante ou une pommade émolliente sur les zones affectées. Elle sera particulièrement efficace sur la peau encore chaude et humide après le bain quotidien.

Chez certains enfants, l'eczéma est plus marqué en hiver, pour d'autres, en été. Il est utile de soigner et d'hydrater la peau plus fréquemment pendant la période en cause. Assurez-vous que l'enfant porte un vêtement en coton sur la peau pour réduire l'irritation.

Évitez tout contact de l'enfant avec des personnes atteintes d'herpès labial.

**Évolution et conséquences**
Avec l'âge, les éruptions seront sans doute moins importantes. Généralement l'eczéma atopique disparaît à l'adolescence. Toutefois, près de la moitié des enfants qui ont eu de l'eczéma atopique sont sujets à d'autres allergies, comme l'asthme par exemple.

# ÉRYTHÈME FESSIER

La peau du bébé peut être irritée s'il porte trop longtemps une couche humide ou souillée. L'érythème fessier affecte la plupart des bébés, surtout en cas de maladie ou de diarrhée. Certains enfants sont davantage sujets à cette irritation de la peau.

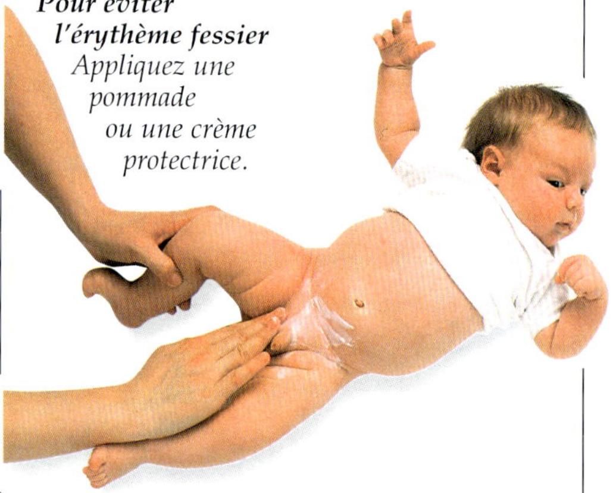

***Pour éviter l'érythème fessier***
*Appliquez une pommade ou une crème protectrice.*

**Les symptômes**

- Irritation de la zone couverte par les couches.
- Taches rouges, à vif.
- Infection bactérienne (voir IMPÉTIGO, p. 139) ou mycosique par la levure *Candida albicans* (voir MUGUET, p. 176), susceptible d'entraîner des pustules et des suintements.

**Le traitement**

Laissez autant que possible les fesses de votre bébé à l'air. Consultez votre médecin si l'éruption ne régresse pas après quelques jours. Il peut prescrire une crème protectrice cicatrisante pour réduire l'inflammation. Si l'éruption s'infecte, une crème antifongique ou antiseptique sera utile. Une fois traitée, l'éruption doit disparaître en quelques jours.

**La prévention**

Changez la couche après l'émission d'urine ou de selles. Lavez et séchez soigneusement les fesses, puis appliquez une crème hydratante ou cicatrisante pour protéger la peau de votre bébé.

# ECZÉMA DE CONTACT

L'eczéma (inflammation de la peau) provoqué par un contact avec des substances allergisantes est rare chez les enfants de moins de 12 ans. Les allergisants les plus communs sont le nickel (dans les bijoux), le caoutchouc, les teintures de tissus, le plâtre, les plantes, les bains moussants, les détergents, les crèmes médicinales et cosmétiques.

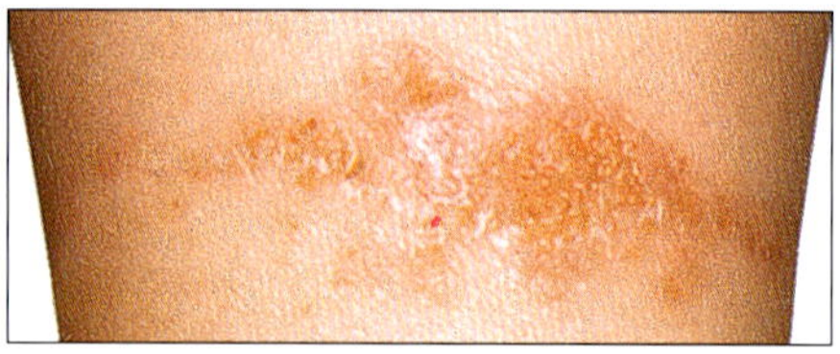

***Eczéma de contact***
*Cette éruption squameuse, sèche, rouge, sur le poignet d'un enfant, est probablement due à une réaction au nickel (montre, bracelet).*

**Les symptômes**

L'éruption due à un bijou restera localisée. Si elle est provoquée par un bain moussant, elle sera étendue. Les principaux symptômes sont :

- Éruption squameuse enflammée.
- Fortes démangeaisons.
- Parfois, pustules et suintements (fréquemment causés par le contact avec des plantes).

Selon le produit irritant, les symptômes n'apparaissent parfois que plusieurs jours après le contact.

**Le traitement**

Si vous connaissez la cause de la dermite, supprimez-la. Vous pouvez appliquer une lotion à la calamine ou une crème aux corticostéroïdes pour combattre l'éruption. Si vous ne pouvez en identifier la cause, votre médecin procédera à des tests cutanés. Le produit soupçonné responsable de l'irritation sera appliqué sur une très petite surface afin d'observer la réaction de la peau.

# ECZÉMA DES LÈVRES

Une éruption autour de la bouche de l'enfant peut être due à une irritation des lèvres par la salive s'il suce son pouce ou se lèche les lèvres. Cette forme d'eczéma disparaît dès que la cause est supprimée.

**Les symptômes**

- Peau enflammée et squameuse autour des lèvres.
- Lèvres sèches, gercées, douloureuses.

**Que pouvez-vous faire ?**

Appliquez une crème protectrice ou réparatrice autour des lèvres pendant quelques jours pour réduire l'inflammation, puis appliquez fréquemment de la vaseline pour protéger la peau contre la salive. L'utilisation d'un baume pour les lèvres aidera à les hydrater et à les protéger.

En général, l'enfant cesse de se lécher les lèvres ou de sucer son pouce avant l'âge scolaire. Vous pouvez lui faire perdre cette habitude plus rapidement en attirant gentiment son attention chaque fois qu'il le fait. Évitez de le harceler car cela ne ferait qu'aggraver la situation.

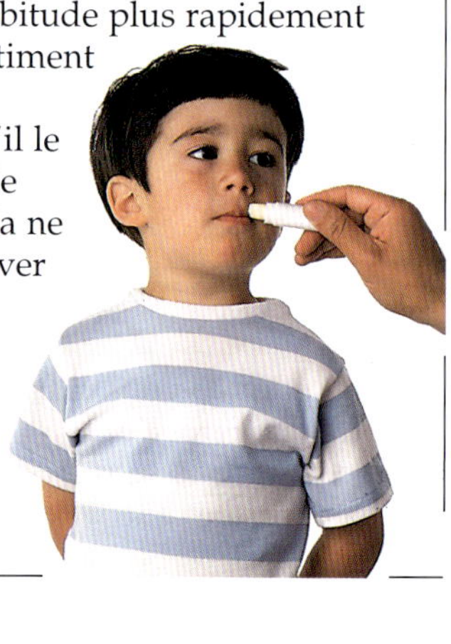

***Protection des lèvres sèches***
*Ayez recours au baume pour les lèvres.*

# PSORIASIS

Cette maladie chronique de la peau se caractérise par des plaques rouges, squameuses et épaisses qui se développent sur les membres, le torse ou le cuir chevelu. Les enfants de plus de 10 ans sont les plus fréquemment touchés. L'éruption n'entraîne généralement pas de démangeaisons, mais le psoriasis peut être gênant et l'enfant perturbé par son aspect. La gravité du psoriasis varie. Elle est plus importante pendant les périodes de maladie ou de stress émotionnel.

**Les causes**
La cause du psoriasis est inconnue mais pourrait être héréditaire. La première éruption de psoriasis peut survenir après une infection aiguë, comme l'angine (voir ANGINE et PHARYNGITE, p. 151 ; LARYNGITE, p. 150) ou une infection de l'oreille (voir OTITE, p. 162).

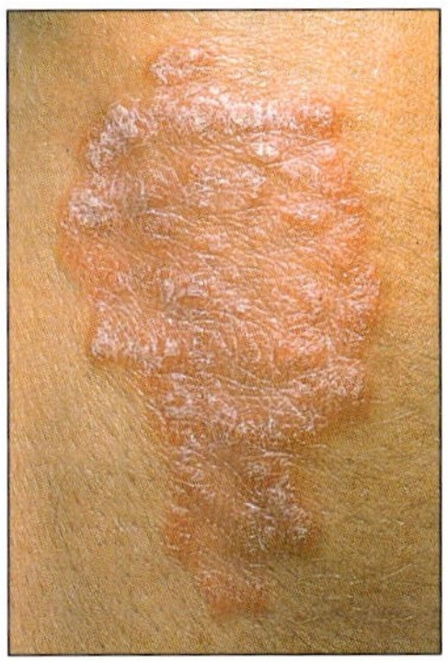

***Éruption de psoriasis***
*La lésion primitive est une plaque rouge surélevée, nettement définie, couverte de squames blanc argenté de peau morte. Une plaque importante comme celle-ci peut apparaître sur les coudes ou les genoux.*

Une éruption de psoriasis se forme quand les cellules de la peau se renouvellent à un rythme trop rapide, les anciennes cellules n'étant pas encore éliminées. L'excédent s'accumule et produit des zones épaisses, parfois couvertes de peau morte, qui s'écaillent.

**Les symptômes**
L'aspect de l'éruption est variable :
- Plaques de peau rouge épaisses couvertes de squames argentées, souvent localisées aux coudes, aux genoux ou sur le cuir chevelu.
- Nombreuses petites plaques rouges, légèrement squameuses, disséminées sur le torse et le visage.
- Ongles épaissis et piquetés.
- Douleurs et inconfort si des petites crevasses apparaissent.

**Que pouvez-vous faire ?**
Si le psoriasis de votre enfant est pénible, vous pouvez éviter les poussées en hydratant bien la peau avec une crème émolliente. L'exposition au soleil aide parfois à faire disparaître l'éruption, mais évitez les coups de soleil.

**Faut-il consulter un médecin ?**
Consultez votre médecin si l'éruption est importante ou si elle perturbe l'enfant. Le médecin l'adressera sans doute à un dermatologue. En cas de psoriasis localisé (cuir chevelu, genou ou coude), il prescrira une crème ou un onguent contenant du goudron, de l'acide salicylique ou un corticoïde. D'autres traitements peuvent également être recommandés, comme des bains dans de l'eau contenant une préparation au goudron et une exposition modérée aux rayons ultraviolets.

**Évolution et conséquences**
Il n'existe pas de traitement définitif du psoriasis. Les récidives, plus ou moins importantes, surviennent généralement toute la vie. Un traitement rapide permet toutefois de contrôler les poussées.

# FURONCLES

Ces boutons durs et douloureux, remplis de pus, sont provoqués par une bactérie, qui infecte la racine d'un poil. Les furoncles sont surtout situés dans les zones moites du corps (aisselles, aine) et sur la nuque. Soyez vigilant, car un furoncle mal soigné laisse souvent une cicatrice inesthétique.

**Les symptômes**
Le furoncle commence en général par un petit bouton rouge qui enfle et se remplit de pus. Voici les principaux symptômes :
- Douleur et sensibilité autour du furoncle.
- Tête de pus blanche ou jaune au centre du furoncle.

À moins qu'ils ne se résorbent, la plupart des furoncles éclatent et se vident de leur pus. En général, la guérison s'obtient en deux semaines.

**Que pouvez-vous faire ?**
Quand le furoncle est formé, appliquez une pommade antiseptique, puis protégez avec une gaze maintenue par du sparadrap. Ce traitement fait mûrir le furoncle et accélère la cicatrisation. Lorsque le pus s'écoule, nettoyez bien le furoncle avec une solution antiseptique et refaites le pansement.

Évitez surtout de le presser, car vous risqueriez une propagation de l'infection.

Si le furoncle persiste plus de deux semaines, s'il est gros et douloureux, ou si votre enfant souffre de furonculose chronique, consultez votre médecin.

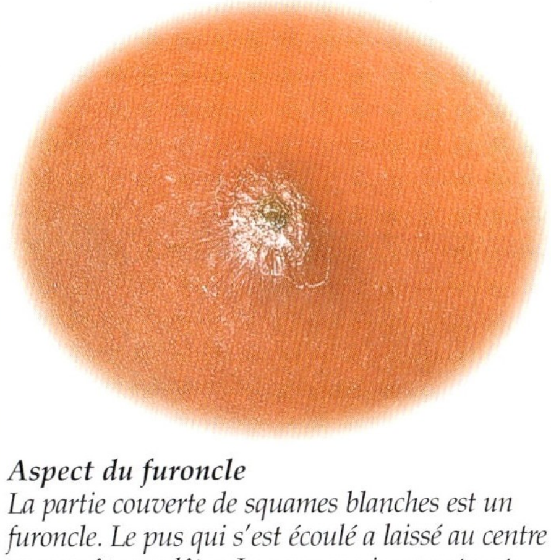

***Aspect du furoncle***
*La partie couverte de squames blanches est un furoncle. Le pus qui s'est écoulé a laissé au centre une croûte verdâtre. La peau environnante est rouge car l'infection s'est étendue.*

**Que peut faire le médecin ?**
Il prescrira des antibiotiques locaux ou par voie orale pour éliminer l'infection ou pratiquera une petite incision dans le furoncle pour libérer le pus. Si les furoncles réapparaissent fréquemment, le médecin prescrira une crème antibiotique et il vous expliquera comment l'appliquer. Il conseillera parfois un savon ou une lotion antiseptique pour la toilette.

# MORSURES ET PIQÛRES D'INSECTES

Morsures et piqûres d'insectes ne provoquent généralement chez l'enfant que des démangeaisons ou des douleurs localisées. Cependant chez certains sujets allergiques, une réaction grave peut se manifester, et devenir parfois mortelle : il s'agit d'un CHOC ANAPHYLACTIQUE (p. 154). Les morsures d'insectes les plus courantes, surtout en période estivale, sont dues aux moustiques, les piqûres sont le fait des abeilles et des guêpes.

## MORSURES D'INSECTES

Une morsure d'insecte provoque :

- Petit bouton rouge.
- Démangeaison localisée.
- Dans certains cas, tache rouge et enflammée ou renflement qui résiste à la pression. Les effets d'une morsure d'insecte peuvent durer de quelques heures à plusieurs jours.

Chez certains enfants, surtout de 2 à 7 ans, les morsures provoquent des boutons groupés, rouges et enflammés. La peau reste marquée de 2 à 10 jours.

### Que pouvez-vous faire ?

Appliquez des compresses d'eau froide ou de lotion calmante à la calamine pour apaiser la démangeaison. Empêchez l'enfant de se gratter, pour éviter que les boutons ne s'infectent.

À la belle saison, étalez une crème anti-insectes sur les parties exposées de la peau.

## PIQÛRES D'INSECTES

En général, la réaction à une piqûre d'insecte déclenche :

- Irritation et douleur locales.
- Rougeur et inflammation.

Les symptômes disparaissent généralement en 48 heures.

Certains enfants sont allergiques au venin, qui provoque chez eux de l'URTICAIRE (voir ci-dessous) et/ou un choc anaphylactique.

### Faut-il consulter un médecin ?

Appelez des secours d'urgence ou conduisez votre enfant aux urgences de l'hôpital le plus proche s'il présente l'un des symptômes suivants : gonflement du visage ou de la bouche ; respiration bruyante ou difficile ; difficulté à déglutir ou somnolence inhabituelle. Prenez rendez-vous chez votre médecin si votre enfant a réagi violemment à une piqûre d'insecte. Il vous remettra peut-être une trousse d'urgence munie d'une seringue d'adrénaline à utiliser en cas de nouvelle piqûre.

### Que pouvez-vous faire ?

Si une abeille a laissé son dard dans la peau, vous devez le retirer (voir ci-dessous). L'application d'une compresse d'eau froide peut soulager la douleur et éviter un œdème. Un antihistaminique à administrer par voie orale calmera l'inflammation.

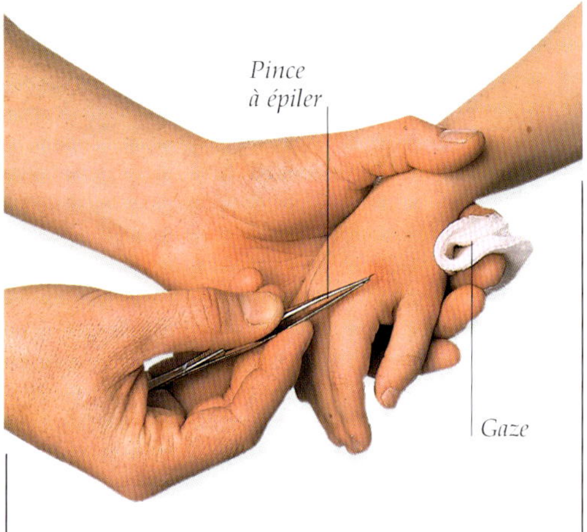


***Comment retirer un dard***
*Utilisez une pince à épiler pour retirer le dard et la poche de venin. Désinfectez la peau à l'aide de gaze imbibée d'antiseptique.*

# URTICAIRE

Cette maladie dermatologique se caractérise par des plaques rouges en relief, souvent très prurigineuses. La cause la plus courante est une réaction allergique provoquée par des aliments (par exemple, le lait ou les agrumes), ou par un médicament (comme la pénicilline) une piqûre d'insecte (voir ci-dessus) ou une plante.

### Les symptômes

Il existe 2 formes d'urticaire. L'urticaire aigu, qui dure de 30 minutes à plusieurs jours ; l'urticaire chronique qui peut s'installer plusieurs mois. Les symptômes de l'urticaire chronique ou aigu sont :

- Lésions arrondies, en relief blanches ou jaunâtres, entourées de peau enflammée.
- Vives démangeaisons.

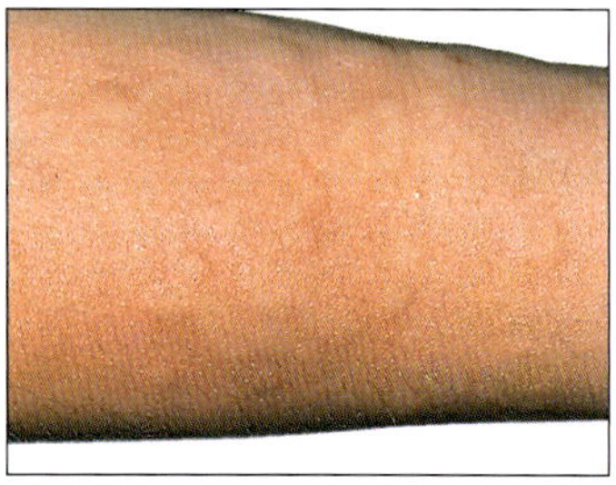

***Éruption caractéristique de l'urticaire***
*Les zones affectées par l'urticaire sont de taille et de forme variables, boursouflées, pâles et bordées de rouge.*

L'éruption peut être localisée, ou généralisée. Dans de très rares cas, l'urticaire est l'un des symptômes du CHOC ANAPHYLACTIQUE (p. 154), grave réaction allergique généralisée, qui se manifeste par un œdème de la face ou de la bouche, une gêne respiratoire, une difficulté à déglutir et une somnolence inhabituelle. Si votre enfant présente l'un de ces symptômes, appelez des secours d'urgence ou conduisez-le à l'hôpital le plus proche.

### Le traitement

Si votre enfant est sujet à des crises d'urticaire répétées, essayez d'en découvrir la cause. Au moment des crises, les symptômes peuvent être atténués par un antihistaminique administré par voie orale, sur prescription médicale. Il faut parfois poursuivre le traitement pendant plusieurs semaines.

Si les crises importantes résistent aux antihistaminiques, consultez un médecin. Il pourra prescrire des corticostéroïdes et/ou vous orientera vers un dermatologue. La fréquence des crises diminuera probablement au fil des années.

# HERPÈS LABIAL

Dus au virus *Herpes simplex*, les herpès sont de petites vésicules qui se développent autour des lèvres. La première contamination passe généralement inaperçue, mais peut entraîner une GINGIVOSTOMATITE (p. 176). À la suite de cette primo-infection, le virus reste présent dans les cellules ; réactivé, il peut provoquer les poussées d'herpès. Cet herpès risque de récidiver à l'occasion d'une maladie infectieuse, d'une angoisse ou d'un choc émotionnel, d'une exposition au soleil ou au vent.

**Les symptômes**
Les vésicules apparaissent isolées ou en grappes. Les symptômes principaux sont :

- Des sensations de brûlure autour de la bouche, qui se déclenchent de 4 à 12 heures avant l'apparition des vésicules.
- De minuscules vésicules, parfois douloureuses ou prurigineuses, entourées d'une zone légèrement enflammée. Elles s'ouvrent au bout de quelques jours pour former une croûte, qui tombe en moins de 2 semaines sans laisser de cicatrice.

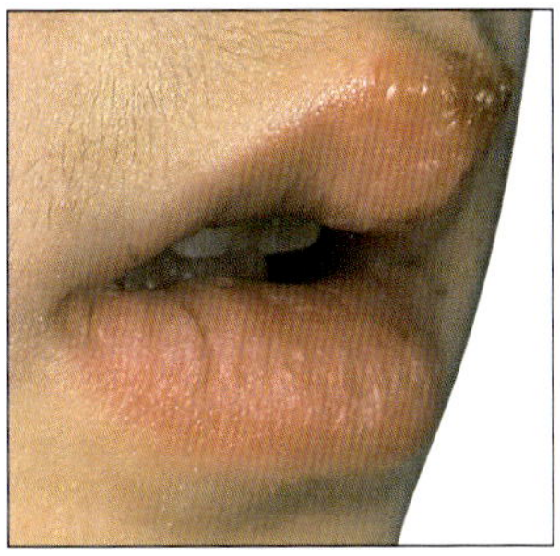

***Herpès labial***
*Souvent groupées, des vésicules, d'abord claires, deviennent opaques et forment des croûtes. Elles ont une forme plus régulière et sont plus petites que les vésicules de l'impétigo (ci-dessous).*

**Que pouvez-vous faire ?**
L'herpès est un trouble mineur qui ne nécessite aucun traitement chez la plupart des enfants. Cependant, si les boutons sont pénibles à supporter, vous pouvez soulager votre enfant avec une boisson fraîche ou en appliquant un glaçon. Si les poussées d'herpès sont fréquentes, importantes, ou si votre enfant les supporte mal, appliquez une crème antivirale (aciclovir) qui atténue la gravité et la durée de la poussée d'herpès. Elle sera plus efficace si vous l'appliquez dès les premières brûlures.

Si vous êtes en mesure d'identifier la cause de cet herpès, vous pourrez prendre des mesures préventives. Par exemple, si l'herpès se manifeste à la suite d'une exposition au soleil, vous éviterez les poussées en protégeant ses lèvres avec une crème antisolaire.

Pour réduire le risque de propagation du virus à d'autres personnes ou à d'autres parties du corps, dissuadez votre enfant de toucher les vésicules ou de porter les doigts à sa bouche et incitez-le à se laver les mains fréquemment.

**Évolution et conséquences**
Il n'existe pas de traitement et votre enfant sera probablement sujet à d'autres poussées. Toutefois, les crises s'espacent avec le temps.

# IMPÉTIGO

Cette infection cutanée banale, mais très contagieuse, provoquée par une bactérie, atteint surtout les enfants, affectant généralement la bouche et le pourtour des narines ; chez le nourrisson, elle peut atteindre le siège ou toute autre partie du corps. Les bactéries provoquent l'infection en pénétrant sous la peau à l'occasion d'une coupure, d'une piqûre d'insecte, ou d'une affection cutanée comme l'ECZÉMA ATOPIQUE (p. 135) ou la GALE (p. 143).

**Les symptômes**
Les symptômes de l'impétigo varient selon le stade de l'infection :

- La peau rougit et se couvre de petits boutons.
- Les boutons éclatent pour former de petites lésions « à vif » humides qui vont en s'élargissant.
- Des croûtes jaunâtres se forment à mesure que les lésions sèchent.

L'impétigo n'est pas douloureux, mais peut provoquer des démangeaisons. Sans traitement, les lésions peuvent durer des semaines, voire des mois.

**Faut-il consulter un médecin ?**
Faites examiner votre enfant dans les 24 heures si vous pensez qu'il est atteint d'impétigo. Le médecin prescrira sans doute une pommade antibiotique. Si l'infection est très étendue, il prescrira un antibiotique par voie orale.

**Que pouvez-vous faire ?**
Avant d'appliquer la pommade, éliminez les croûtes en les tamponnant doucement avec un coton imbibé d'une solution antiseptique, puis laissez sécher. Pour prévenir les risques de dissémination, empêchez votre enfant de se gratter. Lavez séparément ses draps, ses serviettes de table et de toilette. Évitez tout contact avec d'autres enfants. Une fois traité, l'impétigo régresse dans un délai de 5 jours.

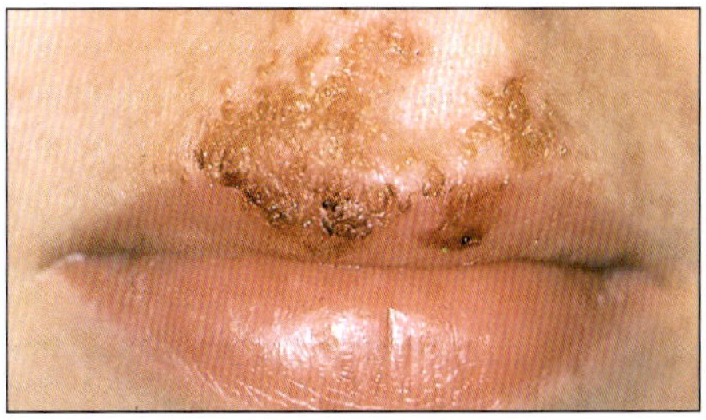

***Aspect de l'impétigo***
*L'impétigo se déclare sous la forme de petits boutons. Ici, les boutons ont éclaté pour former des lésions plus grandes, aux contours irréguliers, couvertes de croûtes jaunâtres.*

**La prévention**
Douchez ou baignez votre enfant chaque jour. Pour prévenir l'ÉRYTHÈME FESSIER (p. 136) du nourrisson, changez souvent ses couches. Les ongles de votre enfant doivent être coupés régulièrement et tenus propres. Si votre enfant est enrhumé, ou présente un écoulement nasal, appliquez un peu de vaseline à la base des narines.

# ACNÉ

Souvent dite « juvénile » car elle touche principalement les adolescents, cette maladie de la peau se caractérise par des boutons enflammés. L'acné survient généralement à la puberté, entre 12 et 14 ans. Il régresse après quelques années d'évolution. Il existe souvent des facteurs familiaux déterminants, des « familles à acné » ; d'autre part, les garçons y sont plus sujets. Si l'acné ne peut être évitée, on peut du moins la contrôler.

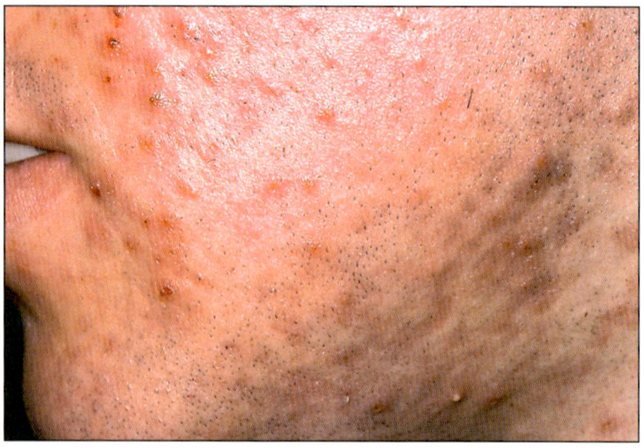

***Visage affecté par l'acné***
*Les boutons sur le visage de ce garçon sont caractéristiques de l'acné. Les marques violacées légèrement bosselées sont des cicatrices.*

### Les causes

À la puberté, la sécrétion de sébum (substance grasse produite par les glandes sébacées, au niveau de la racine des poils) augmente, déclenchée par l'intensification de l'activité des hormones sexuelles. Les boutons d'acné (comédons) apparaissent quand un excès de sébum et de cellules mortes de l'épiderme forme un bouchon qui obstrue le follicule d'un poil. Prises au piège, les bactéries se multiplient, provoquant une inflammation locale au niveau de la racine du poil. Le phénomène est aggravé par l'application sur la peau de substances grasses. Le régime alimentaire est inutile.

### Les symptômes

L'acné affecte principalement le visage (voir ci-contre), la nuque, les épaules, la poitrine, le haut des bras et le dos. Les symptômes sont :

- Comédons (petits boutons rouges, surélevés).
- Points noirs.
- Points blancs (papules surmontées d'un point blanchâtre suppurant)
- Kystes (renflements sébacés).
- Marques violacées laissées par les boutons cicatrisés, qui s'estompent peu à peu.

Dans les cas graves, l'acné peut laisser des cicatrices et de petits cratères. L'affection peut gêner considérablement l'adolescent, qui souffre de son apparence, à une période sensible de son développement.

### Le traitement

L'enfant doit se laver au savon doux 2 fois par jour. Il peut utiliser une crème ou une lotion antiacnéique. Ces préparations vendues en pharmacie activent le renouvellement des cellules de l'épiderme, ce qui favorise le dégagement des pores encombrés et freine le développement des bactéries. Il en existe plusieurs concentrations. Essayez d'abord la plus faible. L'exposition au soleil favorise parfois l'élimination des comédons. Il est déconseillé de les expulser par pression des doigts.

Si, après 2 à 3 mois d'utilisation de la préparation, vous ne constatez pas d'amélioration, consultez un médecin. Il prescrira peut-être une antibiothérapie, sur des périodes de 3 à 6 mois.

Si les antibiotiques sont sans effet, le médecin prescrira un traitement aux rétinoïdes, qui sont en général efficaces, mais provoquent des effets secondaires, comme le dessèchement des lèvres, des yeux et du nez. Chez les adolescentes, un contraceptif devra être prescrit car ce traitement est dangereux en cas de grossesse.

### Évolution et conséquences

L'acné ne peut être guérie. Cependant, le traitement permet d'en atténuer la gravité et de prévenir les cicatrices. La maladie disparaît souvent après 20 ans.

# PITYRIASIS ROSÉ

Éruption cutanée caractérisée par de fines desquamations, le pityriasis rosé affecte d'ordinaire le tronc, les bras et les jambes. On suppose qu'il a pour origine une infection virale, sans qu'aucun virus spécifique ait pu être isolé. La maladie touche principalement les adolescents.

### Les symptômes

Les principaux symptômes sont :

- Une première tache, annonciatrice, ovale ou ronde, de 1 à 2 cm de diamètre.
- Des taches ovales, sans relief, cuivrées ou rosées, qui apparaissent entre 3 et 10 jours plus tard. Au bout d'une semaine, chaque tache se frange de squames.
- Ces lésions ne démangent pas, sauf dans certaines variantes de la maladie.

L'éruption cutanée apparaît sur le tronc, le long des côtes. Elle peut gagner ensuite la nuque, les bras et les jambes, s'estompant au niveau du coude et du genou. L'éruption n'atteint que très rarement le visage.

### Faut-il consulter un médecin ?

Même si cette affection bénigne régresse spontanément, faites examiner votre enfant dans les jours qui suivent l'apparition des symptômes. Le médecin vérifiera qu'il ne s'agit pas d'une maladie plus grave.

### Le traitement

Le médecin traite les symptômes plutôt que l'affection elle-même. Si la démangeaison est violente, il pourra ordonner un antihistaminique par voie orale. Il faut aussi éviter l'échauffement de la peau, et humecter régulièrement les zones affectées. L'exposition au soleil peut accélérer la disparition de l'éruption cutanée.

### Évolution et conséquences

Le pityriasis rosé disparaît d'ordinaire en 3 à 8 semaines, et récidive rarement.

# VERRUES

D'origine virale, les verrues sont des petites tumeurs cutanées bénignes. Elles apparaissent d'ordinaire sur les mains et les pieds. Les verrues sont contagieuses. La plupart disparaissent spontanément au bout de quelques mois, ou de plusieurs années, si elles ne sont pas traitées. Cependant, les récidives sont fréquentes.

**Les symptômes**
Il existe différents types de verrues, qui peuvent apparaître isolées ou en grappes. Celles qui touchent le plus souvent les enfants sont :

- Les verrues vulgaires, saillantes. Leur surface est habituellement ferme et rugueuse. Elles apparaissent en général sur les mains, les pieds, les genoux, le visage.
- Les verrues planes, petites grosseurs, à peine saillantes. Elles touchent surtout les mains et le visage.
- Les verrues plantaires, semblables à des durillons, affectent la plante du pied. Elles sont peu saillantes et souvent douloureuses et ont tendance à s'incruster.

**Que pouvez-vous faire ?**
Les verrues disparaissent souvent d'elles-mêmes. Cependant, si votre enfant manifeste le désir de s'en débarrasser, vous pouvez traiter vous-même une verrue sur la main ou le pied, mais jamais sur la bouche ou le visage.

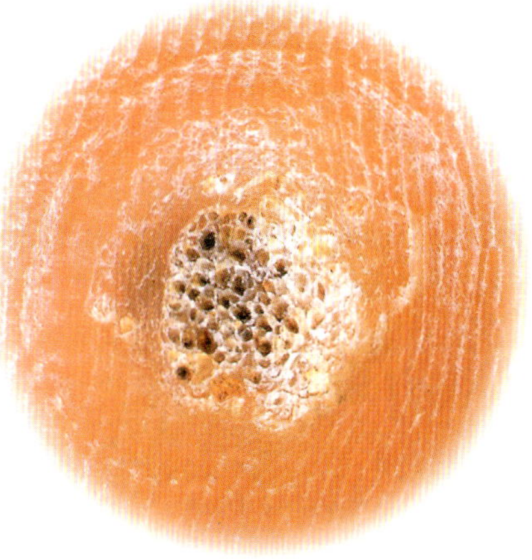

***Verrue plantaire***
*Cette verrue localisée sur la plante du pied présente une surface dure, rugueuse, calleuse, et parsemée de minuscules caillots sanguins.*

La technique de traitement la plus simple pour les verrues vulgaires et les verrues planes consiste à appliquer un pansement adhésif, à changer 2 fois par jour. Si la verrue ne disparaît pas dans les 3 semaines, vous pouvez appliquer une lotion spécifique (en pharmacie). Suivez soigneusement les instructions. Pour protéger la peau saine autour de la verrue, enduisez-la de vaseline avant d'appliquer la lotion.

En cas de verrue plantaire, frottez la surface à la pierre ponce pour éliminer la peau qui la recouvre. Découpez un morceau de pansement adhésif imbibé d'acide salicylique à la taille de la verrue et appliquez-le dessus. Remplacez le pansement chaque jour jusqu'à disparition de la verrue, ce qui peut prendre 3 mois.

Dissuadez votre enfant de toucher la ou les verrues car il risque de provoquer leur prolifération.

**Faut-il consulter un médecin ?**
Si votre traitement se révèle inefficace, ou si votre enfant est gêné ou incommodé par une verrue localisée sur la bouche ou le visage, consultez un médecin.

Il adressera peut-être votre enfant à un dermatologue. La plupart des verrues sont alors détruites à l'azote liquide ou à la neige carbonique (cryothérapie).

**Évolution et conséquences**
La plupart des verrues disparaissent avec le temps, même sans traitement. Si elles récidivent, il faudra répéter le traitement.

# MOLLUSCUM CONTAGIOSUM

Cette affection cutanée bénigne, d'origine virale, se signale par l'apparition de petites pustules à la surface de l'épiderme. Elle est fréquente chez les enfants de 2 à 5 ans. Extrêmement contagieuse, elle se transmet par contact direct ou indirect, par des vêtements ou des serviettes infectés, ou même dans une piscine.

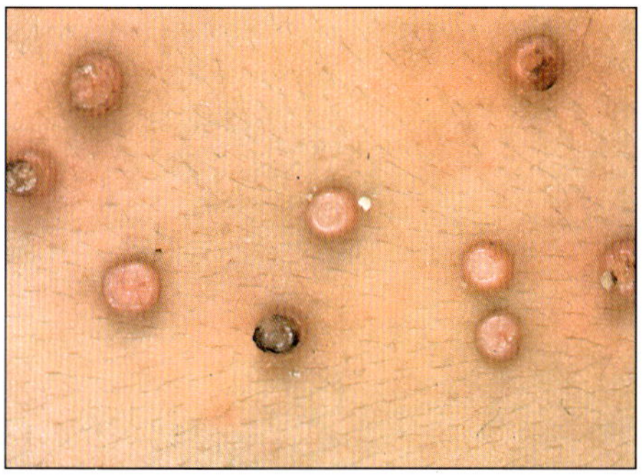

***Pustule de molluscum contagiosum***
*Les pustules, de 2 à 5 mm de diamètre, apparaissent généralement en groupes mais sont quelquefois isolées.*

**Les symptômes**
Les pustules apparaissent de 2 à 7 semaines après l'infection, principalement sur le tronc, le visage, les mains et rarement sur les paumes ou la plante des pieds. Elles sont :

- De forme saillante avec une dépression au centre.
- Blanc nacré ou rosé.

**Faut-il consulter un médecin ?**
Faites examiner votre enfant si vous suspectez cette affection. Sans traitement, les symptômes peuvent disparaître spontanément, mais la maladie risque aussi de se propager. Elle peut également se transmettre à d'autres enfants. Un bouton écorché est généralement source de transmission de la maladie et peut provoquer une éviction de l'école ou des activités collectives aussi longtemps que durera la maladie.

**Que peut faire le médecin ?**
Si le molluscum contagiosum ne concerne qu'une surface restreinte du corps, le médecin prescrira probablement un traitement par destruction locale à la curette. Ce traitement libère la substance crémeuse contenue dans les pustules, et détruit celles-ci. Si les pustules sont nombreuses, le médecin adressera votre enfant à un dermatologue. Celui-ci utilisera la méthode du curetage ou la cryothérapie.

# MYCOSES

Les mycoses affectent l'épiderme, le cuir chevelu et les ongles. Les plus répandues sont la teigne et le pied d'athlète. La teigne touche les enfants d'âge scolaire et se développe sur le cuir chevelu, la surface du corps ou le visage. Les adolescents sont plus sujets au pied d'athlète, mycose généralement localisée entre les orteils.

## LA TEIGNE

Le champignon responsable de l'infection se transmet par contact direct avec un animal ou le sol, ou par contact indirect par l'intermédiaire de chapeaux, peignes, vêtements, tapis ou sièges.

### Les symptômes

Sur le corps ou le visage, la teigne provoque :
- Des squames ovales ou circulaires, aux contours surélevés, légèrement enflammées.

Au niveau du cuir chevelu, la teigne provoque :
- Des démangeaisons.
- Des plaques squameuses (pellicules par exemple).
- Les cheveux tombent ou ne mesurent plus que quelques millimètres.
- Parfois, une zone est enflammée, parsemée de petits puits purulents (kérion).
- Des démangeaisons.

Consultez votre médecin si votre enfant présente l'un de ces symptômes.

### Le traitement

En cas d'infection du corps ou du visage, le médecin prescrira une lotion ou une crème antifongique.

Si l'infection est étendue, ou si le cuir chevelu est atteint, il pourra recourir aux antifongiques par voie orale. Le kérion nécessite un traitement antibiotique.

Pour prévenir la teigne, tenez votre enfant à l'écart des personnes ou animaux contaminés, et dissuadez-le d'utiliser les objets personnels de ses camarades.

## PIED D'ATHLÈTE

Cette affection se déclare plus particulièrement l'été et chez les adolescents adeptes des chaussures de sport. La contamination par cette mycose se fait généralement par contact avec le sol des vestiaires et des douches publics.

### Les symptômes

- Rougeurs et cloques, souvent entre le quatrième et le cinquième orteils.
- Démangeaisons.
- Dans certains cas, l'ongle de l'orteil est épais, décoloré et cassant.

### Le traitement

Il existe de nombreux sprays, poudres et crèmes vendus en pharmacie pour traiter cette mycose (voir ci-contre). Le traitement provoque sa disparition en 1 ou 2 semaines. S'il n'y a pas d'amélioration après 15 jours, ou si les ongles des orteils sont infectés, consultez un médecin. Celui-ci prescrira sans doute un antifongique.

Votre enfant sera moins susceptible de contracter le pied d'athlète s'il prend l'habitude de se sécher soigneusement les pieds. Également recommandés : le port de sandales ouvertes et la marche nu-pieds.

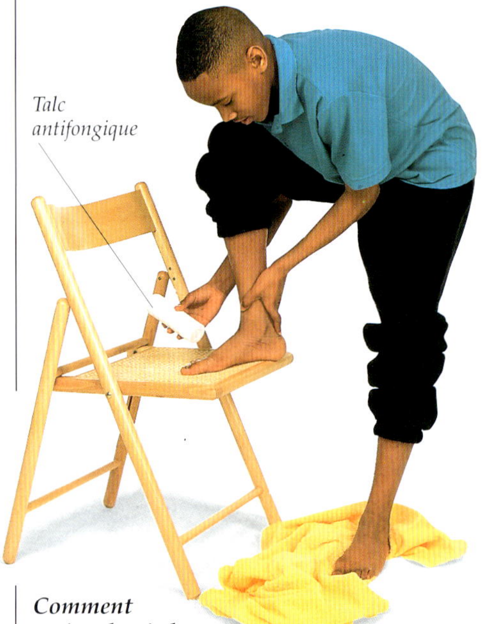


***Comment traiter le pied d'athlète***
*Votre enfant doit se laver et se sécher les pieds soigneusement avant de les saupoudrer de talc antifongique 2 fois par jour. Les chaussettes et les chaussures seront aussi traitées.*

# PITYRIASIS VERSICOLOR

Cette maladie cutanée fréquente se caractérise par l'éruption de taches décolorées. L'agent est une levure normalement présente sur la peau, qui prolifère à la faveur d'une exposition au soleil, ou d'une chaleur humide. La maladie survient généralement après la puberté.

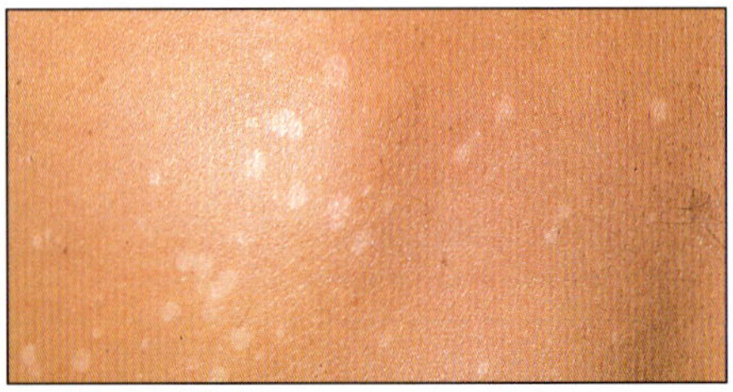

***Aspect du pityriasis versicolor***
*Zones de peau sombre ou tannée où apparaissent des taches rondes, pâles, aux bords bien nets.*

### Les symptômes

Le principal symptôme consiste en l'apparition sur la peau de taches décolorées, dont les caractéristiques sont :
- Nuance sombre sur les peaux pâles, plus claire sur les peaux foncées.
- Desquamation légère.
- Nette délimitation.
- Démangeaison légère, parfois.

Si votre enfant présente les symptômes du pityriasis versicolor, il devra être examiné par un médecin. Cette affection, bien que bénigne et non contagieuse, peut persister de façon chronique en l'absence de traitement. L'affection s'étend particulièrement l'été.

### Le traitement

Le médecin prescrira une crème ou une lotion antifongique, que vous appliquerez quotidiennement sur les zones infectées. Ce traitement est efficace en une semaine. Cependant, le traitement est parfois prolongé jusqu'à 3 semaines pour éviter une récidive. L'exposition à l'air des zones affectées de l'épiderme est favorable. Il faudra peut-être quelques semaines, voire quelques mois, pour que la peau retrouve son aspect antérieur.

# GALE

Cette affection cutanée contagieuse est due à un parasite de l'ordre des acariens. La femelle de ce parasite creuse un tunnel dans l'épiderme et y pond ses œufs, provoquant une démangeaison intense. La contamination s'effectue par contact physique direct. La gale ne dépend pas toujours d'un défaut d'hygiène personnelle.

**Les symptômes**

Ils peuvent n'apparaître que 6 semaines après la contamination :

- Démangeaisons intenses, particulièrement la nuit.
- Fins sillons grisâtres (correspondant aux tunnels) entre les doigts, aux poignets, sous les aisselles, entre les fesses ou sur la région génitale. Chez les enfants de moins de 2 ans, ils sont plutôt localisés sur la paume des mains et la plante des pieds.
- Lésions, croûtes et écorchures.

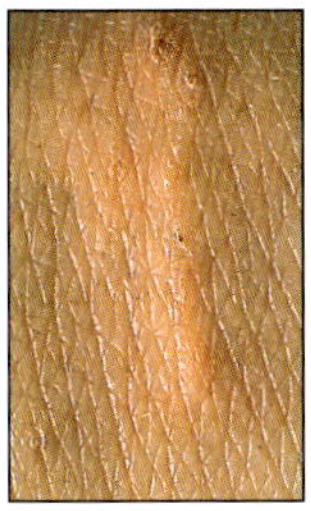

***Tunnel du sarcopte, parasite de la gale***
*Ces fins sillons gris sur la peau correspondent aux tunnels creusés par la femelle.*

- Sur le corps, pustules qui s'infectent.

Si votre enfant souffre de démangeaisons intenses ou s'il présente l'un des autres symptômes de la gale, faites-le examiner par votre médecin dans les 24 heures. La gale ne disparaîtra pas d'elle-même et le grattage pourrait provoquer de l'IMPÉTIGO (p. 139).

**Le traitement**

Le médecin prescrira une lotion antiscabieux. Appliquez ce produit sur tout le corps (sauf la tête et le cou), après le bain. Renouvelez éventuellement l'opération. Le traitement doit être administré à tous les membres de la famille. Puis, lavez et désinfectez tous les vêtements et la literie. En général, les parasites meurent dans les 3 jours. Malgré leur destruction, les démangeaisons peuvent persister 2 semaines. Le médecin pourra prescrire une pommade calmante.

Prévenez toutes les personnes proches avec lesquelles votre enfant et vous-même avez été en contact. Elles pourront ainsi se faire examiner.

# POUX

Les poux sont de minuscules insectes plats, sans ailes, qui vivent sur le cuir chevelu et sucent le sang. Les enfants d'âge scolaire y sont très exposés, la contamination se faisant par contact direct. Si votre enfant a des poux, soyez vigilant ; mais sachez que parfois plus la peau et les cheveux sont propres, plus ils sont atteints par les poux.

**Les symptômes**

- Démangeaisons intenses du cuir chevelu.
- Petits points rouges (les piqûres) sur le cuir chevelu.

Les insectes adultes sont de taille minuscule, presque transparents et, de ce fait, difficiles à distinguer. Les œufs (lentes) sont plus aisément repérables, surtout après l'éclosion. On observe alors les coques vides des lentes, petits bulbes oblongs à la base des cheveux.

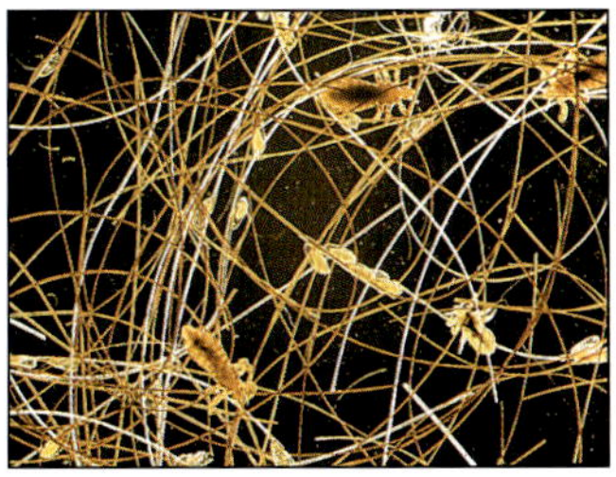

***Poux et lentes***
*Les minuscules formes ovales blanches sont des lentes, solidement attachées à la base des cheveux. On distingue également plusieurs poux sur les cheveux.*

**Que pouvez-vous faire ?**

Si vous suspectez la présence de poux chez votre enfant, examinez ses cheveux pour tenter de repérer les lentes. Un autre moyen consiste à lui mouiller la tête et à passer la chevelure au peigne à denture fine au-dessus d'une feuille de papier.

Si votre enfant est contaminé, vérifiez les cheveux de tous les membres de la famille et informez l'école de façon que tous les parents redoublent de vigilance.

**Faut-il consulter un médecin ?**

Dans un premier temps, vous pouvez traiter le problème vous-même. Cependant, si votre enfant n'a pas 2 ans ou s'il est sujet aux allergies ou à l'asthme, parlez-en d'abord à un médecin.

**Le traitement**

Il existe en pharmacie des lotions et shampooings antipoux. Certains n'exigent qu'une seule application. Tous les membres de votre famille doivent suivre le même traitement le même jour (même s'ils ne présentent aucun symptôme), pour s'assurer d'une éradication totale, et pour éviter une nouvelle infestation de votre enfant. Lavez peignes et brosses à l'eau bouillante pour tuer les poux ou les lentes. Dans la mesure où tous les proches sont traités simultanément, une seule désinfection devrait suffire à débarrasser votre enfant de ses poux.

**Comment éviter les poux ?**

Votre enfant attrapera moins facilement des poux si vous le dissuadez d'échanger avec d'autres bonnets, écharpes, peignes et brosses. Si vous avez connaissance d'une vague de poux dans l'école qu'il fréquente, vous pouvez utiliser un produit répulsif (vendu en pharmacie), qui aura un effet préventif.

***Éradication des poux***
*On peut éliminer les poux en lavant les cheveux avec une lotion ou un shampooing antipoux. Suivez attentivement les instructions, et peignez les cheveux mèche par mèche avec un peigne spécial à denture fine afin d'éliminer poux et lentes.*

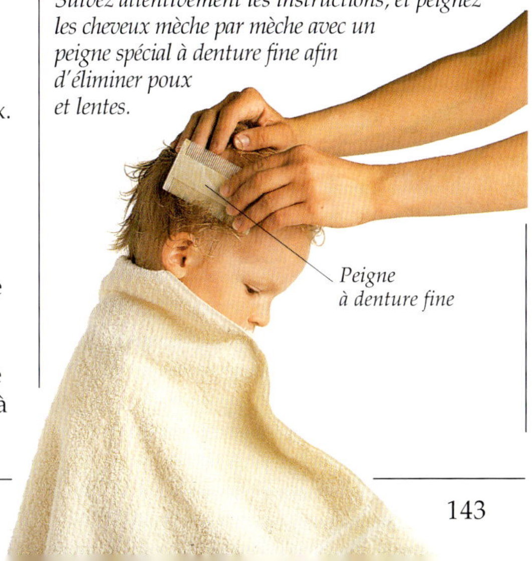

# TROUBLES SANGUINS ET CIRCULATOIRES

LES CARDIOPATHIES congénitales sont souvent des maladies graves. Leurs causes demeurent le plus souvent inconnues. Heureusement, bon nombre d'entre elles sont désormais guérissables. De même, on enregistre aujourd'hui un taux de guérison élevé pour la plupart des affections graves du sang, y compris la leucémie, autrefois incurable. Il est toutefois important de dépister très tôt les symptômes de ces maladies pour optimiser les chances de guérison.

**RUBRIQUES DE CE CHAPITRE**



# CARDIOPATHIES CONGÉNITALES

Un enfant atteint d'une cardiopathie congénitale naît avec une ou plusieurs malformations du cœur. Le risque est plus élevé si la mère a souffert de la rubéole (p. 119) au début de sa grossesse, si elle souffre d'un diabète mal contrôlé, si elle a pris des substances toxiques pendant sa grossesse, ou si elle a déjà eu un enfant atteint. La maladie peut se corriger spontanément, mais une intervention chirurgicale s'avère parfois nécessaire.

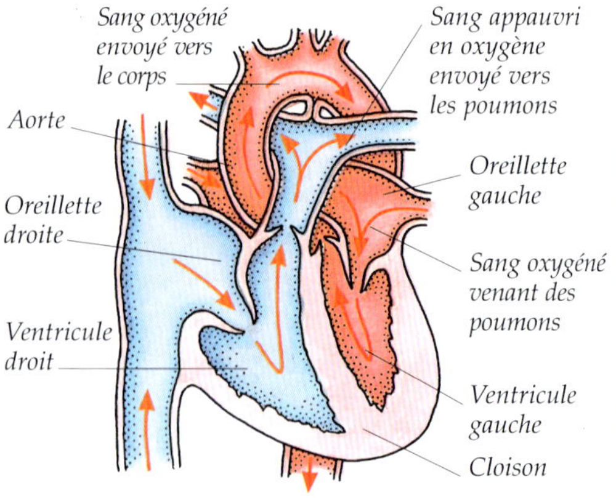


CŒUR NORMAL

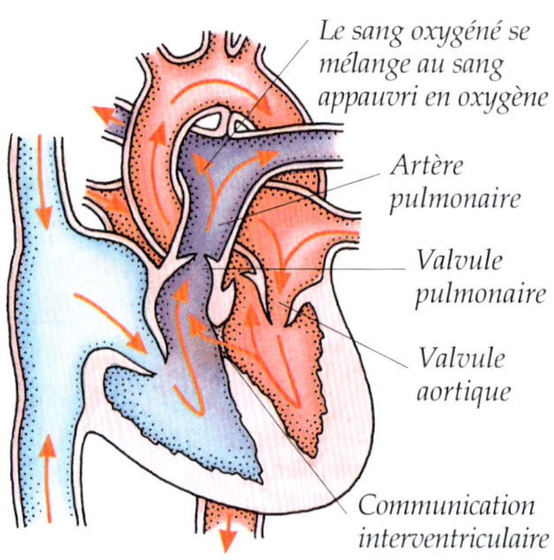


CŒUR ANORMAL

**Les différents types de cardiopathies**
L'anomalie cardiaque la plus fréquente est la communication interventriculaire. La persistance après la naissance du canal artériel provoque le passage direct du sang de l'aorte à l'artère pulmonaire.

Il existe d'autres cardiopathies répandues : la communication interauriculaire, c'est-à-dire la présence d'un orifice entre les 2 oreillettes (les cavités supérieures du cœur) ; la sténose de l'isthme aortique, qui est un rétrécissement de la valvule aortique ; et la sténose de la valvule pulmonaire. Certaines affections rares sont plus graves : la malposition des gros vaisseaux, dans laquelle les positions de l'aorte et de l'artère pulmonaire sont inversées ; le rétrécissement aortique ; enfin, la tétralogie de Fallot qui associe 4 malformations : communication interventriculaire, rétrécissement de l'artère pulmonaire, malposition de l'aorte, et hypertrophie ventriculaire droite.

***Communication interventriculaire***
*Un orifice permet au sang de circuler du ventricule gauche vers le ventricule droit. Au lieu d'être pompé dans l'aorte pour aller irriguer les tissus du corps, le sang oxygéné est envoyé vers les poumons.*

**Les symptômes**
Ils varient en fonction de la nature et de la gravité de la cardiopathie. Le médecin décèle parfois les symptômes dès le premier examen du nouveau-né. Dans d'autres cas, les signes n'apparaissent que quelques années plus tard, voire même à l'âge adulte.

Les symptômes les plus fréquents de la cardiopathie congénitale sont :

- Souffle au cœur (bruit anormal du cœur). Le médecin le décèle généralement au stéthoscope. Dans la plupart des cas, le souffle au cœur n'indique pas une maladie cardiaque congénitale, mais il peut provenir du rétrécissement de la valvule pulmonaire ou aortique ou d'un autre trouble cardio-vasculaire.
- Troubles de l'alimentation et perte de poids. Chez certains bébés souffrant de cardiopathie congénitale, une insuffisance cardiaque (incapacité du cœur à pomper efficacement le sang) entraîne des difficultés alimentaires. Le bébé peut également respirer rapidement et transpirer, surtout après les repas.
- Bleuissement de la langue et des lèvres (cyanose). Plusieurs types de cardiopathies empêchent la circulation normale du sang à travers les poumons. Ainsi, le sang qui irrigue le corps n'est pas suffisamment oxygéné, provoquant ce bleuissement des tissus.
- Essoufflement lors d'un effort.

Les enfants souffrant d'une cardiopathie congénitale ont une croissance plus lente que les autres.

### Les complications
Un enfant atteint d'une cardiopathie congénitale, même légère, est particulièrement exposé à l'endocardite infectieuse. Celle-ci se manifeste par une inflammation des valvules du cœur due à des bactéries qui pénètrent dans le sang, lors de soins dentaires ou d'une intervention chirurgicale par exemple.

### Faut-il consulter un médecin ?
Faites examiner votre enfant si vous craignez une anomalie cardiaque congénitale.

Si la cardiopathie congénitale a déjà été diagnostiquée, consultez immédiatement votre médecin en cas de fièvre, manque d'énergie ou perte d'appétit. Ces symptômes peuvent révéler une endocardite infectieuse.

### Que peut faire le médecin ?
S'il soupçonne une maladie cardiaque congénitale, il vous indiquera un pédiatre ou un cardiopédiatre. Le spécialiste ordonnera des radiographies, un électrocardiogramme, ainsi qu'une échographie du cœur. Ces examens révéleront la nature et la gravité de la cardiopathie congénitale de votre enfant.

Dans de nombreux cas, les troubles s'atténuent spontanément, sans nécessiter d'intervention chirurgicale.

Toutefois, il faut parfois recourir à une opération d'urgence. Si l'affection est moins grave, le médecin peut décider de retarder l'intervention de quelques mois ou années. Certaines pathologies nécessitent plusieurs opérations.

Votre enfant sera suivi par un pédiatre ou un cardiologue, et devra également subir des examens réguliers à l'hôpital. Votre médecin de famille pourra vous donner toutes les recommandations appropriées. Afin de minimiser les risques d'endocardite infectieuse, il prescrira un traitement antibiotique si votre enfant doit subir des soins dentaires ou une opération.

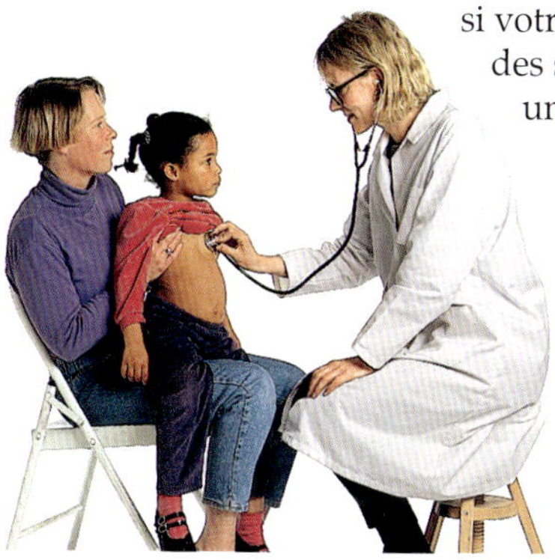

***Auscultation***
*Le médecin effectue cet examen au stéthoscope. Un bruit anormal peut indiquer une affection cardiaque.*

### Que pouvez-vous faire ?
Sauf indication contraire de votre médecin, incitez votre enfant à mener une vie tout à fait normale. Dans certains cas de cardiopathies cyanogènes, le médecin conseillera à votre enfant d'éviter l'exercice.

Veillez toujours à ce que votre enfant suive entièrement le traitement antibiotique prescrit pour prévenir une endocardite.

Assurez-vous qu'il porte constamment sur lui une carte (fournie par le médecin) indiquant qu'il souffre d'une affection cardiaque congénitale.

### Évolution et conséquences
Le pronostic dépend de la nature et de la gravité de la cardiopathie.

Très souvent, les communications interventriculaires se referment spontanément avant 5 ans. Dans le cas contraire, elles sont, comme bien d'autres affections (communication interauriculaire, persistance du canal artériel, ou rétrécissement des valvules aortique ou pulmonaire), curables par une intervention chirurgicale. Les progrès de la chirurgie au cours des 20 dernières années permettent généralement aux enfants atteints de maladies cardiaques, même graves, de mener une existence normale.

# ANÉMIE

L'anémie se caractérise par une baisse de l'hémoglobine dans le sang. L'hémoglobine est le pigment des globules rouges qui transporte l'oxygène des poumons vers les tissus. Une baisse du taux d'hémoglobine entraîne une oxygénation insuffisante du corps.

### Les causes
Les globules rouges sont fabriqués par la moelle osseuse, puis libérés dans le sang. Ils circulent habituellement 120 jours avant de perdre leur efficacité et d'être détruits. L'anémie peut résulter d'une production insuffisante ou d'une destruction excessive de globules rouges.

La production insuffisante de globules rouges est généralement due à une carence en une substance essentielle à la formation de globules rouges sains. Il s'agit le plus souvent d'une ANÉMIE FERRIPRIVE (p. 146).

La destruction excessive des globules rouges peut être provoquée par une anomalie génétique, qui entraîne la production de globules rouges anormaux, détruits à un rythme accéléré. C'est le cas de la DRÉPANOCYTOSE (p. 199) et de la THALASSÉMIE (p. 200).

### Les symptômes
Ils peuvent être absents si l'anémie est modérée. Dans les cas plus graves, on peut constater les symptômes suivants :
- Pâleur.
- Manque d'énergie.
- Essoufflement lors d'un effort.

D'autres symptômes peuvent se manifester, selon le type d'anémie.

### Faut-il consulter un médecin ?
Faites examiner votre enfant si vous pensez qu'il peut être atteint d'anémie. Le médecin vous interrogera sur votre famille et sur la santé générale et l'alimentation de votre enfant. S'il soupçonne une anémie, il ordonnera des examens sanguins pour confirmer sa présence et préciser sa gravité. Les analyses détermineront le nombre, la forme, la taille et la couleur des globules rouges. Elles indiqueront le type d'anémie dont souffre votre enfant. Le traitement dépendra de la cause de l'anémie. Si elle est d'origine génétique, votre enfant devra suivre un traitement toute sa vie.

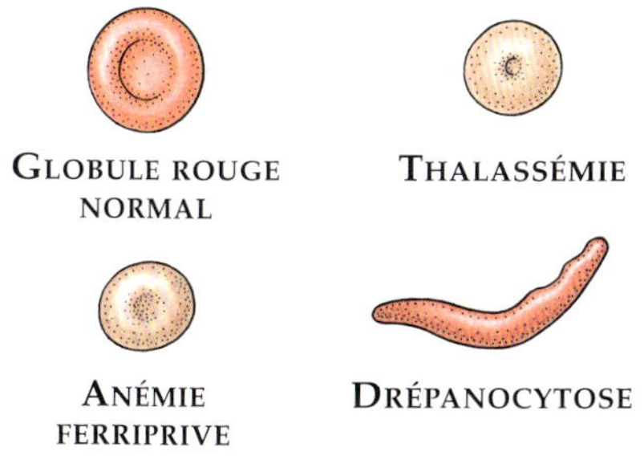


***Les globules rouges***
*Dans de nombreux cas, les globules rouges sont petits et pâles. La drépanocytose entraîne une déformation des globules rouges.*

# ANÉMIE FERRIPRIVE

Cette forme d'ANÉMIE (p. 145) est la plus courante chez l'enfant. Elle résulte d'une carence en fer, l'un des principaux composants de l'hémoglobine, qui est le pigment transportant l'oxygène dans les globules rouges.

**Les symptômes**

Ils peuvent être absents si l'anémie ferriprive est modérée. Dans les cas plus sévères, on constate :

- Pâleur.
- Manque d'énergie.
- Essoufflement lors d'un effort.
- Ongles cassants.
- Bouche ou langue douloureuse.

Une anémie ferriprive prolongée peut perturber le développement et le fonctionnement du cerveau.

**Faut-il consulter un médecin ?**

Faites examiner votre enfant si vous pensez qu'il pourrait être anémique. Le médecin ordonnera des examens sanguins. Une analyse des globules rouges permettra d'identifier l'anémie. Dans le cas d'une anémie ferriprive, les globules rouges sont plus petits et plus pâles que la normale.

**Le traitement**

Le médecin vous interrogera probablement au sujet de l'alimentation de votre enfant.

Il prescrira un traitement à base de fer, dont la durée habituelle est de 3 mois.

Si votre enfant a moins de 6 mois et est né prématurément, vous lui donnez sans doute déjà des suppléments de fer. Dans le cas contraire, le médecin vous en prescrira. En général, les prématurés ne disposent pas de réserves de fer suffisantes pour compenser la faible teneur en fer dans l'alimentation à base de lait des 6 premiers mois.

**Que pouvez-vous faire ?**

Donnez à votre enfant une alimentation riche en fer (voir ci-dessous). Si vous ne donnez pas encore d'aliments solides à votre bébé de plus de 6 mois, utilisez un lait enrichi en fer. Il risquerait sinon de développer une anémie ferriprive, surtout entre 12 et 18 mois. S'il refuse les aliments riches en fer, demandez à votre médecin s'il faut lui donner du fer en complément.

**Évolution et conséquences**

Le risque d'anémie ferriprive diminue à mesure que l'enfant grandit et que son alimentation se diversifie.

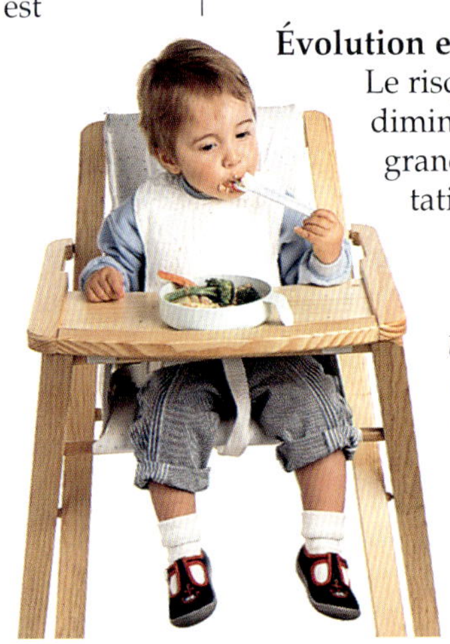

***Une alimentation riche en fer***
*La viande et les légumes verts contiennent beaucoup de fer. Si votre enfant ne mange pas de viande, donnez-lui beaucoup de légumes verts.*

# LEUCÉMIE

Dans cette forme de cancer, la moelle osseuse produit un grand nombre de globules blancs anormaux (leucémiques), et peu de globules blancs sains, de globules rouges et de plaquettes. Les cellules leucémiques s'infiltrent dans le foie, la rate et les ganglions lymphatiques. La principale forme de leucémie de l'enfance est la leucémie aiguë lymphoïde.

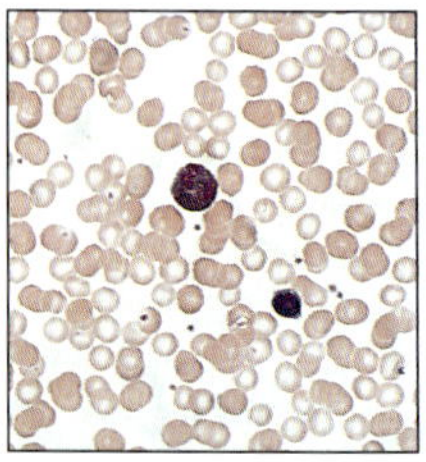

SANG NORMAL

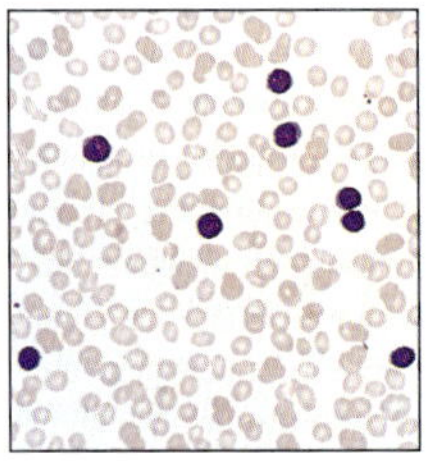

LEUCÉMIE

***Leucémie aiguë lymphoïde***
*Au microscope, le sang prélevé chez une personne atteinte de leucémie présente un grand nombre de globules blancs anormaux (violet foncé).*

**Les symptômes**

La leucémie aiguë lymphoïde peut produire les symptômes suivants :

- Pâleur.
- Taches roses ou violacées sur la peau.
- Ecchymoses fréquentes.
- Manque d'énergie.
- Hypertrophie des ganglions lymphatiques du cou, des aisselles et de l'aine.
- Fièvre.
- Douleurs dans les os et les articulations.
- Saignement des gencives.

Consultez votre médecin si vous avez des craintes.

**Que peut faire le médecin ?**

S'il a un doute, le médecin ordonnera des examens sanguins. Si ces tests ne peuvent exclure la possibilité de leucémie, votre enfant sera admis à l'hôpital pour une biopsie. Il s'agit de prélever des cellules pour les analyser.

Le traitement de la leucémie aiguë lymphoïde se divise en 2 phases. Pendant plusieurs semaines, on administre des médicaments qui détruisent les cellules leucémiques. Cette procédure se poursuit jusqu'à ce qu'une nouvelle biopsie indique qu'il ne semble plus rester de cellules anormales. On dit alors que l'enfant est en rémission.

La deuxième phase du traitement se prolonge pendant 2 ans. Des séances de chimiothérapie intensive visent à détruire toutes les cellules leucémiques qui pourraient subsister.

**Que pouvez-vous faire ?**

Votre enfant doit mener une vie aussi normale que possible. Les traitements le rendent plus vulnérable aux infections : il faut donc le tenir à l'écart de toutes les personnes souffrant de maladies infectieuses.

**Évolution et conséquences**

Les traitements actuellement disponibles permettent une guérison complète chez 60 à 70 % des enfants atteints de leucémie aiguë lymphoïde.

# PURPURA RHUMATOÏDE

Cette maladie entraîne une fragilisation des vaisseaux sanguins. De faibles saignements sous la peau se manifestent par une éruption cutanée, tandis que ceux survenant dans les articulations, les reins ou l'appareil digestif provoquent d'autres symptômes. Cette maladie est relativement commune chez l'enfant de 2 à 10 ans, et le plus souvent sans gravité. Sa cause demeure inconnue, mais pourrait être liée à une réaction immuno-allergique.

**Les symptômes**

- Éruption cutanée (présente dans tous les cas) de boutons roses, rouges ou violacés qui ne disparaissent pas à la pression. Elle apparaît d'abord sur les fesses et l'arrière des bras et des jambes, autour des chevilles et des coudes, avant de gagner l'ensemble des membres.
- Articulations gonflées et douloureuses.
- Douleurs abdominales, avec souvent des vomissements et de la diarrhée.
- Présence de sang dans les selles.

Cette affection peut entraîner une inflammation des reins (voir GLOMÉRULONÉPHRITE, p. 194), généralement sans symptômes cliniques mais qui se manifeste par la présence de protéines dans les urines.

**Faut-il consulter un médecin ?**
Faites examiner votre enfant dans les 24 heures suivant l'apparition des symptômes.

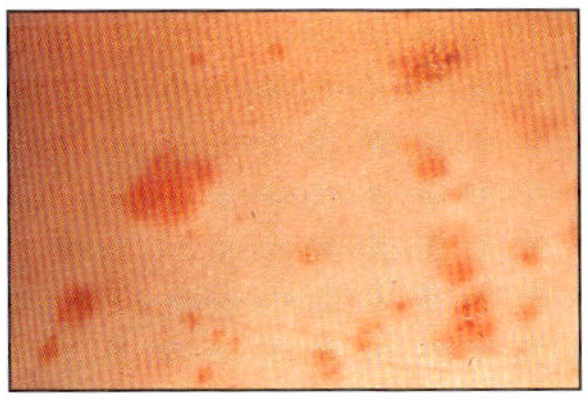

***Aspect de l'éruption cutanée***
*Les boutons du purpura rhumatoïde peuvent être roses, rouges ou violacés, plats ou surélevés. Leur taille est très variable.*

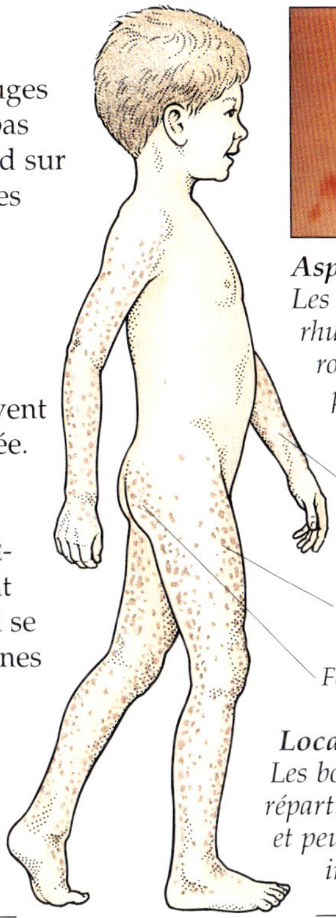


***Localisation de l'éruption***
*Les boutons sont généralement répartis sur les 2 faces du corps et peuvent affecter les zones indiquées ici.*

**Que peut faire le médecin ?**
S'il ne peut pas établir un diagnostic précis, il ordonnera des examens sanguins afin d'écarter les autres hypothèses. Une analyse d'urine sera nécessaire. La présence de globules rouges et de protéines dans les urines indique une inflammation rénale. Si les symptômes sont légers, aucun traitement n'est nécessaire. En cas de violentes douleurs abdominales, le médecin doit examiner l'enfant pour éviter une occlusion (invagination intestinale aiguë). Si les reins sont touchés, le médecin ordonnera de nouvelles analyses.

**Que pouvez-vous faire ?**
Si les symptômes sont douloureux ou inconfortables, donnez à votre enfant du paracétamol. Il peut rester alité s'il en a envie.

**Évolution et conséquences**
Le purpura rhumatoïde peut durer de quelques jours à un mois. Durant cette période, il arrive que les symptômes s'atténuent pour réapparaître aussitôt. La plupart des enfants se rétablissent complètement, et la maladie ne provoque pas d'effets secondaires à long terme. L'inflammation rénale disparaît le plus souvent en quelques jours, mais chez certains enfants, elle peut se prolonger jusqu'à 2 ans et nécessite une surveillance néphrologique spécialisée.

# THROMBOPÉNIE

Cette maladie est définie par une diminution du nombre de plaquettes sanguines. Chez l'enfant, la thrombopénie constitue souvent l'un des aspects de l'affection appelée purpura thrombopénique idiopathique (P.T.I.). La cause de cette affection demeure inconnue, mais elle est souvent précédée, 2 semaines auparavant, par une infection virale.

**Les symptômes**
Les symptômes du P.T.I. sont liés à des saignements anormaux dus au nombre réduit de plaquettes (essentielles à la coagulation).
On peut constater :

- Éruption cutanée étendue de taches violacées causée par des saignements sous-cutanés (purpura) ; les taches ne disparaissent pas à la pression.
- Ecchymoses.
- Saignements de nez.
- Saignements dans la bouche.
- Présence de sang dans les urines, due à un saignement dans les reins.

L'hémorragie cérébrale (saignement autour ou à l'intérieur du cerveau) constitue une complication rare, mais grave.

**Faut-il consulter un médecin ?**
Faites immédiatement examiner votre enfant si vous pensez que ses symptômes peuvent être dus à une thrombopénie. Votre médecin pourra faire hospitaliser votre enfant afin de procéder à des examens.

**Le traitement**
Dans la plupart des cas, il n'est pas nécessaire. Il faut cependant éviter les activités fatigantes pendant quelques semaines.

Si votre enfant saigne du nez ou de la bouche ou présente un nombre de plaquettes très faible, il sera hospitalisé et traité par des corticostéroïdes. Il recevra d'autres soins destinés à accélérer le rétablissement et à réduire les risques d'hémorragie grave.

**Évolution et conséquences**
Les symptômes disparaissent après 2 semaines. Toutefois, chez certains enfants, le nombre de plaquettes ne redevient normal qu'après 6 mois, voire davantage.

# AFFECTIONS DU SYSTÈME RESPIRATOIRE

UNE INFECTION BACTÉRIENNE ou virale est la cause la plus fréquente des troubles de l'appareil respiratoire chez l'enfant. Les jeunes enfants sont particulièrement vulnérables aux infections, car leur système immunitaire n'est pas entièrement mature. Les troubles allergiques, comme l'asthme (de plus en plus commun) et la rhinite allergique (ou rhume des foins), sont les autres principales affections respiratoires.

**RUBRIQUES DE CE CHAPITRE**



## RHUME

Cette infection virale du nez et de la gorge est une maladie contagieuse bénigne très fréquente chez l'enfant. La plupart des enfants attrapent au moins 6 rhumes dans l'année, davantage encore quand ils fréquentent la crèche ou l'école maternelle. Une dizaine de rhumes par an n'a rien d'exceptionnel, même chez des enfants en bonne santé.

### Les symptômes

Une irritation de la gorge apparaît habituellement entre 1 et 3 jours après la contamination. Les symptômes sont :

- Écoulement nasal.
- Éternuements.
- Obstruction nasale, qui rend parfois l'alimentation difficile chez le bébé.
- Toux et mal de gorge.
- Larmoiements.
- Douleurs musculaires.
- Fièvre (parfois).

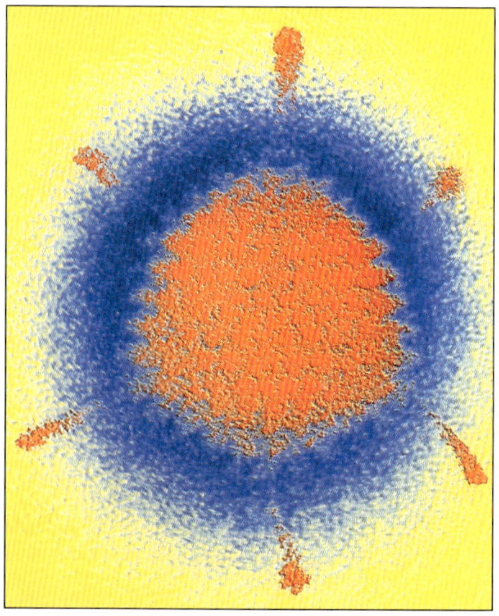

***Virus du rhume***
*L'adénovirus présenté sur cette micrographie n'est que l'une des 200 variétés de virus responsables du rhume.*

### Les complications

Le virus du rhume peut atteindre les poumons, provoquant une BRONCHIOLITE (p. 155), une BRONCHITE (p. 154) ou une PNEUMONIE (p. 155), parfois compliquées par une infection bactérienne secondaire. Celle-ci peut également toucher les oreilles, entraînant une OTITE (p. 162), ou les sinus, ce qui cause une SINUSITE (page ci-contre). Chez l'asthmatique, le virus du rhume peut déclencher une crise d'ASTHME (p. 153).

### Les causes

De nombreux virus peuvent provoquer le rhume. L'immunisation conférée par un certain virus ne protège pas des autres, ce qui explique les multiples récidives. Les enfants qui fréquentent la crèche ou l'école sont particulièrement vulnérables, à un âge ou leur immunité n'est pas encore mature.

Les virus du rhume sont présents dans les gouttelettes d'eau projetées par la personne atteinte et inhalées par d'autres personnes. Ils peuvent aussi se propager par contact direct avec une personne ou un objet contaminés.

### Que pouvez-vous faire ?

La plupart des rhumes disparaissent en une semaine.

Veillez à ce que la chambre de votre enfant soit bien chauffée (mais pas surchauffée), et augmentez le taux d'humidité de l'air (voir *Pour humidifier l'air*, p. 150).

Faites beaucoup boire votre enfant. Si votre bébé est enrhumé, donnez-lui des repas plus légers et plus fréquents que d'habitude. Le paracétamol dissous dans de l'eau soulagera le mal de gorge ou les douleurs musculaires de votre enfant.

### Faut-il consulter un médecin ?

Faites examiner votre bébé dans les 24 heures s'il refuse de s'alimenter, si sa température excède 39 °C, ou s'il semble très souffrant. Consultez votre médecin si le rhume ne s'atténue pas après 5 jours, si certains symptômes persistent plus de 10 jours, ou si de nouveaux symptômes apparaissent, une douleur auriculaire (otalgie) par exemple.

### La prévention

Le seul moyen consiste à éviter tout contact avec des personnes contaminées. N'emmenez pas votre bébé dans des lieux trop fréquentés.

# VÉGÉTATIONS

Les végétations sont des petits coussinets situés à l'arrière des fosses nasales qui font partie du système immunitaire de l'organisme. Chez certains enfants, les végétations augmentent de volume à la suite d'infections répétées, risquant d'obstruer le passage de l'air et d'empêcher le drainage de l'oreille moyenne par les trompes d'Eustache.

**Les symptômes**
Les symptômes sont les suivants :
- Ronflement.
- Réveils fréquents pendant la nuit dus à des troubles de la respiration.
- Respiration par la bouche.
- Voix nasillarde.

L'obstruction des trompes d'Eustache risque d'entraîner des infections auriculaires à répétition (voir OTITE, p. 162), qui peuvent provoquer une OTITE SÉREUSE (p. 163). Cette otite peut entraîner une baisse de l'audition.

**Faut-il consulter un médecin ?**
Si les symptômes sont modérés, ce trouble ne nécessite le plus souvent aucun traitement, car le volume des végétations diminue naturellement avec l'âge. Toutefois, si votre enfant souffre de forts ronflements, de troubles de l'élocution, ou d'infections auriculaires fréquentes, prenez rendez-vous chez votre médecin. Ce dernier pourra l'adresser à un oto-rhino-laryngologiste. L'ablation chirurgicale des végétations s'avère parfois nécessaire. Cette intervention, appelée adénoïdectomie, s'effectue à l'hôpital, sous anesthésie.

**Que pouvez-vous faire ?**
Pour éviter la sensation de bouche sèche, humidifiez l'air dans la chambre de votre enfant (voir *Pour humidifier l'air*, p. 150). Incitez votre enfant à dormir sur le côté.

**Évolution et conséquences**
Chez les enfants qui n'ont pas subi l'ablation des végétations, les symptômes s'atténuent vers 7 ans, quand le volume des végétations diminue. À l'adolescence, elles ont le plus souvent complètement disparu. Après l'ablation des végétations, votre enfant devrait être moins sujet aux infections respiratoires et des oreilles.

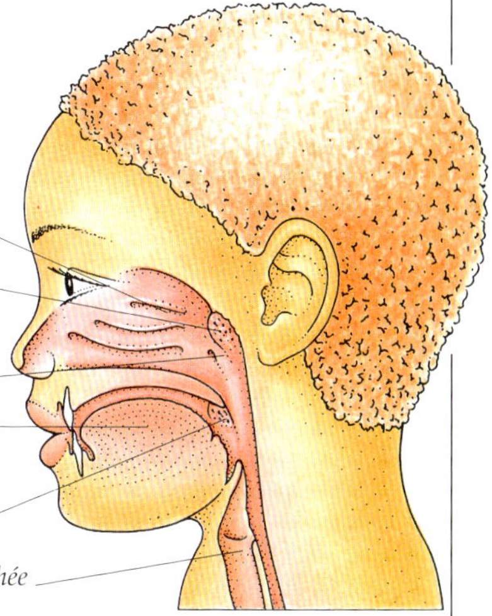


***Emplacement des végétations***
*Les végétations sont situées à l'arrière des fosses nasales, au-dessus des amygdales. Le tissu lymphatique est riche en globules blancs, qui combattent les infections.*

# SINUSITE

Très fréquente chez les adolescents, la sinusite est une inflammation de la paroi des sinus (cavités situées dans les os entourant le nez). Elle est le plus souvent provoquée par une infection bactérienne consécutive à un rhume (page ci-contre).

**Les symptômes**
Les premiers signes de la sinusite peuvent ressembler aux symptômes du rhume (écoulement nasal et toux), mais persistent plus longtemps.
Les symptômes suivants apparaissent parfois plus tard :
- Écoulement nasal vert jaunâtre.
- Sensation de gonflement ou douleur dans les joues, voire le front.
- Parfois, douleur aiguë au niveau des molaires supérieures.

Certains enfants atteints de sinusite développent également une fièvre persistante.

**Les causes**
Le mucus produit dans les sinus capture les bactéries. Les cils qui tapissent les parois des sinus déplacent le mucus à travers d'étroits conduits jusqu'au nez et à la gorge. Si une infection virale provoque une inflammation des tissus, ces passages risquent de s'obstruer. Le mucus envahit alors les sinus, et favorise la multiplication des bactéries.

**Faut-il consulter un médecin ?**
Prenez rendez-vous avec votre médecin dans les 24 heures. En cas de sinusite, il prescrira des antibiotiques. Ce traitement élimine généralement l'infection dans les 7 jours.

**Que pouvez-vous faire ?**
Le paracétamol calmera les douleurs de votre enfant. Incitez-le à boire beaucoup. Une inhalation de vapeur mêlée de produits décongestionnants permet de déboucher rapidement le nez (ci-contre). Il est également conseillé d'humidifier l'air (voir *Pour humidifier l'air*, p. 150).

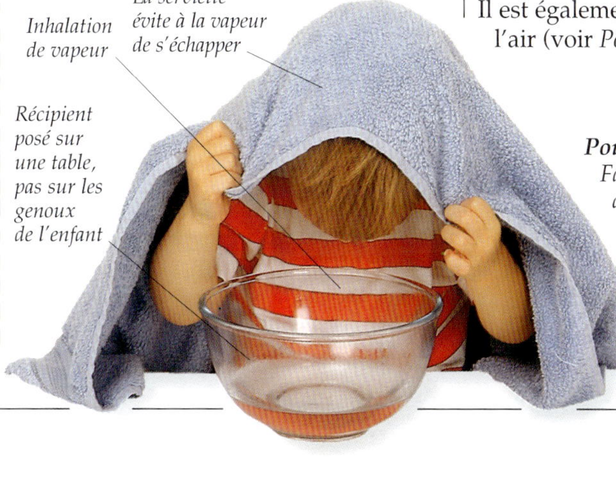


***Pour décongestionner le nez***
*Faites inhaler à votre enfant de la teinture de benjoin dissoute dans de l'eau bouillante.*
*Pour mieux décongestionner le nez, vous pouvez répéter les inhalations 3 fois par jour.*

# LARYNGITE

Généralement consécutive à une infection virale, la laryngite correspond à une inflammation et un rétrécissement de la principale voie aérienne vers les poumons. Elle affecte principalement les enfants entre 6 mois et 3 ans. Cette maladie est sans gravité, mais provoque des difficultés respiratoires et nécessite un traitement immédiat.

**Les symptômes**
Dans un premier temps, ils sont similaires à ceux du RHUME (p. 148). Après 1 ou 2 jours on constate :

- Respiration bruyante.
- Toux rauque et persistante.
- Voix enrouée.

Dans les cas aigus :

- Difficulté respiratoire.
- Respiration anormalement rapide.
- Bleuissement de la langue et parfois de la peau.

Les crises de laryngite surviennent essentiellement en début de matinée et durent plusieurs heures.

Appelez votre médecin si votre enfant fait une crise. En cas d'aggravation ou d'apparition de symptômes inquiétants, appelez des secours d'urgence ou conduisez-le à l'hôpital.

**Que peut faire le médecin ?**
Il évaluera la gravité de la maladie et tentera d'exclure les autres affections possibles, comme l'ÉPIGLOTTITE (ci-dessous). Si le trouble est léger, il vous conseillera des mesures simples (voir ci-contre *Que pouvez-vous faire ?*).

Les enfants gravement affectés seront hospitalisés. Un apport d'oxygène et des inhalations faciliteront la respiration. En cas d'obstruction des voies aériennes, le médecin insère un tube par la voie nasale. L'enfant se rétablit généralement en quelques jours.

**Que pouvez-vous faire ?**
Donnez à votre enfant du paracétamol et des boissons chaudes, et humidifiez l'air de sa chambre. En cas de crise grave, le médecin sera amené à prescrire des corticostéroïdes. En attendant, emmenez votre enfant dans la salle de bain, et ouvrez grand les robinets d'eau chaude. La vapeur d'eau le soulagera un peu.

**Évolution et conséquences**
Les récidives sont rares. Toutefois, les enfants asthmatiques voir (ASTHME, p. 153) sont parfois sujets à d'autres crises. Dans ce cas, un traitement préventif vous sera conseillé, associé à des inhalations de corticostéroïdes en cas de crise.

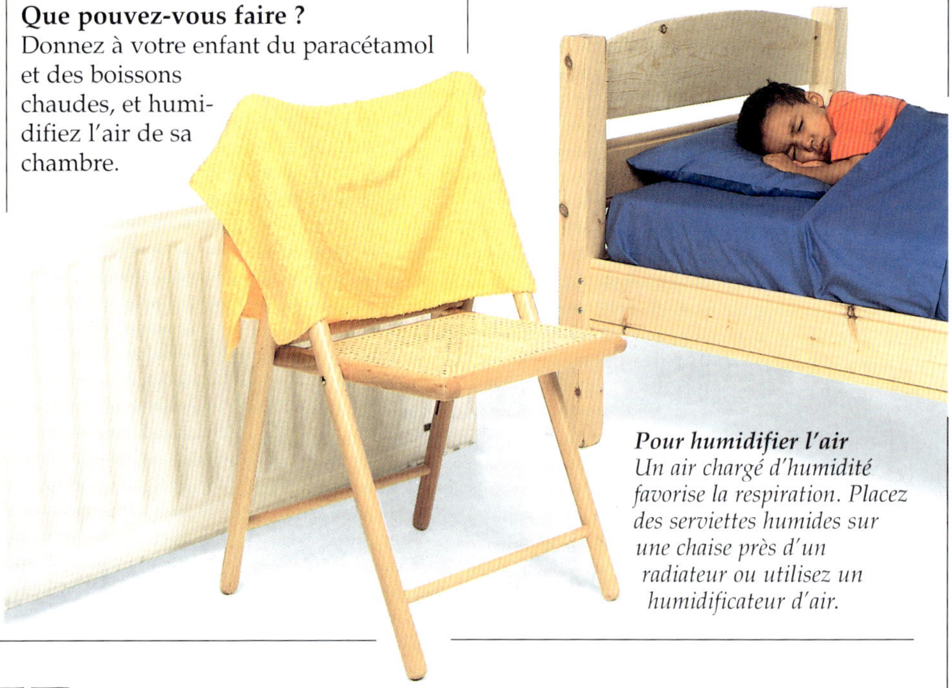

***Pour humidifier l'air***
*Un air chargé d'humidité favorise la respiration. Placez des serviettes humides sur une chaise près d'un radiateur ou utilisez un humidificateur d'air.*

# ÉPIGLOTTITE

Cette maladie grave, potentiellement mortelle, affecte surtout les enfants de 2 à 6 ans. Elle est devenue exceptionnelle grâce à la vaccination. L'infection, provoquée par la bactérie *Hæmophilus influenzæ*, entraîne une inflammation de l'épiglotte, le volet de cartilage situé à l'entrée du larynx. L'œdème de l'épiglotte obstrue les voies aériennes.

**Les symptômes**
L'épiglottite survient très brusquement. Voici les principaux symptômes :

- Gêne importante à la déglutition.
- Bave due à la difficulté de déglutition.
- Fièvre.
- Respiration bruyante, qui devient plus silencieuse à mesure que la maladie s'aggrave.
- Gêne respiratoire croissante et intense, qui oblige l'enfant à s'asseoir, penché en avant pour pouvoir respirer.
- Bleuissement de la langue et parfois de la peau.

Si votre enfant éprouve des difficultés à avaler et à respirer, appelez des secours d'urgence : il existe un risque réel d'obstruction totale des voies aériennes. Le transport à l'hôpital doit être assuré par un spécialiste de la réanimation. Ne tentez pas d'examiner la gorge de votre enfant, car il risquerait de se mettre à pleurer, et cela augmenterait la production de sécrétions et le risque de spasme.

**Le traitement**
Le médecin administrera des antibiotiques par voie intraveineuse. Dans certains cas, il est nécessaire d'insérer un tube dans la trachée par la voie nasale en contournant l'épiglotte dont le volume a augmenté.

Si le traitement est rapide, la guérison est complète en moins d'une semaine. Cette maladie est immunisante : une récidive est donc peu probable.

**La prévention**
On peut prévenir l'infection par l'*Hæmophilus influenzæ* grâce à la VACCINATION (p. 30). La plupart des médecins préconisent le vaccin contre cette bactérie.

# ANGINE ET PHARYNGITE

Souvent consécutive à un RHUME (p. 148), la pharyngite est une inflammation douloureuse de la gorge. L'angine (inflammation des amygdales) accompagne fréquemment la pharyngite chez l'enfant jusqu'à l'âge de 8 ans. Ces deux maladies peuvent être causées par des virus ou des streptocoques.

### Les symptômes
Ils sont similaires pour ces 2 maladies, mais généralement plus aigus dans le cas de l'angine :
- Inflammation et douleur de la gorge.
- Fièvre.
- Gêne à la déglutition.
- Hypertrophie et sensibilité des ganglions lymphatiques du cou.
- Douleur auriculaire.
- Dans le cas de l'angine : amygdales rouges et enflées.

Les symptômes disparaissent le plus souvent en 3 jours. Rarement, un abcès (phlegmon) se forme autour d'une amygdale, provoquant une forte fièvre, et augmentant la difficulté de déglutition.

### Faut-il consulter un médecin ?
Si les symptômes persistent plus de 24 heures ou s'aggravent, appelez votre médecin. S'il soupçonne une infection bactérienne, il prescrira des antibiotiques. Il devra parfois procéder à un prélèvement de gorge ou à un drainage chirurgical en cas de complication.

### Que pouvez-vous faire ?
Donnez à votre enfant du paracétamol (voir aussi *Pour calmer un mal de gorge*, p. 91) et beaucoup de boissons. La période de contagion dure environ 3 jours après l'apparition du mal de gorge, et il vaut mieux que votre enfant ne côtoie pas ses camarades.

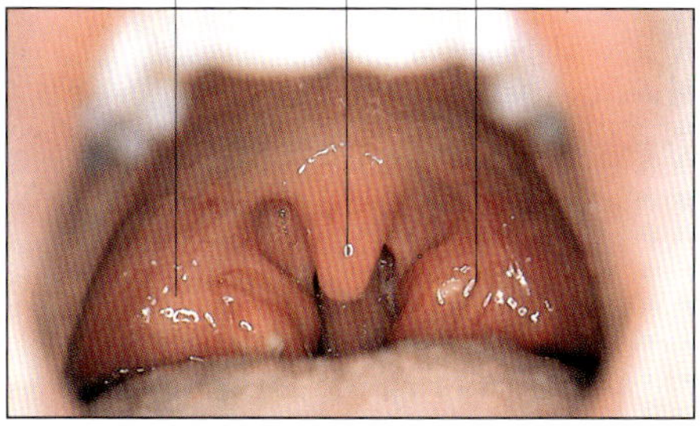


***Hypertrophie des amygdales***
*L'angine provoque un enflement et un rougissement des amygdales, qui sont parfois pointillées de pus jaune ou blanc. Cela peut provoquer une obstruction partielle des voies aériennes.*

### Évolution et conséquences
Ces troubles cessent après quelques années car l'enfant développe une immunité aux virus communs. Dans certains cas d'angines répétitives (plus de 3 épisodes par an), on peut envisager l'ablation chirurgicale des amygdales.

# GRIPPE

Cette infection virale des voies respiratoires supérieures peut affecter les enfants de tous âges. Le virus de la grippe se communique par la toux et les éternuements, ainsi que par contact direct. On constate chaque année de petites épidémies de grippe.

### Les symptômes
Ils apparaissent entre 1 et 3 jours après la contamination, et se développent rapidement. Ce sont :
- Fièvre, supérieure à 39 °C.
- Toux sèche.
- Douleurs musculaires.
- Obstruction nasale.
- Fatigue et affaiblissement général.
- Maux de tête.
- Parfois, mal de gorge.

Les symptômes sont particulièrement aigus au cours des 2 à 5 premiers jours. La grippe disparaît complètement en une dizaine de jours.

### Les complications
Le virus peut se propager dans les poumons, provoquant une PNEUMONIE (p. 155) ou une BRONCHITE (p. 154), souvent compliquées par une infection bactérienne secondaire. L'infection peut également affecter les sinus (voir SINUSITE, p. 149) ou les oreilles (voir OTITE, p. 162). Les enfants atteints d'une maladie chronique du cœur, des poumons ou des reins (voir DIABÈTE SUCRÉ, p. 190, et MUCOVISCIDOSE, p. 201), ou d'un affaiblissement du système immunitaire, sont très vulnérables. Chez le bébé, des CONVULSIONS FÉBRILES (p. 156) peuvent survenir.

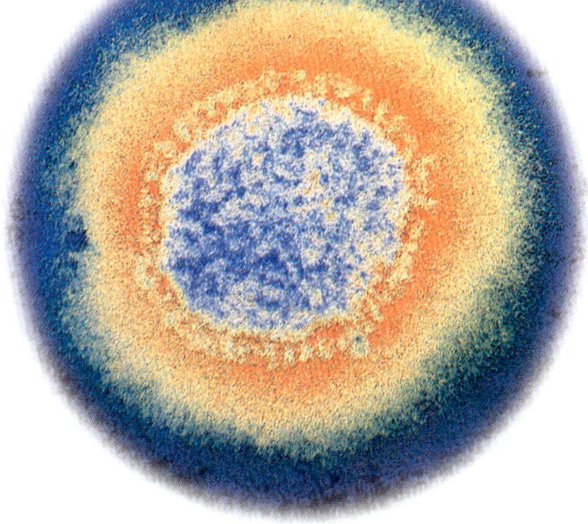

***Le virus***
*Il peut changer de structure, produisant de nouvelles variétés contre lesquelles l'enfant n'a pas développé d'immunité. Cela explique les récidives fréquentes.*

### Faut-il consulter un médecin ?
Appelez immédiatement votre médecin si votre enfant a moins de 2 ans, s'il est vulnérable à des complications, ou s'il développe l'un des symptômes suivants : forte fièvre, respiration accélérée, somnolence ou refus de s'alimenter.

### Le traitement
En cas d'infection bactérienne, le médecin prescrira des antibiotiques. L'hospitalisation peut s'avérer nécessaire.

Si votre enfant est soigné à domicile, il doit rester alité dans une chambre chauffée raisonnablement, bien aérée et humidifiée (voir *Pour humidifier l'air*, p. 150), jusqu'à ce que sa fièvre soit tombée. Donnez-lui du paracétamol et des boissons chaudes.

### La prévention
La vaccination annuelle peut être préconisée pour les enfants atteints d'une maladie chronique ou d'un trouble du système immunitaire.

# ALLERGIES

L'allergie est une réaction inappropriée du système immunitaire à une substance particulière. La réaction se manifeste par des troubles très divers (éruption cutanée, toux ou vomissements, par exemple). L'existence d'allergies dans le milieu familial prédispose votre enfant à cette affection.

### Les causes

Le système immunitaire réagit aux substances étrangères (bactéries ou virus) en produisant des anticorps et des globules blancs sensibilisés, capables de détruire ces intrus. La réaction allergique est similaire, mais dirigée contre des substances inoffensives (les allergènes), comme la poussière ou un aliment.

La première exposition sensibilise le système immunitaire. Par la suite, la réaction est rapide et puissante. Elle peut survenir en cas de contact d'un produit chimique avec la peau (voir ECZÉMA DE CONTACT, p. 136) ; après l'ingestion d'un aliment particulier ; ou à la suite de l'inhalation de particules, telles que le pollen (voir RHINITE ALLERGIQUE, ci-dessous, et ASTHME, ci-contre). Le venin des insectes (voir MORSURES ET PIQÛRES D'INSECTES, p. 138) et certains médicaments (la pénicilline notamment) peuvent également entraîner une réaction allergique. Dans certains cas extrêmes, cette réaction peut s'avérer très dangereuse (voir CHOC ANAPHYLACTIQUE, p. 154).

### Les symptômes

Ils peuvent être légers ou très sévères, localisés ou plus étendus. Une réaction allergique peut provoquer les symptômes suivants :

- Éruption cutanée.
- Douleur et démangeaisons dans les yeux.
- Obstruction du nez ou écoulement nasal.
- Toux.
- Étourdissements.
- Douleurs abdominales.
- Nausées et vomissements.
- Diarrhée.

### Le traitement

Dans la plupart des cas, il faut identifier les substances allergènes ; vous devrez par exemple éliminer autant que possible la poussière de votre maison, ou écarter certains aliments.

Les symptômes sont souvent traités par des médicaments, généralement des antihistaminiques et des corticostéroïdes. Certaines allergies s'atténuent ou disparaissent avec le temps.

# RHINITE ALLERGIQUE

Cette inflammation de la muqueuse des fosses nasales est provoquée par une réaction allergique (voir ALLERGIES, ci-dessus). On distingue la rhinite allergique saisonnière, plus connue sous le nom de rhume des foins, qui se manifeste au printemps et en été, et la rhinite perannuelle, qui n'est pas influencée par les saisons. Cette affection est souvent présente au sein d'une même famille, et touche surtout les enfants qui présentent d'autres allergies.

### Les causes

La rhinite allergique survient à la suite de l'inhalation d'un allergène. Les allergènes les plus fréquents sont les pollens. La rhinite allergique chronique est principalement provoquée par les acariens, les phanères (poils, plumes, etc.) des animaux domestiques, ou les moisissures.

### Les symptômes

Ils sont généralement moins aigus dans le cas d'une rhinite perannuelle. Voici les principaux symptômes :

- Démangeaisons dans les yeux, le nez et la gorge.
- Écoulements et obstruction du nez.
- Éternuements.
- Douleurs dans les yeux, rougissement et larmoiement.
- Parfois, peau sèche.

### Que pouvez-vous faire ?

Si l'allergène est connu, essayez de l'éliminer. Un enfant atteint de rhume des foins doit éviter de sortir sous les arbres pendant la saison des pollens. Laissez les fenêtres fermées, en particulier lorsque le taux de pollen est élevé. Éloignez les animaux domestiques si votre enfant est allergique à leur poil. Si le trouble est dû aux acariens, éliminez autant que possible la poussière et traitez les tapis à l'insecticide. Enveloppez le matelas de votre enfant d'une housse spéciale, et évitez les literies garnies de plumes. Si votre enfant est allergique aux moisissures, veillez à ce que sa chambre soit bien aérée et dépoussiérée.

Les antihistaminiques pourront soulager votre enfant en cas de rhume des foins très aigu ou s'il ne peut pas éviter de sortir. En revanche, ces médicaments sont pratiquement sans effet sur les rhinites perannuelles.

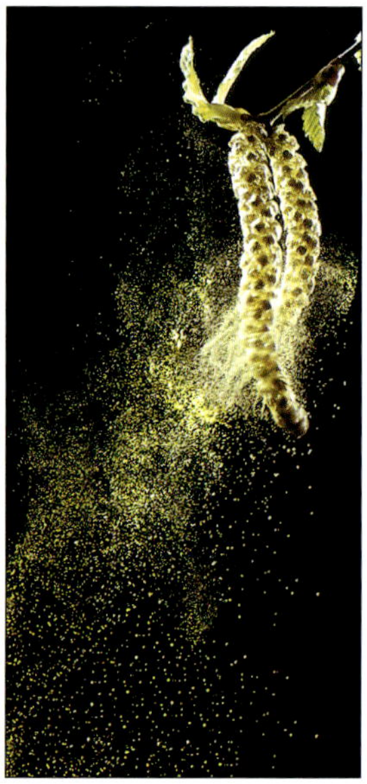

***Les grains de pollen***
*Le pollen des arbres, des herbes ou des fleurs (dense au printemps) est la cause la plus fréquente du rhume des foins.*

### Faut-il consulter un médecin ?

Prenez rendez-vous avec votre médecin si votre enfant présente des symptômes sévères ou persistants.

Le médecin prescrira probablement une pulvérisation nasale de cromoglycate de sodium ou un corticostéroïde.

### Évolution et conséquences

Très souvent, les symptômes s'atténuent à mesure que l'enfant grandit, puis disparaissent.

# ASTHME

L'asthme est la maladie pulmonaire chronique la plus fréquente de l'enfance. Cette affection très pénible provoque des épisodes répétés de respiration sifflante et d'essoufflement. Ces dernières années, on note une progression de l'asthme qui affecte environ 1 enfant sur 7. La plupart des enfants asthmatiques font leur première crise vers 4 ou 5 ans. S'il n'est pas traité, l'asthme risque de freiner la croissance de votre enfant, et peut exceptionnellement être mortel.

**Les causes**
Elles demeurent peu connues. Beaucoup d'enfants asthmatiques présentent d'autres allergies, comme la RHINITE ALLERGIQUE (page ci-contre), ou l'ECZÉMA ATOPIQUE (p. 135). L'asthme apparaît souvent dans les familles prédisposées. Les crises d'asthme peuvent être déclenchées par une infection virale

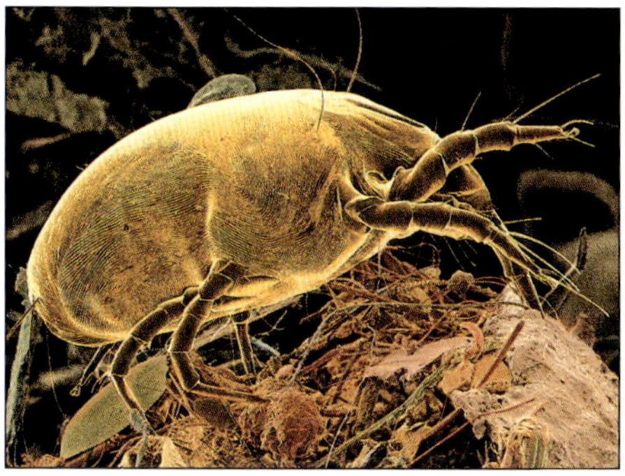

*Acariens*
*Les crises d'asthme sont souvent déclenchées par le contact avec des acariens. Ces animaux microscopiques sont présents dans la poussière, on les trouve aussi dans les tissus d'ameublement, les matelas, la literie, les tapis et les peluches.*

ou par des allergènes (voir ALLERGIES, page ci-contre). L'exercice, surtout à l'air froid, risque de provoquer une crise. De même, une contrariété peut déclencher ou aggraver une crise d'asthme.

Les symptômes de l'asthme sont dus à un rétrécissement des bronches, résultant d'une inflammation et d'un œdème des muqueuses des voies aériennes, d'une contraction des muscles bronchiques et d'une hypersécrétion de mucus.

**Les symptômes**
On constate une toux chronique, déclenchée par un rhume ou après une séance d'exercice. Parfois, la toux survient uniquement le soir. Les symptômes suivants, similaires à ceux de la BRONCHITE (p. 154), apparaissent aussi :

- Respiration sifflante.
- Essoufflement.
- Sensation d'oppression.

Au cours de crises sévères :

- Respiration difficile ou bruyante.
- Difficulté à parler.
- Somnolence.
- Troubles du sommeil.
- Bleuissement des lèvres et de la langue.
- Refus de manger et de boire.

**Faut-il consulter un médecin ?**
Si vous pensez que votre enfant peut souffrir d'asthme, consultez un médecin dans les 24 heures. Si les symptômes sont aigus, appelez un médecin en urgence ou conduisez votre enfant à l'hôpital.

**Que peut faire le médecin ?**
Il vous interrogera au sujet des contacts de votre enfant avec des substances allergènes et de ses éventuelles sources de contrariété.

Pour évaluer la gravité de la maladie, le médecin mesurera le volume expiratoire maximal par seconde (V.E.M.S.). Il ordonnera parfois une radiographie des poumons.

Si l'asthme est modéré, le médecin ordonnera un bronchodilatateur, à inhaler pour faciliter la respiration pendant les crises. En revanche, si l'affection est plus sévère, le médecin prescrira parfois du cromoglycate de sodium ou un corticostéroïde inhalé. Ces médicaments doivent être inhalés régulièrement pour prévenir les crises. Certains enfants ont besoin de corticostéroïdes par voie orale ou d'inhalations régulières de bronchodilatateur à action prolongée.

Les enfants peuvent prendre ces médicaments à l'aide d'une chambre d'inhalation, qui peut aussi être adaptée aux nourrissons. Dans les formes les plus graves, on utilise un nébulisateur, appareil muni d'une pompe qui diffuse le médicament dans un masque sous forme de fines gouttelettes.

**Que pouvez-vous faire ?**
Si votre enfant a plus de 6 ans, le médecin vous indiquera comment surveiller son asthme en mesurant son volume expiratoire maximal par seconde ; l'appareil vous avertira en cas de crise imminente. Tenez un journal où vous noterez quotidiennement les symptômes et les résultats du V.E.M.S. Cela permettra au médecin de modifier le traitement de fond.

Gardez toujours sous la main un bronchodilatateur à utiliser en cas de crise. Répétez la prise si votre enfant fait une crise aiguë. Si cela ne donne pas de résultat, appelez immédiatement votre médecin ou conduisez votre enfant à l'hôpital.

**La prévention**
À défaut de prévenir l'asthme, vous atténuerez sa gravité en incitant votre enfant à éviter tout contact avec les allergènes connus. Évitez les contrariétés et rassurez votre enfant quand il est angoissé. Certains enfants parviennent à prévenir les crises en prenant un bronchodilatateur une demi-heure avant une séance de sport.

**Évolution et conséquences**
L'asthme disparaît à l'âge adulte chez la moitié au moins des enfants qui font leurs premières crises avant l'âge de 5 ans. Toutefois, si votre enfant est toujours asthmatique à 14 ans, cette affection risque de persister.

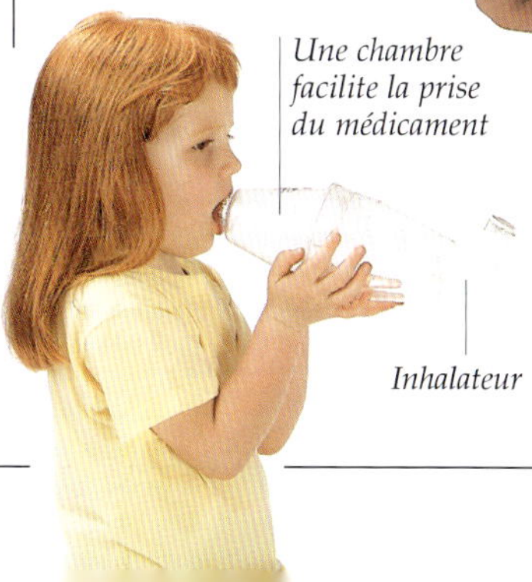

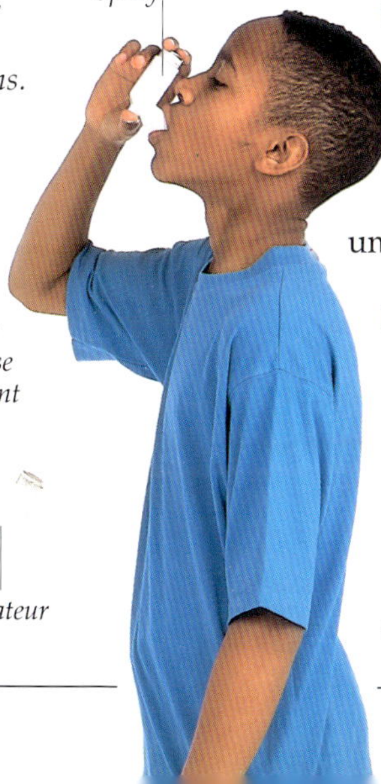

***Les médicaments à inhaler***
*Les enfants peuvent utiliser un inhalateur à partir de 8 ans. Une chambre d'inhalation facilitera la prise pour les plus jeunes.*

*Spray*

*Une chambre facilite la prise du médicament*

*Inhalateur*

# CHOC ANAPHYLACTIQUE

Cette réaction allergique rare et sévère provoque un rétrécissement des voies aériennes et une chute soudaine de la tension artérielle. Si les soins médicaux ne sont pas immédiats, cette affection peut être fatale. Les piqûres d'insectes (abeilles, par exemple) et les réactions à certains médicaments (en particulier à base de pénicilline) sont les causes les plus communes du choc anaphylactique. Certains aliments (cacahuètes, coquillages, œufs, lait de vache) peuvent également entraîner un choc.

### Les symptômes

La réaction apparaît le plus souvent quelques minutes après le contact. Dans un premier temps, elle se manifeste par une démangeaison ou une brûlure au niveau des lèvres, de la bouche ou de la gorge. Les symptômes suivants peuvent apparaître ensuite :

- Éruption cutanée de boutons prurigineux et surélevés.
- Pâleur et transpiration.
- Angoisse.
- Gonflement des paupières, des lèvres et de la langue.
- Œdème du visage et du cou.
- Difficultés respiratoires.
- Douleurs abdominales, parfois accompagnées de vomissements ou de diarrhée.
- Étourdissements, somnolence inhabituelle ou perte de conscience.
- Chez le nourrisson, refus de boire et, parfois, écoulement de salive dû à une difficulté de déglutition.

Si votre enfant présente l'un de ces symptômes, appelez des secours d'urgence ou conduisez-le à l'hôpital.

### Que pouvez-vous faire ?

En attendant l'arrivée de ces secours, placez votre enfant en position semi-assise (voir illustration ci-contre). Ne lui faites rien absorber. En cas de vomissements, placez-le en POSITION LATÉRALE DE SÉCURITÉ (p. 203). S'il perd connaissance, suivez l'abc de la réanimation (voir PREMIERS SECOURS, p. 202).

### Que peut faire le médecin ?

Il administrera immédiatement une injection d'adrénaline afin de faire remonter la tension artérielle. Il examinera votre enfant, et devra peut-être l'intuber (insérer un tube dans la trachée par le nez). En cas d'arrêt du cœur, il procédera à un massage cardiaque. Une injection de corticostéroïde ou d'antihistaminique réduira l'œdème et calmera les démangeaisons. Parfois, une perfusion permet de normaliser la tension artérielle.

### La prévention

Votre enfant doit éviter la substance allergène. Votre médecin pourra lui prescrire de l'adrénaline en injections, à utiliser en cas d'urgence. Informez les professeurs de l'allergie de votre enfant et faites-lui porter un bracelet indiquant les substances auxquelles il est allergique.

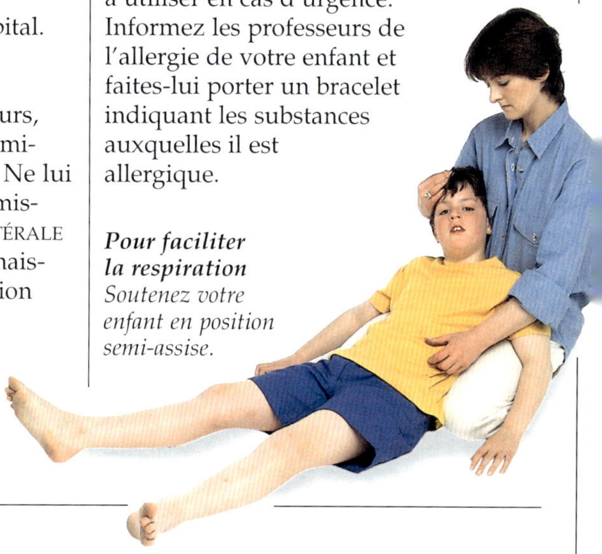

***Pour faciliter la respiration***
*Soutenez votre enfant en position semi-assise.*

# BRONCHITE

Cette inflammation des bronches (les principales voies aériennes vers les poumons) constitue le plus souvent une complication d'une infection virale comme le RHUME (p. 148) ou la GRIPPE (p. 151). Elle peut également être causée par une infection bactérienne.

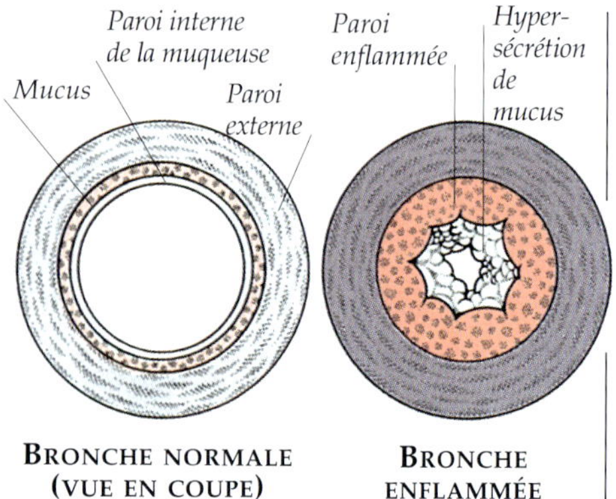


***Les effets de la bronchite***
*Les muqueuses des bronches s'enflamment, et les glandes qui les tapissent sécrètent un excédent de mucus. Cela provoque un rétrécissement des voies aériennes, et une gêne respiratoire.*

### Les symptômes

Votre enfant peut présenter un écoulement nasal pendant 2 ou 3 jours avant l'apparition de la bronchite.
Les principaux symptômes sont :

- Toux sèche persistante, qui peut ensuite devenir grasse en cas d'infection bactérienne.
- Respiration sifflante et essoufflement.
- Parfois, fièvre.

### Que pouvez-vous faire ?

Humidifiez l'air dans la chambre de votre enfant (voir *Pour humidifier l'air*, p. 150), ou faites-lui faire des inhalations de vapeur. Des boissons chaudes calmeront sa toux. En cas de fièvre, donnez-lui du paracétamol.

La plupart des enfants se sentent mieux après quelques jours. S'il n'y a pas d'amélioration dans les 24 heures, consultez votre médecin. Appelez-le immédiatement si sa respiration devient rapide ou si sa température dépasse 39 °C. Appelez des secours d'urgence si votre enfant est somnolent ou refuse de s'alimenter.

### Que peut faire le médecin ?

Il s'assurera que votre enfant n'est pas atteint d'une affection plus grave, comme la BRONCHIOLITE ou la PNEUMONIE (page ci-contre).

S'il soupçonne une infection bactérienne, il prescrira des antibiotiques. Un bronchodilatateur facilitera la respiration.

### Évolution et conséquences

En principe, la bronchite guérit en 1 semaine. Les rechutes sont rares, et disparaissent souvent vers 5 ans.

# BRONCHIOLITE

Cette affection virale aiguë des poumons se traduit par une inflammation des bronchioles (les plus petites voies aériennes). Elle atteint principalement les enfants de moins de 1 an, et peut être grave. Elle survient le plus souvent sous forme d'épidémie pendant l'hiver.

### Les symptômes

Dans un premier temps, similaires à ceux du RHUME (p. 148), les symptômes sont les suivants après 2 ou 3 jours :

- Toux sèche et rauque.
- Respiration sifflante et/ou accélérée, gêne respiratoire. Chez certains nourrissons, longues pauses (plus de 10 secondes) entre les respirations.
- Difficultés à s'alimenter.
- Bleuissement des lèvres et de la langue.
- Somnolence inhabituelle.

Si votre enfant a moins de 1 an et présente une toux et/ou une respiration sifflante, appelez un médecin. Appelez des secours d'urgence en cas de difficulté respiratoire, de bleuissement des lèvres et de la langue, ou de somnolence.

### Le traitement

Si la bronchiolite est légère, le médecin prescrira simplement un bronchodilatateur. Faites boire beaucoup votre enfant et donnez-lui des repas légers et fréquents. Le paracétamol vous aidera à faire tomber la fièvre. Pour décrocher le mucus, administrez à votre enfant des petites tapes dans le dos ou faites-lui faire des séances de kinésithérapie respiratoire, plus efficaces. Une bronchiolite légère disparaît généralement en une semaine.

En cas d'hospitalisation, votre enfant sera oxygéné par un masque. Il devra parfois être nourri par une sonde, ou par voie intraveineuse, et placé sous ventilation artificielle. Il pourra rentrer chez vous dès qu'il s'alimentera normalement (généralement en moins d'une semaine). En revanche, sa toux persistera peut-être 6 semaines.

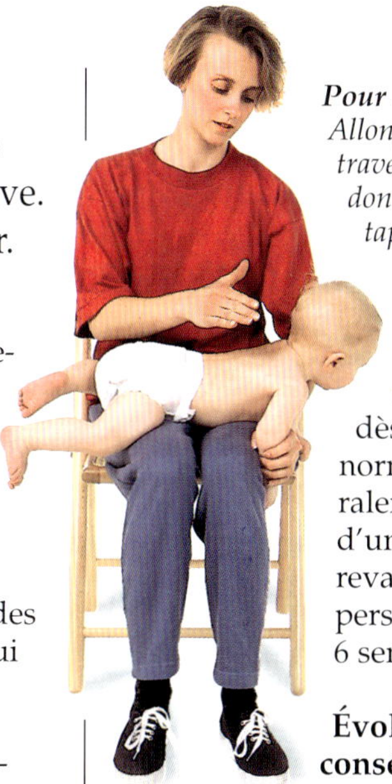

***Pour calmer la toux***
*Allongez votre enfant en travers de vos genoux et donnez-lui de petites tapes sur le dos.*

### Évolution et conséquences

La bronchiolite ne laisse pas de séquelles durables. Toutefois, beaucoup d'enfants continuent à présenter une respiration sifflante, en cas de rhume, pendant plusieurs années.

# PNEUMONIE

Cette inflammation des poumons résulte généralement d'une infection virale ou bactérienne. Elle suit le plus souvent une infection de l'appareil respiratoire supérieur, comme le RHUME (p. 148), ou une maladie infectieuse, telle que la VARICELLE (p. 120). Les enfants atteints de MUCOVISCIDOSE (p. 201) sont particulièrement sujets à la pneumonie.

### Les symptômes

Dans un premier temps, ils peuvent être similaires à ceux du rhume. Les symptômes suivants apparaissent ensuite :

- Toux, qui, chez l'enfant assez grand, produit des expectorations jaunâtres, verdâtres ou pointillées de sang.
- Respiration accélérée et difficile.
- Fièvre.
- Mal de tête.
- En cas de pneumonie sévère, somnolence, bleuissement des lèvres et de la langue, et refus de boire et de s'alimenter.

### Faut-il consulter un médecin ?

Appelez immédiatement un médecin si votre enfant respire très rapidement alors qu'il est alité, si la toux et la fièvre persistent plus de quelques jours, ou s'il semble trop souffrant pour qu'il s'agisse d'un simple rhume. Appelez le médecin d'urgence si votre enfant présente l'un des symptômes de la pneumonie aiguë.

### Que peut faire le médecin ?

Il écoutera la respiration de votre enfant au stéthoscope et pourra ordonner des analyses de sang ou une radiographie. Il prescrira des antibiotiques. La plupart des enfants peuvent être soignés à domicile (voir *Que pouvez-vous faire ?*).

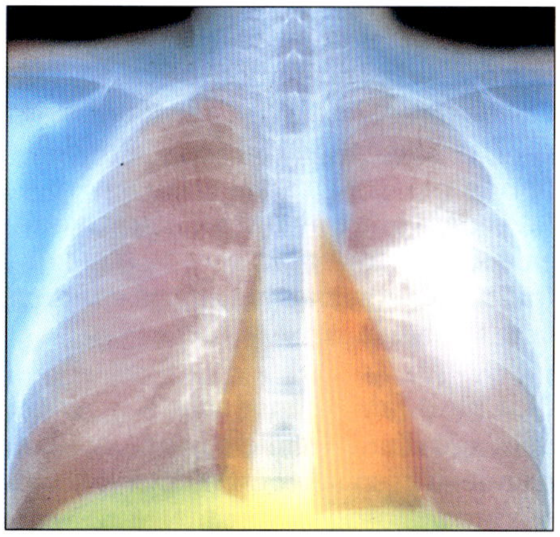

***Radiographie pulmonaire***
*En cas de pneumonie, certains lobes pulmonaires s'emplissent de liquide. Une ombre blanche apparaît sur la zone affectée.*

En cas de pneumonie aiguë, une hospitalisation s'avère parfois nécessaire. Une radiographie confirmera le diagnostic, et le médecin prescrira des antibiotiques. Votre enfant sera peut-être placé sous oxygène, voire sous ventilation artificielle.

### Que pouvez-vous faire ?

Si votre enfant est soigné à domicile, donnez-lui des boissons chaudes. Proposez-lui des repas légers et fréquents. Le paracétamol vous aidera à calmer la fièvre et le mal de tête. La guérison est généralement obtenue en moins d'une semaine.

Après sa sortie de l'hôpital, votre enfant devra éviter les efforts intenses pendant une semaine.

Il pourra sortir, à condition que le temps ne soit pas trop froid ni humide.

### Évolution et conséquences

La toux peut persister 2 semaines après le rétablissement. La pneumonie n'entraîne généralement pas de séquelles.

# TROUBLES AURICULAIRES ET OCULAIRES

DE MÊME QU'ILS S'ENRHUMENT FACILEMENT, la plupart des enfants sont sujets à différents types d'infections des oreilles et des yeux, d'origine virale ou bactérienne. Dès 7 ou 8 ans, leurs défenses immunitaires les protègent des virus les plus courants ; les infections bactériennes se traitent généralement par antibiotiques. Une infection oculaire ou auriculaire peut se compliquer gravement. Une infection chronique de l'oreille peut entraîner des problèmes d'audition, et par conséquent un retard dans l'acquisition du langage et l'apprentissage scolaire. Détection précoce et traitement des anomalies de la vision sont essentiels au développement normal des capacités visuelles.

**RUBRIQUES DE CE CHAPITRE**



# OTITE

Cette inflammation des cavités de l'oreille moyenne est très douloureuse. Elle touche le plus souvent les enfants de moins de 8 ans et correspond à la complication d'une infection des voies respiratoires supérieures, comme le RHUME (p. 148), ou de la gorge (voir ANGINE ET PHARYNGITE, p. 151).

### Les causes

Lorsqu'une infection virale ou bactérienne s'étend à la trompe d'Eustache (conduit étroit qui relie l'oreille moyenne au fond de la gorge), les tissus qui tapissent l'oreille moyenne s'enflamment et il se produit un écoulement, parfois purulent. Ces sécrétions ne peuvent s'écouler car la trompe d'Eustache est obstruée par l'inflammation ou par des VÉGÉTATIONS hypertrophiées (p. 149). Elles provoquent une douleur au tympan, qu'elles peuvent même perforer.

### Les symptômes

La douleur auriculaire est le symptôme principal. Cependant l'enfant très jeune a du mal à localiser le siège de la douleur, surtout si les deux oreilles sont affectées. Fièvre et vomissements peuvent être les seuls symptômes initiaux. L'otite peut provoquer les symptômes suivants :

- Réveil nocturne en larmes.
- Irritabilité.
- L'enfant se tire ou se frotte une oreille.
- Surdité partielle.
- Écoulement de l'oreille, qui soulage parfois la douleur, mais signale une perforation du tympan.

Si votre enfant présente l'un de ces symptômes, consultez votre médecin dans les 24 heures. Appelez-le immédiatement si la douleur est violente ou si votre enfant est très jeune.

### Que pouvez-vous faire ?

En attendant l'arrivée du médecin, donnez à votre enfant du paracétamol liquide et posez sur l'oreille douloureuse une bouillotte d'eau chaude enveloppée dans une serviette (voir photo ci-contre). Attention : l'eau ne doit pas être brûlante. La position de la tête appuyée sur le côté malade permettra l'écoulement des sécrétions. N'utilisez pas cette méthode pour soulager un bébé, qui serait incapable d'écarter une bouillotte trop chaude. Préférez un tissu doux et chaud.

### Que peut faire le médecin ?

Il examinera l'oreille de l'enfant à l'otoscope. S'il y a épanchement, une analyse permettra d'identifier les agents infectieux. Un traitement antibiotique oral fera baisser la température et soulagera la douleur en 2 jours. Si les douleurs et la fièvre persistent plus de 3 jours, le médecin modifiera le traitement. Les sécrétions peuvent stagner encore 3 mois dans l'oreille, entraînant une surdité partielle. Un tympan perforé cicatrise normalement en moins d'une semaine.

Le médecin testera sûrement l'audition de votre enfant 3 mois après son otite. Si elle est encore faible, il peut s'agir d'une OTITE SÉREUSE (voir page ci-contre).

### Évolution et conséquences

Avec la croissance, la trompe d'Eustache s'élargit, permettant aux sécrétions de s'écouler plus facilement. L'oreille devient ainsi beaucoup moins vulnérable aux infections. Les épisodes d'otite cessent généralement après l'âge de 7 ou 8 ans.

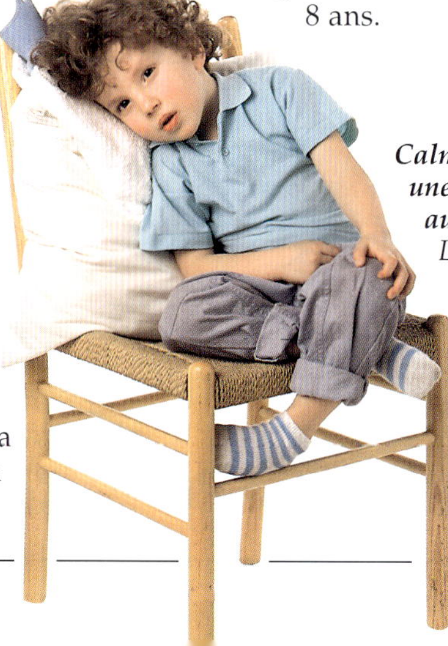

***Calmer une douleur auriculaire***
*La position allongée peut accentuer la douleur. Calez plutôt l'enfant contre des oreillers.*

# OTITE SÉREUSE

Cette infection survient lorsque l'oreille moyenne est pleine de mucosités épaisses, collantes, sécrétées par la paroi. L'audition est affaiblie car les sécrétions réduisent l'aptitude du tympan et des osselets de l'oreille moyenne à vibrer et à transmettre le son à l'oreille interne.

**Les causes**
L'otite séreuse provient d'une hypersécrétion de mucus par la paroi de l'oreille moyenne. Les mucosités s'accumulent dans l'oreille moyenne, surtout si la trompe d'Eustache est obstruée par une inflammation. L'otite séreuse peut provenir d'une OTITE (voir ci-contre) ignorée ou mal traitée ; parfois, elle survient sans raison apparente.

**Les symptômes**
Voici les symptômes fréquents :
- Surdité partielle, qui empire à certains moments.
- Distraction et lenteur de l'apprentissage.

L'otite séreuse, rarement douloureuse, est souvent détectée tardivement.

Consultez votre médecin si vous croyez que votre enfant souffre d'une otite séreuse.

**Que peut faire le médecin ?**
Il examinera les oreilles de votre enfant à l'otoscope et l'adressera peut-être à un otho-rhino-laryngologiste. Le spécialiste testera l'audition et mesurera la souplesse du tympan. En cas de résultats anormaux, l'examen sera répété 3 mois plus tard. S'il n'y a pas d'amélioration, une intervention sous anesthésie générale permettra d'évacuer les sécrétions au moyen d'une aiguille creuse. Parfois, une incision pratiquée dans le tympan permet d'y insérer un petit tube en plastique appelé aérateur transtympanique ou yoyo (voir ci-dessous). Le yoyo tombe spontanément 2 mois à 2 ans plus tard ; le tympan cicatrise en quelques jours, après la chute du yoyo.

**Évolution et conséquences**
La trompe d'Eustache s'élargit avec la croissance et les sécrétions s'écoulent plus facilement. L'otite séreuse survient très rarement au-delà de 8 ans.

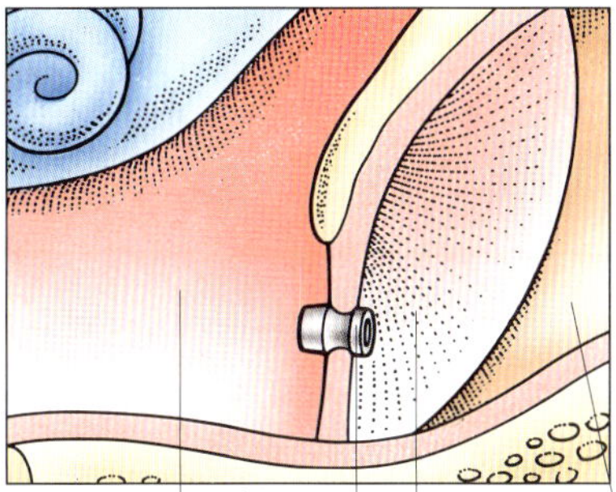


***L'aérateur transtympanique***
*Ce petit tube inséré dans le tympan permet l'évacuation des sécrétions.*

# OTITE EXTERNE

Plusieurs causes peuvent être à l'origine de cette inflammation du conduit auditif externe : une infection bactérienne et des maladies de peau, tels la DERMITE SÉBORRHÉIQUE (p. 134) et l'ECZÉMA ATOPIQUE (p. 135). La paroi du conduit auditif peut également être infectée par une exposition prolongée à l'eau, une écorchure ou une irritation provoquée par un corps étranger (coton-tige ou bouchon de cire).

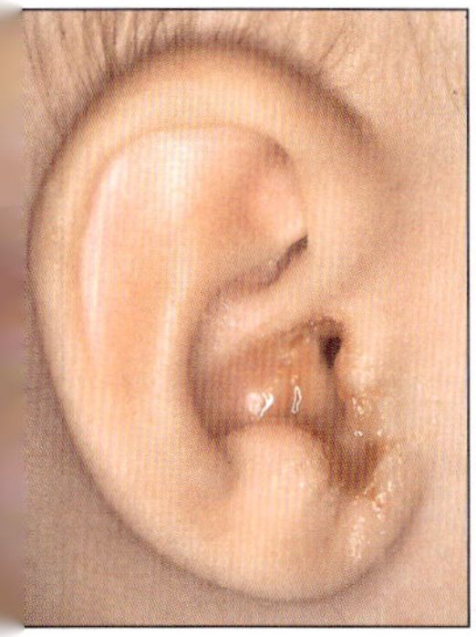

***Infection du conduit auditif***
*Le conduit auditif laisse s'écouler des sécrétions. Ne les essuyez pas : elles permettront au médecin de réaliser un prélèvement pour déterminer la cause de l'infection.*

**Les symptômes**
Le pavillon de l'oreille peut être sensible au toucher ou au mouvement.

Cependant les symptômes affectent principalement le conduit auditif et sont les suivantes :
- Démangeaisons, habituellement suivies de douleur.
- Écoulement épais, blanc ou jaunâtre.
- Surdité partielle, en cas d'obstruction du conduit.
- Cloques suintantes, formant des croûtes.

Consultez un médecin dans les 24 heures si votre enfant présente une douleur, un écoulement du conduit auditif externe ou des problèmes d'audition.

**Que peut faire le médecin ?**
Il examinera l'oreille à l'otoscope. En cas de suppuration, il effectuera peut-être un prélèvement. Si l'inflammation est provoquée par un corps étranger ou un bouchon de cire, le médecin le retirera, puis nettoiera le conduit auditif. Des gouttes antibiotiques peuvent être prescrites. Si l'otite externe est due à un eczéma atopique ou une dermite séborrhéique, des gouttes auriculaires à base de corticoïdes soulageront les démangeaisons et l'hypersensibilité. Ce traitement apporte normalement une guérison complète en 7 à 10 jours.

**Que pouvez-vous faire ?**
Le paracétamol soulagera la douleur. Une bouillotte d'eau chaude (pas brûlante) ou un tissu chaud appliqués sur l'oreille peuvent également s'avérer efficaces. Pour administrer les gouttes auriculaires, étendez votre enfant sur le côté, l'oreille malade vers le haut. Gardez sa tête immobile pendant une ou deux minutes.

Votre enfant ne devra ni nager ni mouiller son oreille jusqu'à la guérison de l'otite externe. Protégez l'oreille atteinte pendant le bain ou la douche à l'aide d'un bonnet de douche, évitez de laver à grande eau les cheveux de votre enfant, utilisez plutôt une éponge.

# LABYRINTHITE

Le labyrinthe (oreille interne) est constitué d'un ensemble de cavités pleines de liquide, et il concourt à l'équilibre. La labyrinthite (inflammation du labyrinthe) est la complication d'une infection virale et provoque des sensations désagréables de vertige et des nausées.

**Les symptômes**
Ils surviennent par accès de 5 à 15 minutes, qui peuvent se répéter plusieurs fois par jour :
- Vertige, c'est-à-dire la sensation que tout tourne autour de soi de manière incontrôlable.
- Déséquilibre et chute. Votre enfant doit s'appuyer contre le mur ou se tenir à un meuble pour ne pas tomber.
- Nausées et vomissements.

Votre enfant se sentira probablement très perturbé. Consultez votre médecin dans les 24 heures suivant l'apparition des symptômes.

**Que peut faire le médecin ?**
Il vous questionnera sur les maladies récentes de votre enfant. Un sirop antihistaminique sera éventuellement prescrit contre les vomissements et les vertiges. Aucun autre traitement n'est nécessaire.

**Évolution et conséquences**
La labyrinthite disparaît en général en 1 à 3 semaines. Elle peut cependant durer plusieurs mois. Bien qu'impressionnante, elle ne laisse pas de séquelles.

# BAROTRAUMATISME

Ce phénomène provient d'une obstruction temporaire de la trompe d'Eustache (conduit reliant l'oreille moyenne à la gorge) accompagnée d'un tympan bombé, en réaction à une variation brutale de la pression atmosphérique. Il survient habituellement en avion.

**Les causes**
La ventilation par la trompe d'Eustache équilibre normalement les pressions à l'intérieur et à l'extérieur de l'oreille moyenne. Lors d'un décollage, la dépressurisation affecte l'oreille. Pendant la descente, la pression extérieure remonte, provoquant la fermeture de la trompe d'Eustache. Les infections respiratoires comme le RHUME (p. 148) et le rhume des foins (voir RHINITE ALLERGIQUE, p. 152), ou auriculaires (voir OTITE, p. 162), favorisent le barotraumatisme.

**Les symptômes**
Voici les symptômes fréquents :
- Douleur due au tympan bombé.
- Perte partielle de l'audition.
- Bourdonnement d'oreilles.

Les symptômes disparaissent habituellement en 3 à 5 heures et ne laissent pas de séquelles. Le paracétamol soulage la douleur.

**La prévention**
Pendant la descente de l'avion, incitez votre enfant à sucer un bonbon, à déglutir, ou utilisez la méthode illustrée ci-contre (manœuvre de Valsalva) pour favoriser la ventilation de l'oreille. Donnez un biberon au bébé ou allaitez-le pendant la descente. Un enfant qui souffre d'un rhume ou d'une autre affection respiratoire ou auriculaire ne devrait pas prendre l'avion.

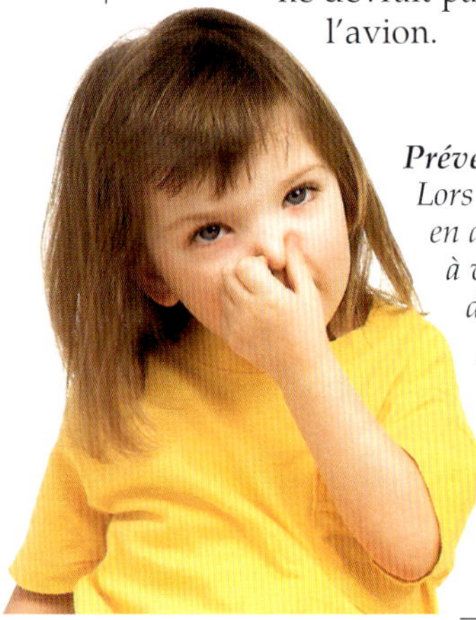

***Prévention***
*Lors d'une descente en avion, conseillez à votre enfant d'inspirer fortement avant d'expirer, nez pincé et bouche fermé, jusqu'à ce que ses oreilles se débouchent.*

# UVÉITE

Cette inflammation de l'iris et du corps ciliaire qui l'entoure est rare pendant l'enfance, mais les enfants atteints d'ARTHRITE CHRONIQUE JUVÉNILE (p. 132) souffrent fréquemment d'une forme d'uvéite chronique ou récidivante.

**Les symptômes**
L'uvéite peut affecter 1 œil, ou les 2 yeux en même temps.
Voici les principaux symptômes :
- Douleur (sourde ou aiguë) dans l'œil affecté.
- Rougeur du blanc de l'œil, surtout dans la zone entourant l'iris.
- Hypersensibilité à la lumière.
- Vision floue.
- Iris gonflé, décoloré et terne.
- Pupille déformée et, si un seul œil est touché, plus petite que celle de l'œil sain.
- Larmoiement de l'œil malade.

Si vous pensez que votre enfant souffre d'une uvéite, appelez immédiatement votre médecin.

**Le traitement**
Le médecin prescrira un collyre ou une pommade à base de corticoïdes pour réduire l'inflammation. Vous pouvez appliquer sur l'œil une compresse de coton imbibée d'eau chaude bouillie.

**Évolution et conséquences**
Traitée rapidement, l'uvéite disparaît généralement en 1 ou 2 semaines sans séquelles. En revanche, si l'uvéite s'installe ou récidive, elle peut entraîner une déficience visuelle permanente.

# CONJONCTIVITE

Sous sa forme infectieuse, cette inflammation de la fine membrane transparente (conjonctive) qui recouvre le blanc des yeux et tapisse les paupières est due chez le nouveau-né à une bactérie que l'on trouve normalement dans le vagin ; dans certains cas rares, l'enfant est contaminé par la mère, atteinte de gonorrhée, d'herpès génital ou d'une infection à chlamydia. Chez les enfants plus grands, la conjonctivite provient généralement d'une infection virale. Elle peut aussi accompagner un rhume des foins (voir RHINITE ALLERGIQUE, p. 152).

### Les symptômes

La conjonctivite peut affecter 1 œil ou les 2 yeux. Voici les principaux symptômes :

- Rougeur du blanc de l'œil et de l'intérieur de la paupière.
- Démangeaison et irritation oculaires.
- En cas de conjonctivite bactérienne, présence de pus jaune, collant, dans le coin de l'œil et sur les cils. Le matin l'enfant a du mal à ouvrir l'œil.
- En cas de conjonctivite allergique, paupières gonflées et écoulement liquide et transparent.

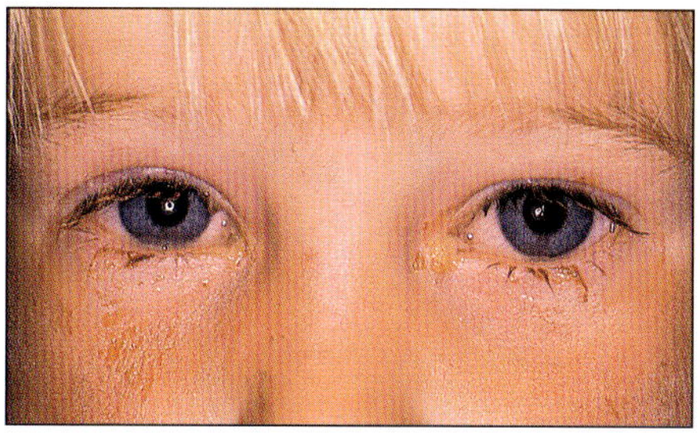

***Aspect de la conjonctivite bactérienne***
*Le blanc des yeux est injecté de sang et les paupières sont collées par du pus jaune, qui s'est également accumulé dans le coin des yeux.*

### Faut-il consulter un médecin ?

La conjonctivite du nouveau-né, détectée à l'hôpital, est traitée peu après la naissance. Cependant, dans certains cas, les symptômes n'apparaissent qu'après plusieurs semaines. Contactez votre médecin dès leur apparition. Chez les enfants plus âgés, la conjonctivite virale est sans gravité. Le médecin écartera la possibilité d'un trouble plus sérieux.

### Le traitement

En général, une infection bactérienne, traitée par une pommade ou un collyre antibiotiques, guérit en une semaine. Des antibiotiques oraux ou intraveineux peuvent être prescrits en cas d'infection bactérienne grave, qui dure parfois 6 semaines.

La conjonctivite virale disparaît d'elle-même en une semaine. En cas de conjonctivite allergique, employez un collyre anti-inflammatoire, disponible en pharmacie.

### Que pouvez-vous faire ?

Retirez doucement le pus qui colle les cils avec une compresse imbibée d'eau minérale. Lavez-vous les mains après avoir touché les yeux infectés. La conjonctivite virale est particulièrement contagieuse.

### Évolution et conséquences

Si le traitement est rapide, un bébé infecté pendant l'accouchement pourra guérir complètement. Chez les enfants plus âgés, les conjonctivites infectieuse et allergique n'affectent jamais les capacités visuelles de manière définitive.

# IMPERFORATION DU CANAL LACRYMAL

Les canaux lacrymo-nasaux sont 2 conduits étroits qui déversent les sécrétions, des yeux vers l'intérieur du nez. Des cellules mortes obstruent parfois 1 œil ou les 2 yeux à la naissance. Le liquide ne peut pas s'évacuer et les yeux larmoient en permanence.

### Les symptômes

Voici les principaux symptômes :

- Larmoiement permanent.
- Si l'œil est infecté, pus dans le coin interne de l'œil et renflement sous le coin interne de l'œil.

### Faut-il consulter un médecin ?

Dans presque tous les cas l'imperforation du canal lacrymal se résoud au cours de la première année.

Cependant, avec un traitement, le canal peut s'ouvrir plus tôt. Prenez rendez-vous avec votre médecin si les yeux de votre bébé larmoient. S'il présente des signes d'infection, consultez dans les 24 heures.

### Le traitement

En l'absence de signes d'infection, le médecin suggérera un massage léger de la partie supérieure du canal (voir illustration ci-contre).

S'il y a infection, il prescrira une pommade antibiotique. Dès la guérison (habituellement une semaine plus tard), vous pourrez commencer les massages pour dégager le canal.

Si le canal ne s'est pas perforé spontanément à la fin de la première année, le médecin adressera votre bébé à un ophtamologiste. Sous anesthésie générale, le spécialiste dégagera le canal lacrymal avec une fine sonde métallique.

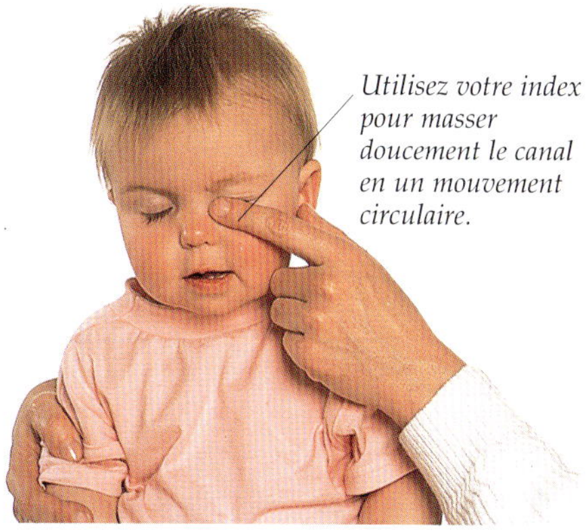


***Pour dégager un canal lacrymal***
*Après vous être lavé les mains, massez doucement de l'index la peau juste sous le coin interne de l'œil. Répétez ce geste 2 ou 3 fois par jour pendant 1 ou 2 semaines.*

### Évolution et conséquences

Une fois le canal dégagé, le larmoiement cessera, et votre bébé sera moins sujet aux infections oculaires.

# AFFECTIONS DES PAUPIÈRES

Orgelets et blépharites sont fréquents chez l'enfant. L'orgelet est un petit furoncle rempli de pus qui se forme à la base d'un cil. La blépharite est une inflammation du bord de la paupière. Bien que désagréables, ces troubles sont sans gravité.

## ORGELET

L'orgelet provient en général d'une infection bactérienne. Il représente une complication possible de la blépharite.

### Les symptômes

Voici les principaux symptômes :

- Petit furoncle de pus jaune à la base d'un cil.
- Œdème rougeâtre autour de la tête du furoncle.
- Douleur ou hypersensibilité.

### Le traitement

L'orgelet disparaît généralement en quelques jours. Pressez un tissu tiède sur la zone infectée 20 minutes toutes les heures pour calmer la douleur et favoriser l'écoulement du pus. Évitez de manipuler l'orgelet.

Si votre enfant souffre d'orgelets à répétition, votre médecin lui prescrira une pommade antibiotique. Une application 3 ou 4 fois par jour empêchera la récidive.

## BLÉPHARITE

La blépharite accompagne souvent les pellicules du cuir chevelu et affecte des enfants atteints de DERMITE SÉBORRHÉIQUE (p. 134). Plus rarement, elle est due à une infection virale ou bactérienne.

### Les symptômes

Principaux symptômes :

- Sensation de brûlure, rougeur et démangeaison au bord de la paupière.
- Squames à la racine des cils, jaunes et grasses en cas de blépharite séborrhéique.
- Cils poussant dans le mauvais sens ou tombant.

La blépharite infectieuse peut s'accompagner d'une CONJONCTIVITE (p. 165). Consultez votre médecin si vous pensez que votre enfant est atteint de blépharite.

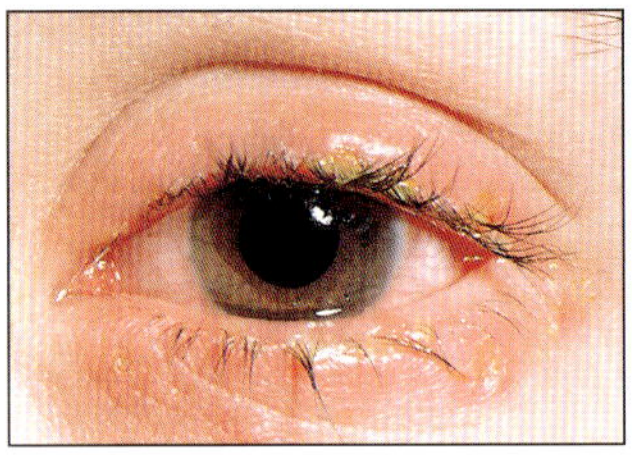

***Blépharite infectieuse***
*Les paupières sont rouges, gonflées et squameuses. Le rougissement du blanc de l'œil signale une conjonctivite concomittante.*

### Le traitement

Le médecin vous montrera comment retirer les squames et croûtes au bord de la paupière au moyen d'une compresse imbibée d'eau chaude. Il effectuera un prélèvement au bord de la paupière pour déterminer la cause de l'infection. Si la paupière est infectée, le médecin prescrira une pommade antibiotique, à appliquer après avoir retiré les squames. La blépharite infectieuse passe habituellement en 2 semaines ; utilisez encore la pommade 2 semaines. La blépharite séborrhéique peut devenir chronique. Surveillez les pellicules.

# STRABISME

La déviation de l'axe d'un œil par rapport à l'autre porte le nom de strabisme. Jusqu'à l'âge de 2 à 4 mois, la plupart des bébés louchent par moments. Cependant, au-delà de 4 mois, ou s'il est permanent, le strabisme est anormal.

### Les causes

Les bébés louchent car le mécanisme de coordination de leurs yeux n'est pas complètement développé. Chez l'enfant plus âgé, le strabisme vient souvent d'une hypermétropie (voir TROUBLES DE LA VUE, page ci-contre), qui provoque une trop forte accommodation de l'œil et le fait dévier vers l'intérieur. Le strabisme peut aussi être dû à une différence de focalisation entre les deux yeux, qui provoque deux images différentes. L'image de l'œil le plus faible est annulée et l'œil est mal coordonné.

### Les symptômes

- Déviation d'un œil vers l'intérieur ou vers l'extérieur (strabisme convergent ou divergent), vers le haut ou le bas (strabisme vertical).
- Mauvaise vision de l'œil affecté.
- Vision double ou floue, à laquelle l'enfant tente de remédier en fermant ou en couvrant l'œil atteint.

Le cerveau annule l'image qui vient de l'œil le plus faible ; ce dernier perd progressivement ses capacités visuelles et ne transmet plus d'image au cerveau, faute d'entraînement.

Si votre enfant commence à loucher après l'âge de 4 mois ou s'il louche constamment, consultez votre médecin, qui vous adressera à un ophtalmologiste.

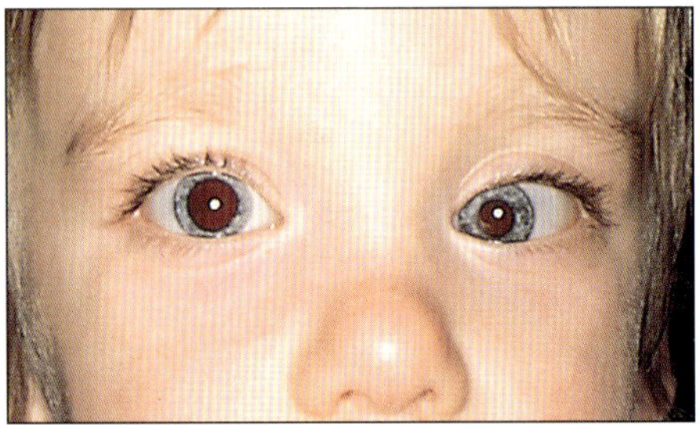

***Strabisme convergent***
*Cet enfant présente un strabisme convergent de l'œil gauche. L'œil sain regarde droit devant, tandis que l'autre est tourné vers l'intérieur.*

### Le traitement

L'ophtalmologiste fera un bilan oculaire, puis prescrira des lunettes, si votre enfant est hypermétrope ou présente un autre problème de vue. Certains spécialistes recommandent de bander l'œil sain pour faire travailler l'autre. Parfois, la position de l'œil déviant peut être corrigée par une opération. Par la suite, des exercices favoriseront le développement normal des capacités visuelles.

### Évolution et conséquences

Si le traitement est commencé dans les semaines qui suivent l'apparition du strabisme, la vision de l'enfant pourra se développer normalement.

# TROUBLES DE LA VUE

Les modifications de la courbure du cristallin (phénomène appelé accommodation) permettent à la vue de s'adapter de loin comme de près. Les défauts du mécanisme de l'accommodation donnent une vision plus ou moins floue. Ils sont de trois types : la myopie, l'hypermétropie et l'astigmatisme. Ces troubles de la focalisation sont souvent héréditaires. La plupart du temps la myopie devient gênante qu'à la puberté, bien qu'elle commence à se développer avant l'adolescence.

**Les causes**
La myopie et l'hypermétropie proviennent d'une relation incorrecte entre la profondeur du globe oculaire et la capacité d'accommodation de la cornée, partie avant de l'œil (voir illustrations ci-dessous).

Chez le myope, l'image des objets éloignés est mise au point devant la rétine et apparaît floue.

Chez l'hypermétrope, l'image des objets est mise au point derrière la rétine et non sur la rétine. Cependant, les enfants légèrement ou modérément hypermétropes voient correctement parce que, à cet âge, le mécanisme de l'accommodation est suffisamment puissant pour placer le point de réglage convenablement sur la rétine.

L'astigmatisme survient quand la courbure de la cornée est inégale. Elle entraîne une incapacité à voir nettement un objet dans sa totalité. Par exemple, les lignes horizontales peuvent être nettes alors que les lignes verticales sont floues.

**Les symptômes**
Un enfant myope ou astigmate n'est pas toujours conscient de son problème :
- Il s'assied trop près de la télévision.
- Il a des difficultés avec ses devoirs ou semble se désintéresser en classe, car il distingue mal le tableau.
- Les objets éloignés lui semblent flous.

Si votre enfant est hypermétrope :
- Il se met à loucher (voir page ci-contre).
- Les objets proches sont flous.

## MYOPIE ET HYPERMÉTROPIE

La vision est nette si la capacité d'accommodation de la cornée doit être en rapport avec la distance qui la sépare de la rétine. Il y a myopie quand la courbure de la cornée est trop prononcée et/ou le globe oculaire trop long. L'hypermétropie se produit quand la courbure de la cornée est trop plate et/ou le globe oculaire trop court.

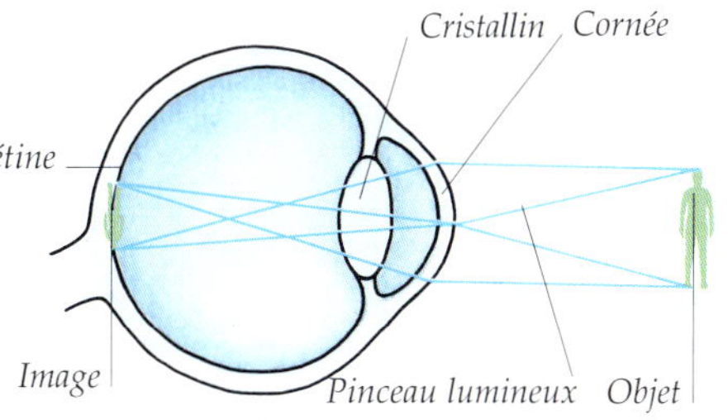


*Vision normale*
*Le rapport entre la forme du globe oculaire et la puissance d'accommodation de la cornée est correct. L'image est mise au point sur la rétine et apparaît nette.*

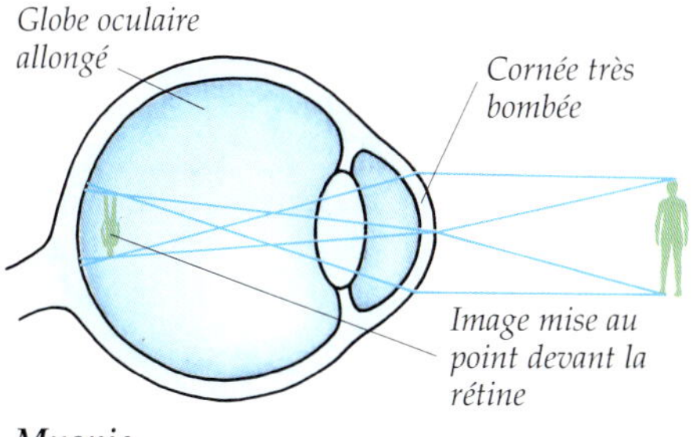


*Myopie*
*Le globe oculaire est trop long et la cornée, fortement courbée, a une puissance d'accommodation trop forte. L'image d'un objet éloigné est mise au point devant la rétine et paraît floue.*

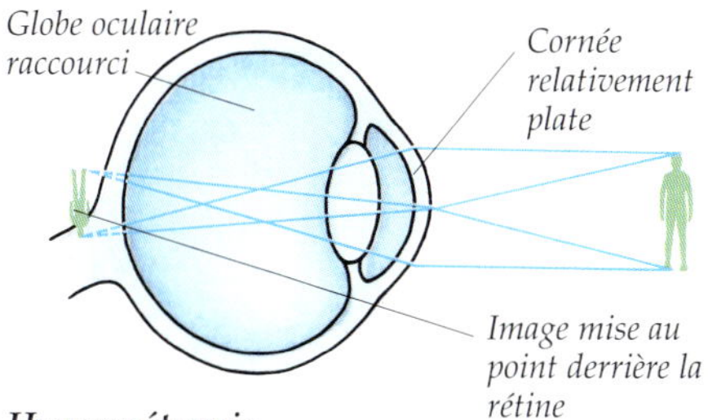


*Hypermétropie*
*Le globe oculaire est trop court et la puissance d'accommodation de la cornée, relativement plate, est trop faible. L'image d'un objet est mise au point derrière la cornée et apparaît floue.*

**Faut-il consulter un médecin ?**
Si vous pensez que votre enfant présente un trouble de la vue, ou si le médecin scolaire vous a alerté à ce sujet, prenez rendez-vous avec un médecin ou un ophtamologiste.

**Que peut faire le spécialiste ?**
Il testera l'acuité visuelle de votre enfant. La méthode choisie dépendra de l'âge de l'enfant et de ses capacités à la lecture. Les enfants capables de lire sont habituellement testés avec les mêmes tableaux que les adultes. Avec un enfant qui ne sait pas lire, on se sert d'un tableau comportant la lettre E reproduite en diverses tailles et orientations. L'enfant peut alors montrer du doigt l'orientation de la lettre. Pour un enfant très jeune, on utilise des panneaux montrant des objets familiers. La rétinoscopie permet aussi de mesurer la vue d'un jeune enfant en observant le déplacement d'un faisceau lumineux projeté dans l'œil et reflété par la rétine.

L'acuité visuelle une fois mesurée, on établit l'importance du trouble de la focalisation. Pour préciser le résultat, des gouttes d'atropine peuvent être administrées dans l'œil afin d'inhiber temporairement le mécanisme de l'accommodation. Puis des verres correcteurs seront placés successivement devant l'œil de l'enfant, qui indiquera au praticien leur effet sur sa vision. L'action de la bonne combinaison de verres correcteurs sera ensuite vérifiée à la rétinoscopie.

À partir de ces derniers résultats, l'ophtalmologiste prescrira des lunettes ou des lentilles de contact (qui permettent généralement une meilleure correction). Les adolescents préfèrent les lentilles de contact, mais elles nécessitent une hygiène rigoureuse et ne conviennent pas aux jeunes enfants.

Le traitement de la myopie par chirurgie ou laser ne se fait qu'à partir de 20 ans.

**Évolution et conséquences**
Dans la plupart des cas, les troubles de la vue n'empirent pas à l'âge adulte. La myopie se stablilise vers 20-25 ans. Cependant, l'accommodation déclinant avec l'âge, les symptômes de l'hypermétropie, invisibles jusque-là, peuvent se déclarer vers la quarantaine.

# TROUBLES DU COMPORTEMENT ET TROUBLES AFFECTIFS

LORSQU'UN ENFANT A UN COMPORTEMENT qui paraît inquiétant, les parents ont besoin de savoir si cet état va durer. Les enfants perdent généralement leurs manies étranges ou dérangeantes en grandissant, mais certains ont besoin de l'aide d'un spécialiste. Le fait de consulter très tôt un médecin vous permettra de vous rassurer et de savoir si un traitement s'impose.

**RUBRIQUES DE CE CHAPITRE**



## TROUBLES DU SOMMEIL

Les troubles du sommeil atteignent souvent les enfants jusqu'à 5 ans, mais des enfants plus âgés peuvent également avoir un sommeil perturbé. Les troubles évoqués ci-dessous sont généralement passagers. Ils indiquent parfois une angoisse (voir PEURS ET ANXIÉTÉS, p. 170) ou, plus rarement, de graves problèmes de comportement.

### INSOMNIE

Normalement, la majorité des enfants font leur nuit complète avant 1 an. Si un enfant plus âgé ne réussit pas à s'endormir ou se réveille la nuit, essayez d'en trouver la cause (horaires mal adaptés ou peur du noir, par exemple).

Vous pouvez aider votre enfant en imaginant un rituel pour le coucher et en vous montrant plus ferme. Si votre enfant a peur du noir, essayez de lui laisser une veilleuse allumée.

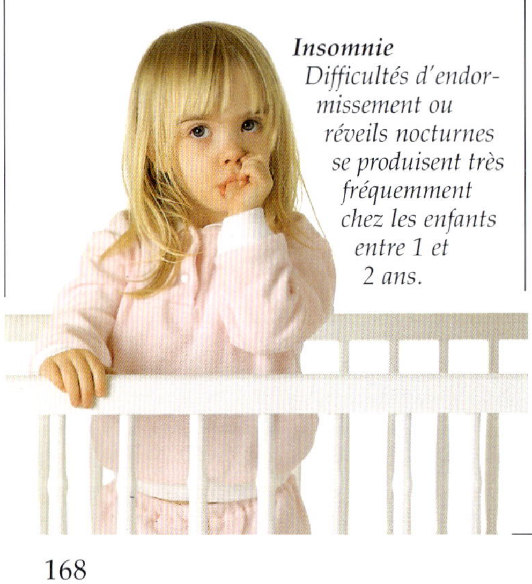

***Insomnie***
*Difficultés d'endormissement ou réveils nocturnes se produisent très fréquemment chez les enfants entre 1 et 2 ans.*

**Faut-il consulter un médecin ?**
Consultez un médecin si l'insomnie devient insupportable. Il discutera avec vous des habitudes de coucher et de sommeil de votre enfant pour vous aider à les modifier progressivement.

### CAUCHEMARS

Chez les enfants âgés de 5 à 6 ans, les rêves effrayants sont très courants. Habituellement, les cauchemars sont provoqués par des événements ou des images qui les ont troublés. Ces cauchemars sont parfois le signe d'une anxiété plus profonde.

**Que pouvez-vous faire ?**
Quand un cauchemar réveille votre enfant, consolez-le jusqu'à ce qu'il se rendorme. Surveillez les programmes s'il regarde la télévision. Vous pouvez aussi laisser la porte de sa chambre ouverte ou une lampe allumée. Certains enfants éprouvent du réconfort à parler de leurs cauchemars. Si ceux-ci sont nombreux ou persistent, consultez un médecin.

En général, les cauchemars sont moins fréquents après 6 ans, mais on peut en avoir de temps en temps à n'importe quel âge.

### TERREURS NOCTURNES

Les enfants âgés de 4 à 7 ans sont fréquemment sujets aux terreurs nocturnes qui surviennent environ 2 heures après l'endormissement. Dans la période qui précède, l'enfant s'agite. Pendant une terreur nocturne, il donne l'impression d'être éveillé, semble terrifié et peut crier et gémir. Cependant, il est toujours endormi, difficile à réveiller et reste sans réaction quand vous le consolez.

En cas de terreur nocturne ne réveillez surtout pas votre enfant car cela augmenterait son malaise et l'empêcherait d'enchaîner naturellement avec la phase de sommeil apaisé.

**Faut-il consulter un médecin ?**
Consultez un médecin si votre enfant a plusieurs épisodes de terreurs nocturnes par semaine. Sachez que malgré ces réactions violentes, il n'éprouve pas une véritable angoisse et qu'il ne se souviendra pas de ces épisodes. En grandissant, votre enfant se débarrassera naturellement de ses terreurs.

### SOMNAMBULISME

Ce trouble atteint surtout les enfants de 6 à 12 ans. L'enfant sort de son lit et se promène pour le plus souvent retourner dans son lit quelques minutes plus tard. Assurez-vous qu'il ne se met pas en danger. N'essayez pas de le réveiller mais ramenez-le doucement vers son lit.
Les crises de somnambulisme cessent généralement à la puberté.

# MANIES

De nombreuses manies enfantines sont tellement courantes qu'elles semblent presque normales. Elles apaisent l'enfant ou expriment la colère, la frustration ou l'ennui. Ainsi, les jeunes enfants sucent leur pouce ou se cognent la tête. De nombreux écoliers ont des tics. Les enfants de tous âges sont susceptibles de se ronger les ongles, se tortiller ou s'arracher les cheveux. La plupart de ces manies sont sans gravité.

## SUCER SON POUCE

L'enfant suce son pouce quand il est fatigué, nerveux ou triste. Jusqu'à 3 ans, cette manie est sans gravité. Certains enfants continuent jusqu'à 6 ou 7 ans. Si c'est le cas pour votre enfant, parlez-lui pour l'en dissuader. La promesse de récompenses pourrait l'aider à renoncer à cette habitude.

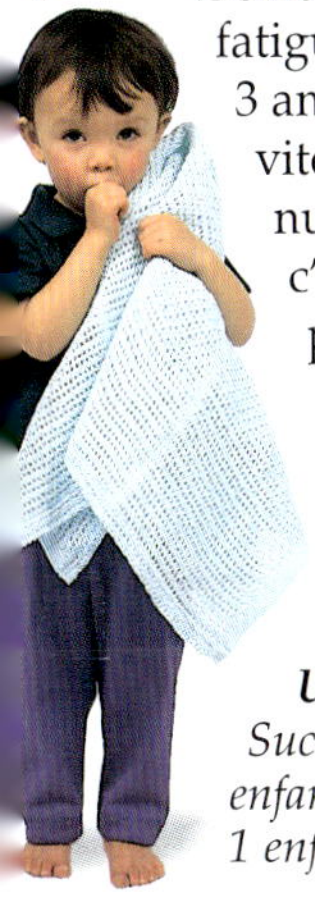

***Une manie réconfortante***
*Sucer son pouce est l'habitude enfantine la plus courante. À 3 ans, 1 enfant sur 2 suce son pouce.*

## SE RONGER LES ONGLES

Un enfant sur 3 environ se ronge les ongles, en général dès les premières années de scolarité, et cela peut durer jusqu'à l'âge adulte. Cette manie rend les doigts laids et douloureux. On trouve en pharmacie, sans ordonnance, un liquide amer à appliquer sur les ongles ; il sera efficace si l'enfant est prêt à renoncer à sa mauvaise habitude.

## SE COGNER LA TÊTE

Il arrive parfois qu'un enfant frustré, en colère, ou désœuvré, se tape la tête contre une surface dure. Ce comportement cesse habituellement vers 4 ans. C'est impressionnant, mais rarement dangereux. Vous pouvez proposer un coussin à votre enfant pour atténuer les chocs, mais il vaut encore mieux ne pas lui prêter attention. Consultez un médecin si cette manie persiste.

## SPASME DU SANGLOT

Certains enfants d'âge préscolaire peuvent retenir leur respiration jusqu'à 30 secondes d'affilée. Il est rare qu'un évanouissement s'ensuive. Une douleur ou une frustration peuvent provoquer cette crise, que l'enfant utilise pour manipuler ses parents. Ignorez ces crises autant que possible. Elles disparaissent généralement vers 4 ans mais, si elles vous inquiètent, allez voir votre médecin.

## TICS

Les tics sont des mouvements répétitifs, involontaires, qui affectent principalement les écoliers et concernent le plus souvent la tête et le visage (clignements rapides des yeux, par exemple). Les tics proviennent habituellement d'une tension et ils disparaissent le plus souvent en quelques mois.

Si un tic s'accentue beaucoup ou s'accompagne d'un comportement inquiétant, consultez un médecin. Il adressera sans doute votre enfant à un pédiatre ou à un pédopsychiatre.

## MOUVEMENTS COMPULSIFS

Beaucoup d'écoliers ressentent des envies irrésistibles d'accomplir certains gestes. Si vous n'y prêtez pas attention, ils disparaissent presque toujours. Si ils persistent ou empirent, consultez votre médecin.

## SE TORTILLER DES MÈCHES

Lorsqu'ils sont anxieux ou frustrés, les enfants peuvent se tortiller les cheveux, sans que cela soit inquiétant. Un enfant très perturbé émotionnellement peut aller jusqu'à dénuder des plaques entières de son crâne. Consultez alors votre médecin.

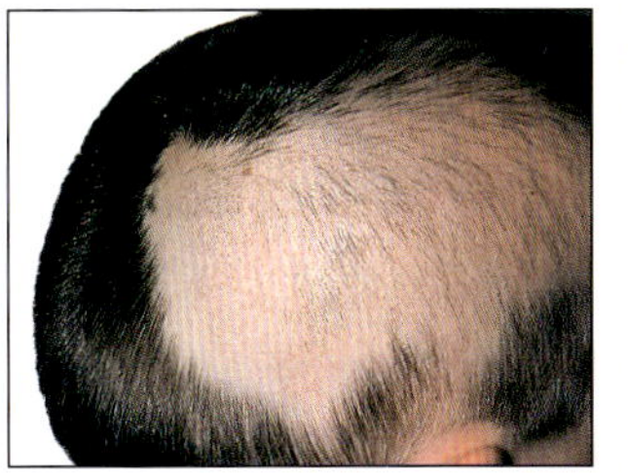

***Plaque chauve***
*Elle est due à l'habitude de l'enfant de se tirer les cheveux.*

# ENCOPRÉSIE

La plupart des enfants parviennent au contrôle de leurs intestins vers 3 ans. Passé cet âge, un accident occasionnel n'a rien d'inquiétant. Cependant, si l'enfant continue à se salir ou s'il commence à le faire alors qu'il était « propre », c'est qu'il a un problème.

### Les causes

Bien souvent, une CONSTIPATION (p. 181) chronique est à l'origine d'un « accident ». Certaines maladies entraînent des « fuites » occasionnelles dues à la diarrhée. Ces accidents peuvent aussi provenir d'un retard ou d'un défaut dans l'apprentissage de la propreté ou encore d'une tension nerveuse. L'émission des selles à n'importe quel moment (encoprésie) signale parfois un trouble affectif.

### Faut-il consulter un médecin ?

Si votre enfant continue à se salir après 3 ans, ou s'il recommence à se salir, votre médecin pourra traiter les éventuelles causes physiques. Un enfant souffrant d'encoprésie sera vraisemblablement adressé à un pédopsychiatre.

### Que pouvez-vous faire ?

Punir votre enfant, s'il se salit, risque d'aggraver le problème. Encouragez-le gentiment mais fermement à aller aux toilettes régulièrement, pendant au moins 5 minutes ; donnez-lui un livre pour le distraire. À chaque fois que votre enfant fait ses besoins aux toilettes, félicitez-le. Lorsque votre enfant sera propre, vous pourrez poursuivre cette méthode pendant 3 à 6 mois pour consolider le résultat. Essayez d'identifier les sources d'anxiété de votre enfant afin de les supprimer ou de les atténuer.

Avec un traitement approprié, la plupart des problèmes de propreté disparaîtront en quelques semaines. S'ils persistent, consultez un médecin.

# PEURS ET ANXIÉTÉS

Tous les enfants éprouvent peurs et anxiétés. Un certain degré d'anxiété est normal dans de nombreuses situations (séparation d'avec les parents, par exemple). Des peurs spécifiques de courte durée sont également courantes (peur du noir, de certains animaux, du tonnerre, ou de l'école). Ces anxiétés ne sont préoccupantes que si elles durent plusieurs mois et prennent des proportions telles qu'elles en deviennent phobiques et/ou perturbent la vie de l'enfant.

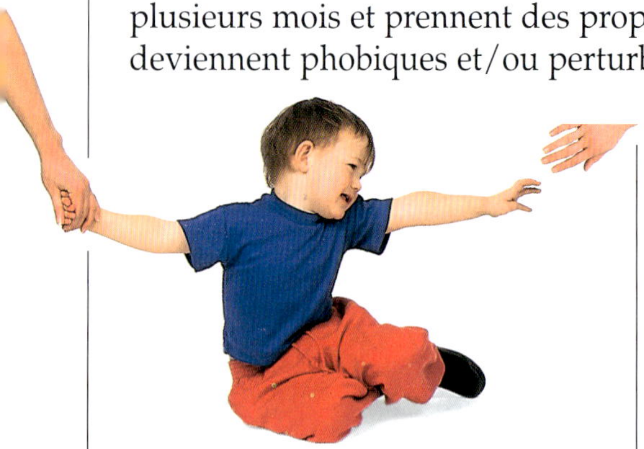

*L'angoisse de la séparation*
*Une séparation, même brève, d'avec les parents, en particulier la mère, suscite souvent une forte angoisse chez le jeune enfant.*

### Les symptômes

Voici les plus fréquents :

- Pleurs prolongés ou continus.
- Irritabilité et colères.
- Manque d'appétit et sommeil troublé.
- ÉNURÉSIE (p. 192) et ENCOPRÉSIE (p. 169).
- Symptômes physiques inexpliqués (maux de ventre, de tête, douleurs dans les membres ou les articulations).
- Tics (voir MANIES, p. 169).

### Les causes

Peurs et anxiétés proviennent souvent d'un sentiment d'insécurité. Cet état peut être provoqué par la séparation d'avec les parents, des difficultés scolaires, familiales ou avec d'autres enfants. Les enfants peuvent capter les peurs particulières des autres. Par exemple, ils peuvent en arriver à redouter le bruit ou les insectes parce qu'ils sentent que leur mère ne les aime pas.

### Que pouvez-vous faire ?

Parlez à votre enfant de ses peurs et essayez de supprimer ou d'atténuer leur cause.

N'accordez pas trop d'importance à ces peurs et adoptez une attitude calme et rassurante, tout en prenant en compte ce que ressent votre enfant. Vous pouvez l'aider, par exemple, en le prenant sur vos genoux pour regarder avec lui les images des animaux qui lui font peur.

### Faut-il consulter un médecin ?

De brèves périodes d'anxiété, surtout chez les tout-petits, ne doivent pas vous inquiéter. Il est cependant préférable de consulter un médecin si les peurs persistent ou si leur gravité perturbe la vie de l'enfant. Le médecin parlera avec vous et avec votre enfant, et vous suggérera des techniques de relaxation. Dans les cas plus préoccupants, on a recours au pédopsychiatre.

Habituellement, les peurs disparaissent en quelques mois. Elles peuvent toutefois réapparaître chez les enfants qui ont connu des troubles affectifs graves.

# TROUBLES DE L'ATTENTION

Un enfant agité, impulsif est parfois incapable de se concentrer et peut souffrir de troubles de l'attention. Il est normal que les jeunes enfants soient très actifs (parfois fatigants pour leurs parents) et, bien souvent, il n'y a pas lieu de s'en inquiéter. Les troubles de l'attention, également appelés « déficit de l'attention avec hyperactivité », peuvent devenir gênants pour l'intégration scolaire et sociale de l'enfant et nécessitent une prise en charge.

### Les causes

Elles sont généralement inconnues mais, dans des cas rares, ces troubles résulteraient d'une déficience cérébrale, d'un stress psychologique ou d'une INTOLÉRANCE ALIMENTAIRE (p. 182). Les cas graves peuvent être d'origine métabolique et génétique.

Cette pathologie atteint plus souvent les garçons que les filles et apparaît généralement entre 3 et 7 ans.

### Les symptômes

Ils peuvent passer inaperçus jusqu'à la scolarisation. L'enfant peut être :

- Incapable de se concentrer.
- Excessivement agité.
- Impulsif et émotif.
- Destructeur, perturbateur et sujet aux accidents.
- Irritable et agressif.

Consultez votre médecin si vous pensez que la conduite de votre enfant est anormale.

### Le traitement

Le médecin vous adressera à un pédiatre, un pédopsychiatre ou un psychologue. Le traitement dépendra de la gravité et de l'origine du trouble. On vous conseillera peut-être de donner à votre enfant l'occasion de dépenser son énergie. En cas de maladie métabolique, un régime adapté vous sera recommandé. Certains enfants doivent suivre une éducation spécialisée. Les cas graves peuvent être traités par des médicaments.

### Évolution et conséquences

Le traitement améliore le comportement de l'enfant. Mais, chez certains enfants, des troubles du comportement social peuvent apparaître plus tard.

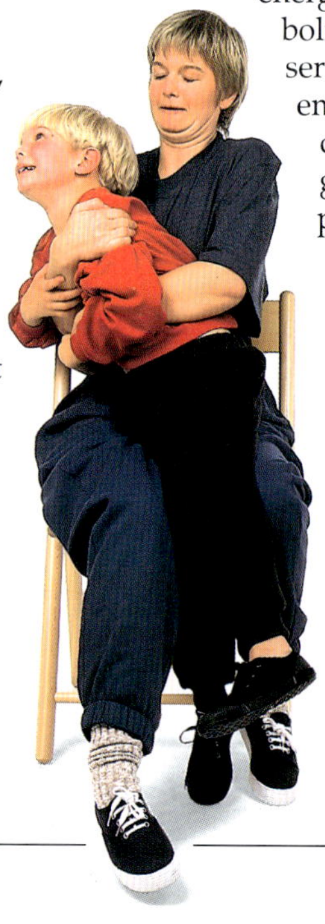

*Enfant hyperactif*
*Un enfant qui souffre de troubles de l'attention est très remuant.*

# AUTISME

Ce trouble affecte la capacité de l'enfant à communiquer avec autrui. L'autisme se manifeste avant 3 ans et touche les garçons plus que les filles. Sa cause est inconnue mais ce trouble répond peut-être à une prédisposition génétique, ou est secondaire à des lésions cérébrales légères survenues avant, pendant ou juste après la naissance.

**Les symptômes**

Un enfant autiste peut présenter les symptômes suivants :

- Éviter de rencontrer le regard des autres ou montrer du doigt des objets pour attirer l'attention sur eux.
- S'absorber dans des comportements répétitifs.
- Être en retard pour parler (voir TROUBLES DU LANGAGE, ci-dessous).
- Sembler indifférent aux autres.
- Préférer les activités solitaires.
- Se désintéresser des jeux créatifs.
- Être bouleversé par des changements d'habitudes.
- Avoir des DIFFICULTÉS D'APPRENTISSAGE (p. 172).

Consultez un médecin si le développement de votre enfant vous inquiète, s'il a des difficultés pour parler, apprendre ou communiquer.

**Le traitement**

Votre enfant sera alors adressé à un psychologue ou un pédopsychiatre. Une thérapie du langage et de la communication ainsi qu'une éducation spécialisée peuvent s'avérer utiles. La plupart des enfants autistes fréquentent des écoles spécialisées, quelques-uns peuvent fréquenter une école ordinaire avec un accompagnement spécialisé. Essayez d'apprendre à votre enfant à être aussi autonome que possible.

**Évolution et conséquences**

Le traitement permet généralement une amélioration progressive durant l'enfance et l'adolescence. Certains enfants autistes atteignent un certain degré d'autonomie, mais la majorité d'entre eux restent partiellement handicapés et éprouvent toute leur vie des difficultés à entrer en relation avec les autres.

# TROUBLES DU LANGAGE

Ces troubles sont courants chez les enfants, surtout les garçons. Le trouble le plus fréquent est le retard de langage, qui peut provenir d'une difficulté à comprendre le langage ou à s'exprimer. Le bégaiement et le zézaiement sont moins courants. Un enfant qui se développe de manière normale peut être affecté de troubles du langage, mais ces derniers sont parfois associés à des DIFFICULTÉS D'APPRENTISSAGE (p. 172) ou à l'AUTISME (ci-dessus).

## RETARD DE LANGAGE

Un déficit auditif, provoqué par des affections auriculaires répétées (voir OTITE, p. 162, ou OTITE SÉREUSE, p. 163), est la cause la plus fréquente du retard de langage. Il peut aussi exister une prédisposition familiale ou un problème physique, comme l'INFIRMITÉ MOTRICE CÉRÉBRALE (p. 160), qui rendent difficile la coordination des éléments utilisés dans le langage. Un enfant qui a peu d'échanges avec ses parents risque de parler plus tard que les autres. Les enfants gauchers, ambidextres, ou vivant dans des familles bilingues, peuvent également présenter des retards de langage.

**Faut-il consulter un médecin ?**

Consultez un médecin si, à 2 ans, votre enfant n'a toujours pas dit un mot ou s'il est incapable d'exécuter des ordres simples. Le médecin lui fera passer un test d'acuité auditive et vous questionnera sur vos antécédents familiaux. Il vous orientera vers un spécialiste.

***Production du langage***

*L'air fait vibrer les cordes vocales et produit un son. Les mouvements de la bouche, des lèvres et de la langue, coordonnés par le cerveau, modifient ce son pour produire la parole. Le contact de la langue avec les dents ou le palais permet l'articulation de certains sons.*

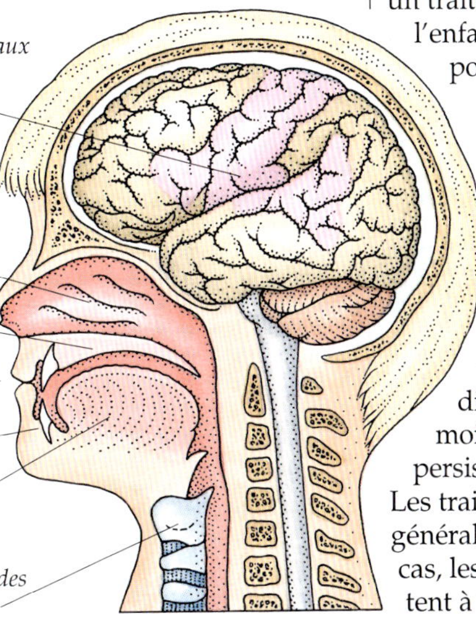


**Le traitement**

Pour prendre en charge un déficit auditif durable malgré le traitement d'éventuelles otites séreuses, un orthophoniste travaillera directement avec votre enfant et vous guidera aussi afin que vous puissiez l'aider. Les difficultés d'apprentissage ou le déficit auditif permanent nécessitent une éducation spécialisée.

**Évolution et conséquences**

Un enfant qui a des difficultés à s'exprimer et qui n'est pas en retard dans d'autres domaines, finit par rattraper les autres. Si le retard est plus important, un traitement sera nécessaire, mais l'enfant risque d'avoir des difficultés pour lire et écrire.

## DIFFICULTÉS D'ÉLOCUTION

Les enfants qui apprennent à parler bégaient souvent ou prononcent mal les consonnes ; entre 2 et 4 ans, de nombreux enfants bégaient temporairement. Ces troubles disparaissent souvent en quelques mois, mais s'ils sont graves et persistants, il vaut mieux consulter. Les traitements orthophoniques sont généralement efficaces. Dans certains cas, les difficultés d'élocution persistent à l'âge adulte.

# DIFFICULTÉS D'APPRENTISSAGE

Un enfant qui connaît des difficultés d'apprentissage sait faire moins de choses que la moyenne des enfants de son âge. Les troubles généraux affectent tous les domaines de l'apprentissage. Les troubles spécifiques n'affectent qu'un seul secteur de l'apprentissage, la lecture ou l'écriture par exemple.

## TROUBLES GÉNÉRAUX DE L'APPRENTISSAGE

Ce terme a remplacé celui de « retard mental », plus dévalorisant. Ces difficultés sont parfois associées à un handicap physique (par exemple, l'INFIRMITÉ MOTRICE CÉRÉBRALE, p. 160).

### Les causes

Elles peuvent être génétiques : TRISOMIE 21 (p. 198), PHÉNYLCÉTONURIE (p. 201) ou SYNDROME DE L'X FRAGILE (p. 199). Un déficit visuel ou auditif, ou une lésion cérébrale survenue avant, pendant ou peu après la naissance expliquent parfois ces difficultés. Plus rarement, l'origine est à rechercher dans des troubles psychoaffectifs graves.

### Les symptômes

Ils sont multiples puisqu'il existe toutes sortes de handicaps. Certains sont diagnostiqués à la naissance, comme la trisomie 21. Les difficultés d'apprentissage peuvent être décelées très tôt ou n'apparaître qu'à la scolarisation. Les symptômes fréquents sont :

- Retard pour s'asseoir et marcher.
- Retard d'apprentissage du langage (voir TROUBLES DU LANGAGE, p. 171).
- Indifférence aux sons, ou surdité apparente.
- Difficultés scolaires.

Certains enfants présentent des TROUBLES DU COMPORTEMENT SOCIAL (p. 174) ou des TROUBLES DE L'ATTENTION (p. 170).

### Le traitement

Il doit aider l'enfant à atteindre le maximum de ses possibilités. Un spécialiste évaluera le niveau de votre enfant et lui proposera peut-être un soutien scolaire, des séances d'orthophonie, d'ergothérapie et/ou une psychothérapie.

### Évolution et conséquences

Un soutien éducatif approprié permettra à l'enfant qui présente des difficultés d'apprentissage légères ou moyennes d'atteindre une certaine autonomie. Un enfant plus gravement déficient peut tirer un bénéfice certain d'un accompagnement spécialisé, mais il ne deviendra sans doute jamais complètement autonome.

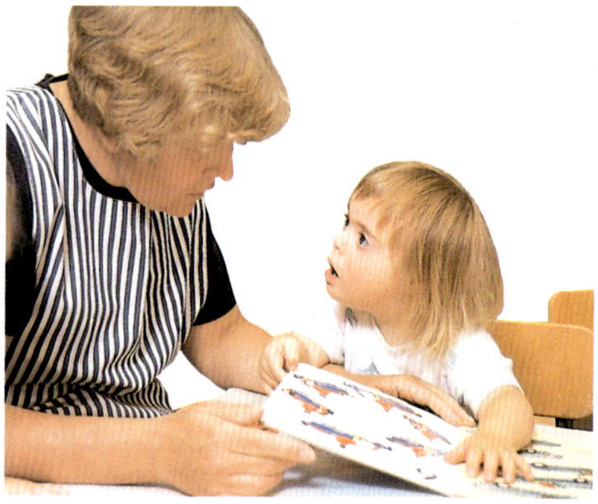

***Éducation spécialisée***
*Les enfants présentant des troubles généraux de l'apprentissage ont besoin d'être soutenus par une éducation spécialisée qui leur permettra d'optimiser leur potentiel. Ils sont souvent scolarisés en classes à effectifs réduits et suivis individuellement.*

## TROUBLES SPÉCIFIQUES DE L'APPRENTISSAGE

Un enfant dont le développement général est normal pour son âge, mais qui a 2 ans de retard ou plus dans un domaine précis, comme l'apprentissage de la lecture et de l'écriture (dyslexie) ou du calcul, est considéré comme ayant un trouble spécifique de l'apprentissage.

### Les causes

Les difficultés spécifiques peuvent être dues à un déficit visuel ou auditif ou à une lésion cérébrale mineure. Toutefois, dans la plupart des cas, les causes de ces troubles restent inconnues.

### Les symptômes

Ils n'apparaissent parfois qu'à l'âge où la parole, le langage et le calcul sont normalement acquis. Un enfant qui a un problème spécifique de l'apprentissage peut :

- Tarder à parler.
- Confondre la droite et la gauche.
- Avoir des difficultés de spatialisation, par exemple en faisant des puzzles.
- Dessiner moins bien que la moyenne.
- Confondre des lettres comme le « p » et le « q ».
- Déchiffrer et écrire à l'envers certains symboles ou lettres.
- Avoir des difficultés avec l'orthographe.
- Avoir du mal à compter des objets ou à reconnaître les chiffres.
- Avoir des problèmes de comportement en société.

Consultez votre médecin si vous pensez que votre enfant présente un trouble spécifique de l'apprentissage.

### Le traitement

Les capacités visuelles et auditives de votre enfant seront testées. En dehors d'un traitement médical éventuel, on aura peut-être recours en cas de troubles du comportement à une aide éducative spécialisée et à une psychothérapie. Pour améliorer sa confiance en lui, encouragez votre enfant à pratiquer des activités manuelles dans lesquelles la lecture, l'écriture et le calcul n'ont pas une grande importance.

### Évolution et conséquences

L'évolution dépend de la gravité du handicap et de l'âge auquel il est détecté. Les enfants retardés par un déficit sensoriel, auditif par exemple, rattrapent d'ordinaire rapidement ce retard dès que ce défaut est corrigé. La plupart des enfants qui ont besoin d'une éducation spécialisée progressent et un certain nombre d'entre eux font d'énormes progrès. Certains enfants rencontreront néanmoins toute leur vie des difficultés dans un secteur particulier.

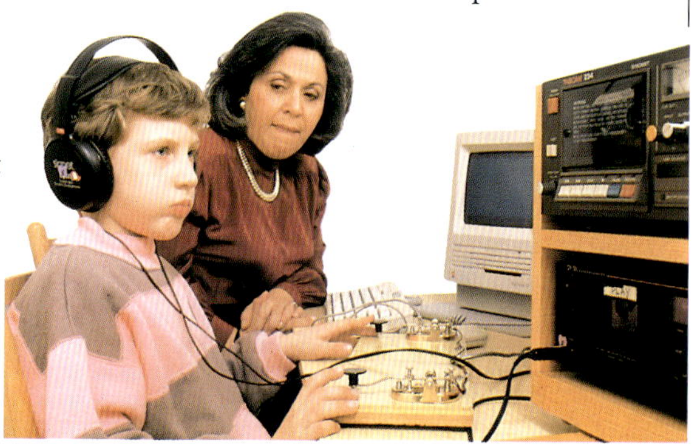

***Test d'acuité auditive***
*Des sons de hauteur et d'intensité variables sont diffusés dans chaque oreille. L'enfant doit appuyer sur un bouton pour indiquer à quel moment et dans quelle oreille il perçoit les sons.*

# TROUBLES DE L'ALIMENTATION

Constatées le plus souvent chez les adolescentes, l'anorexie mentale et la boulimie sont des troubles du comportement alimentaire liés à la peur de grossir et à la préoccupation de l'aspect physique. La suralimentation est un autre type de désordre alimentaire, qui peut mener l'enfant à l'excès de poids ou à l'obésité. On parle d'obésité à partir de 20 % d'excès de poids. Courante dans les pays développés, elle peut entraîner de graves problèmes de santé.

## ANOREXIE ET BOULIMIE

Ces troubles peuvent apparaître chez une adolescente convaincue qu'il faut être mince pour plaire. Le refus de devenir adulte, et par conséquent le désir de garder un corps d'enfant, peut être une autre cause. L'anorexie et la boulimie sont des maladies graves.

### Les symptômes

Un adolescent anorexique ou boulimique peut :

- Être difficile sur la nourriture et manger peu.
- Se gaver et se faire vomir (surtout en cas de boulimie).
- Se sentir coupable, anxieux et déprimé par son comportement alimentaire.
- Abuser des laxatifs.
- Faire beaucoup trop d'exercice physique.
- Éviter les repas en famille.
- Porter un certain type de vêtements pour masquer sa maigreur.
- Chez les filles, il peut y avoir inexistence, irrégularité ou interruption des règles.

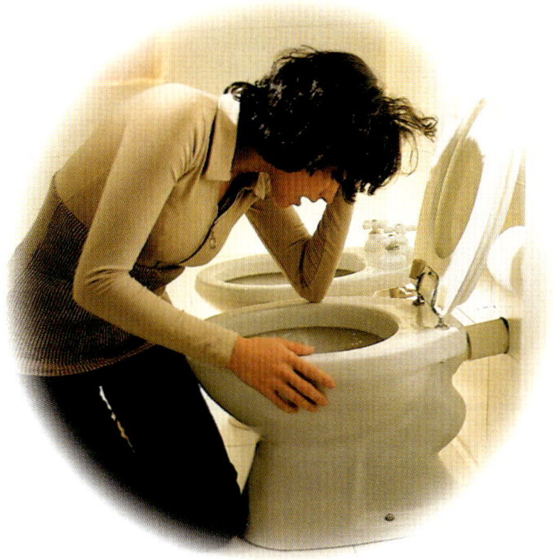

***Se gaver et vomir***
*Des crises de suralimentation suivies de vomissements provoqués sont les manifestations principales de la boulimie.*

Un enfant anorexique maigrit, s'affaiblit et devient léthargique ; un fin duvet peut pousser sur son visage et son torse ; sa peau devient sèche. Il existe un risque de déshydratation. Dans de rares cas très graves, il peut se laisser mourir de faim.

Consultez votre médecin si vous craignez que votre enfant souffre d'anorexie ou de boulimie.

### Le traitement

Il repose sur un régime contrôlé et une psychothérapie, et parfois sur l'hospitalisation associée à une psychothérapie.

S'ils sont traités rapidement, la plupart des adolescents anorexiques ou boulimiques guérissent. Cependant certains continueront à souffrir de troubles du comportement alimentaire. Les décès sont très rares, parfois dus à un suicide.

## OBÉSITÉ

L'obésité vient probablement de la reproduction d'un schéma familial de suralimentation, mais peut aussi être génétique. Pour aider un enfant à perdre du poids, mangez sainement vous-même et encouragez-le à en faire autant. Consultez votre médecin si aucune amélioration n'intervient en quelques mois.

### Le traitement

Un médecin vérifiera si votre enfant est en bonne santé et vous questionnera sur ses habitudes alimentaires et sur d'éventuels troubles affectifs.

Le traitement repose sur un régime hypocalorique ; une thérapie comportementale peut aider l'enfant à modifier ses habitudes alimentaires. Précoce, ce traitement pourra lui permettre de retrouver un poids normal.

# DÉPRESSION

Tout le monde se sent triste parfois et cela n'a rien d'anormal. En revanche, la véritable dépression associe des sentiments de désespoir intense, d'autodépréciation et de culpabilité. Chez l'enfant, la dépression touche surtout les adolescents et est une cause de suicide.

### Les causes

Elles sont variées. La dépression peut être réactionnelle (par exemple après la mort d'un proche). Elle survient parfois dans des familles déjà touchées par la dépression. Il peut également exister un facteur biochimique. Le stress peut jouer un rôle aggravant.

### Les symptômes

Un enfant déprimé peut :

- Avoir l'air constamment malheureux.
- Avoir de fréquentes crises de larmes.
- Être irritable, apathique et distrait.
- Se plaindre en permanence d'anxiété, d'ennui, de tristesse ou de fatigue.
- Avoir de mauvais résultats scolaires.
- Être très matinal.
- Perdre du poids ou en gagner trop.
- Avoir des maux de tête ou de ventre et la diarrhée, sans raison apparente.

### Que pouvez-vous faire ?

Parlez à votre enfant et cherchez la cause de son état. Apportez-lui votre soutien affectif et, si possible, supprimez toutes les causes d'anxiété. Incitez-le à pratiquer un sport ou trouvez-lui un passe-temps. Évitez surtout de le laisser tout seul.

### Faut-il consulter un médecin ?

Si la dépression s'aggrave ou se prolonge au-delà de quelques semaines, si la perte d'un être cher le fait souffrir trop longtemps, consultez un médecin. Le traitement peut consister en une psychothérapie associée, dans les cas graves, à des antidépresseurs.

La plupart des enfants réagissent vite et bien à un traitement ; pourtant, chez certains, l'amélioration se fait attendre plusieurs mois. Chez une minorité, la dépression récidive ou s'installe et peut pousser l'enfant au suicide.

# TROUBLES DU COMPORTEMENT SOCIAL

Un comportement qui a un impact négatif sur les proches ou sur leurs biens peut être problématique. Presque tous les enfants manifestent tôt ou tard des problèmes de comportement en société ; ne vous inquiétez pas, sauf si cette habitude s'installe, récidive ou devient excessive.

**Les symptômes**

Caractérisés principalement par l'agressivité et la désobéissance, les troubles prennent différentes formes selon les âges.

***À l'âge préscolaire :***

- Agressions sur d'autres enfants et/ou sur les parents.
- Destruction délibérée d'objets.
- Crises de rage.

***À l'adolescence :***

- Comportements brutaux ou bagarres avec les autres enfants.
- Cruauté envers les animaux.
- Vols et mensonges.
- Attitude perturbatrice en classe.
- Absentéisme et vandalisme.

**Les causes**

Ces problèmes de comportement sont souvent le reflet d'un trouble plus profond. Un handicap non découvert, comme la surdité, ou des désirs contrecarrés peuvent provoquer chez les jeunes enfants des sentiments de frustration ou de colère qui s'expriment par la violence. À tout âge, le fait d'être malheureux à la maison ou à l'école peut être le vrai problème. L'agressivité s'inspire habituellement d'un modèle (parents, médias ou autres jeunes).

**Que pouvez-vous faire ?**

Si vous ne prêtez pas attention aux crises de rage, elles cesseront presque toujours en quelques mois. Face à un enfant agressif, soyez cohérent, ferme et aimant. S'il s'agit d'un enfant plus grand, parlez-lui. Si le comportement difficile persiste ou s'il est grave, consultez votre médecin. Il pourra vous indiquer un centre d'accompagnement familial.

**Évolution et conséquences**

On peut désamorcer un comportement difficile en le traitant. Beaucoup d'enfants dépassent ces troubles après 15 ans.

# TOXICOMANIE

L'emploi de drogues ou de substances chimiques pour modifier le fonctionnement du cerveau s'appelle toxicomanie. Il est rare avant l'adolescence, et plus fréquent chez les garçons que chez les filles. Les substances les plus fréquemment utilisées sont l'alcool, le tabac, les solvants (inhalés), le cannabis (la marijuana), les amphétamines (le « speed », comme l'ecstasy), et le L.S.D. L'utilisation de drogues dures reste rare à l'adolescence.

**Les causes**

Les enfants goûtent à ces substances pour faire des expériences agréables, excitantes ou nouvelles, pour être acceptés par leurs pairs, ou pour se sentir adultes. Chez certains, la drogue soulage l'anxiété et la dépression provoquées par des difficultés familiales ou scolaires. Une minorité d'enfants abusent de ces substances, et développent une dépendance physique et/ou psychologique. Lorsque la drogue sert à soulager des problèmes affectifs, elle conduit plus facilement à un état de dépendance.

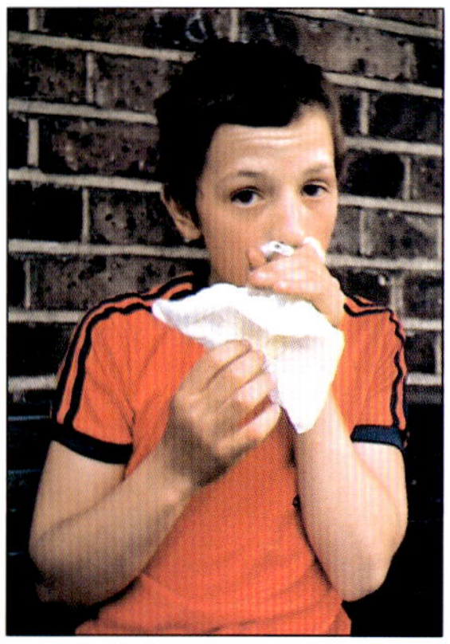

***L'abus des solvants***
*Chez les pré-adolescents, l'inhalation de solvants peut provoquer des lésions cérébrales, hépatiques et/ou rénales.*

**La prévention**

Un enfant est moins tenté par l'alcool ou la cigarette si les membres de son entourage ne boivent pas et ne fument pas.

Il ne sert à rien d'interdire la drogue. Parlez à votre enfant de celles qu'on risque de lui proposer et expliquez-lui franchement leurs dangers. Soulignez les risques légaux qu'elles impliquent. L'enfant est moins vulnérable à la toxicomanie s'il a des occupations intéressantes. Passez du temps avec lui.

**Les symptômes**

La consommation d'alcool et la cigarette sont habituellement faciles à déceler. C'est plus difficile pour d'autres substances, sauf en cas de consommation régulière. Les effets varient selon les drogues, mais certains changements de comportement sont révélateurs :

- Changement dans les habitudes de sommeil.
- Apathie ou somnolence.
- Sautes d'humeur inhabituelles, irritabilité ou agressivité.
- Perte d'appétit.
- Absences prolongées de la maison.
- Mensonges et dissimulation sur les activités.

**Que pouvez-vous faire ?**

Si vous pensez que votre enfant se drogue, ne dramatisez pas. Essayez de découvrir les raisons de son comportement. En cas de problèmes affectifs, une attention et un soutien accrus lui donneront peut-être la confiance nécessaire pour arrêter.

Consultez votre médecin si vous pensez que votre enfant devient dépendant d'une drogue. De nombreuses associations bénévoles, centres d'information et lignes d'assistance téléphonique sont à votre disposition.

**Évolution et conséquences**

La plupart des enfants qui se droguent ne le font que de temps en temps, et passé la phase d'expérimentation, ils cessent complètement. Un enfant passe très rarement aux drogues dures. On peut aider un enfant toxicomane, à condition qu'il soit conscient du problème et souhaite réellement s'en sortir.

# AFFECTIONS BUCCO-DENTAIRES

LES JEUNES ENFANTS SE SERVENT de leur bouche pour explorer le monde qui les entoure. Alors que la peau protège solidement la majeure partie du corps, la bouche est plus vulnérable : la langue et la muqueuse buccale sont sujettes aux infections et facilement blessées pendant la mastication. Les dents de lait sont remplacées par les dents définitives, qui apparaissent vers 6 ans, mais il faut surveiller attentivement les dents de lait comme les dents définitives pour éviter les caries et les affections des gencives.

**RUBRIQUES DE CE CHAPITRE**



## APHTES

Les ulcérations sont des plaies ouvertes qui peuvent se développer sur la muqueuse buccale ou la langue. Les plus fréquentes sont les aphtes qui surviennent sans raison connue et ont tendance à récidiver. Bien que douloureux, ils sont sans gravité et guérissent spontanément. Les ulcérations buccales peuvent aussi venir d'une légère irritation, provoquée par une dent irrégulière par exemple, ou, plus rarement, d'un trouble caché.

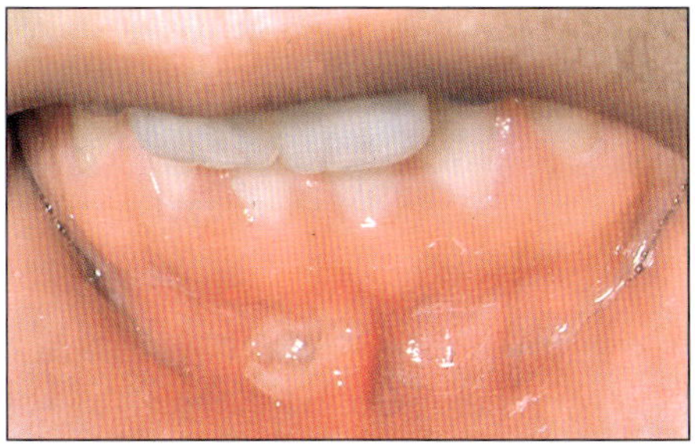

***Un aphte***
*On voit ici un aphte à la base des gencives de la mâchoire inférieure. Avec un fond creusé gris et une circonférence bombée plus pâle, l'aphte est entouré d'un halo rouge inflammatoire.*

### Les symptômes

L'enfant peut présenter :

- Une ulcération isolée ou un groupement d'ulcérations à l'intérieur des joues ou des lèvres ou sur le bord de la langue. Chaque ulcération présente un centre gris, une circonférence blanchâtre ou jaunâtre et un halo rouge.
- Une bouche douloureuse ou sensible, qui peut le pousser à refuser de manger et de se brosser les dents.

L'apparition des aphtes peut être précédée, un ou 2 jours plus tôt, par une sensation de douleur ou de brûlure.

La plupart des ulcérations guérissent sans traitement en 4 à 10 jours. Les ulcérations buccales de moins de 2 mm de diamètre guérissent vite ; les ulcérations plus étendues peuvent mettre longtemps à guérir.

### Que pouvez-vous faire ?

Un bain de bouche au bicarbonate de sodium dilué peut soulager la douleur ou l'hypersensibilité de votre enfant. Diluez 1/4 de cuillère à café de bicarbonate de sodium dans 100 ml d'eau chaude. Un anesthésique local (en pommade ou en gel, disponible sans ordonnance) appliqué sur les aphtes, ou du paracétamol, peuvent également soulager la douleur.

Évitez de proposer à l'enfant des aliments ou des boissons acides, épicés ou salés, irritants pour les aphtes. Si la mastication est très douloureuse, donnez-lui des aliments mous ou liquides ; faites-le boire avec une paille pour éviter le contact prolongé des liquides sur les aphtes.

### Faut-il consulter un médecin ?

Si les aphtes sont très douloureux, s'ils ne guérissent pas en 10 jours ou s'ils réapparaissent, prenez rendez-vous avec votre médecin. Si un aphte revient au même endroit, particulièrement à l'intérieur de la joue, consultez votre dentiste : une dent pointue peut en être la cause.

Pour réduire l'inflammation, alléger la douleur et accélérer la guérison, le médecin prescrira des antiseptiques pour désinfecter la plaie, ou des analgésiques pour calmer la douleur. Ces médications peuvent être administrées sous forme de bains de bouche, ou de pastilles qui doivent fondre lentement dans la bouche au contact de l'aphte. Elles doivent être répétées 3 ou 4 fois par jour jusqu'à disparition des aphtes, habituellement en moins de 5 jours. Un traitement précoce sera plus efficace.

Si les aphtes sont le symptôme d'une maladie cachée, votre enfant subira les examens nécessaires.

### Évolution et conséquences

Les crises d'aphtes, habituellement peu fréquentes, sans gravité et de courte durée, ne sont pas très inquiétantes. Chez certains enfants, les crises sont plus fréquentes et plus graves. L'évolution de l'affection est imprévisible, mais la plupart des enfants sont débarrassés du problème en grandissant.

# MUGUET

Cette infection buccale due à une levure se rencontre surtout chez les bébés de moins d'un an. Elle est provoquée par un développement excessif de la levure *Candida albicans*, naturellement présente dans la bouche.

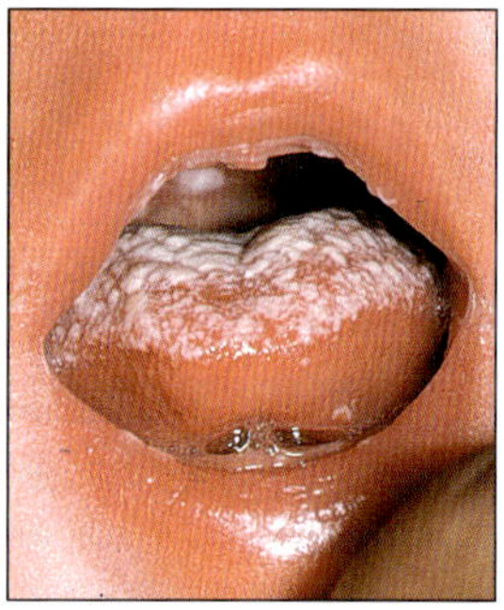

***Aspect du muguet***
*Des petites plaques blanches apparaissent sur les gencives et le palais, ainsi que sur la langue qu'elles recouvrent complètement.*

**Les causes**
Le *Candida* existe normalement dans la bouche en faible quantité. Un traitement antibiotique ou une maladie peut provoquer un déséquilibre entre le *Candida* et la flore buccale qui le régule habituellement.

**Les symptômes**
Les principaux symptômes sont :
- Hypersensibilité de la bouche, qui peut provoquer un refus de toute nourriture chez votre bébé.
- Plaques jaunâtres ou blanchâtres sur la langue et la muqueuse buccale (voir ci-contre).

Consultez votre médecin dans les jours qui suivent si vous pensez que votre enfant est atteint de muguet.

**Le traitement**
Le médecin procédera peut-être à des frottis en vue d'une analyse. Il peut prescrire un gel ou une solution antifongiques à appliquer localement. Pour éviter toute réinfection, stérilisez méticuleusement biberons et tétines. Si vous allaitez, votre médecin pourra vous prescrire une pommade antifongique pour traiter le bout de vos seins.

# GINGIVOSTOMATITE

Cette maladie rare cause l'apparition d'ulcérations buccales douloureuses. Elle peut résulter d'une primo-infection par le virus *Herpes simplex*, responsable aussi de l'HERPÈS LABIAL (p. 139). La gingivostomatite survient le plus couramment entre 6 mois et 4 ans.

**Les symptômes**
La gingivostomatite débute habituellement par de la fièvre et une hypersensibilité de la bouche. L'enfant se montre souvent irritable, agité, et refuse de boire ou de manger.

Puis les symptômes caractéristiques de la gingivostomatite se développent rapidement :
- Ulcérations douloureuses et superficielles sur les gencives, la langue et le palais.
- Gencives rouges, gonflées, saignant facilement.
- Gonflement des ganglions lymphatiques du cou.

Consultez dans les 24 heures si votre enfant présente l'un de ces symptômes.

**Le traitement**
Voir : *Comment calmer les douleurs buccales* (p. 105). Pour empêcher la déshydratation, proposez fréquemment à votre enfant de petites quantités de lait ou de solution réhydratante (voir *Prévenir la déshydratation chez le nourrisson*, p. 38, ou *Prévenir la déshydratation*, p. 53).

Donné de façon précoce, l'aciclovir est un antiviral efficace contre l'herpès. Mais si l'enfant refuse de boire et perd du poids, l'hospitalisation peut s'avérer nécessaire.

Sans traitement, le rétablissement nécessite une dizaine de jours.

# GINGIVITE

Cette inflammation de la gencive porte le nom de gingivite. Elle se développe parfois lorsqu'un enfant ne se lave pas soigneusement les dents et les gencives. Elle provient de l'effet irritant des bactéries présentes dans la plaque dentaire, dépôt de débris alimentaires et de salive qui adhère à la surface des dents et des gencives.

**Les symptômes**
Les principaux symptômes sont :
- Gencives rouges, gonflées et sensibles.
- Tendance à saigner au brossage.

La gingivite constitue un problème sans gravité. Mais si elle n'est pas traitée, elle peut évoluer vers une infection grave, entraînant elle-même parfois la chute des dents. En cas de doute, consultez votre dentiste.

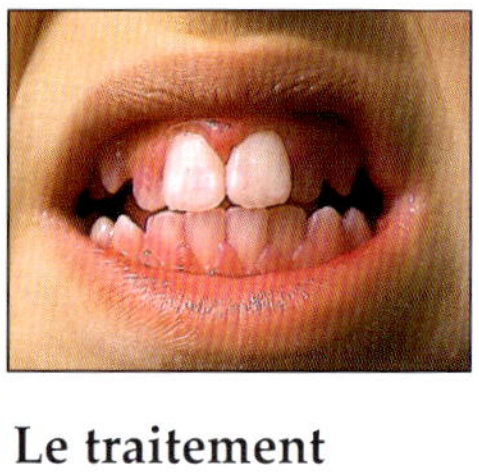

***Signes de plaque dentaire***
*La plaque dentaire est rendue visible grâce à des « révélateurs de plaque dentaire ».*

**Le traitement**
Si la gingivite est légère, quelques conseils d'hygiène bucco-dentaire suffiront (voir CARIES DENTAIRES, page ci-contre). En cas de gingivite plus prononcée, un bain de bouche antiseptique soulagera l'inflammation et l'hypersensibilité. Lorsque les gencives seront moins douloureuses, le dentiste pourra détartrer les dents.

**Évolution et conséquences**
Grâce à une bonne hygiène bucco-dentaire, les gencives de votre enfant retrouveront un aspect normal en quelques mois. Il faut pour cela l'encourager à se laver les dents 2 à 3 fois par jour.
Une bonne hygiène buccale en permanence, associée à des contrôles et des détartrages réguliers par le dentiste, évitera les récidives.

# CARIES DENTAIRES

La carie était autrefois la maladie infantile la plus répandue, mais sa fréquence et sa gravité ont beaucoup diminué ces quinze dernières années grâce à l'adjonction de fluor dans les dentifrices. Cependant, cette diminution a cessé, en particulier dans les couches défavorisées de la population, et la carie est aujourd'hui en recrudescence. La recherche médicale a prouvé qu'elle augmente avec la consommation excessive de boissons et d'aliments sucrés.

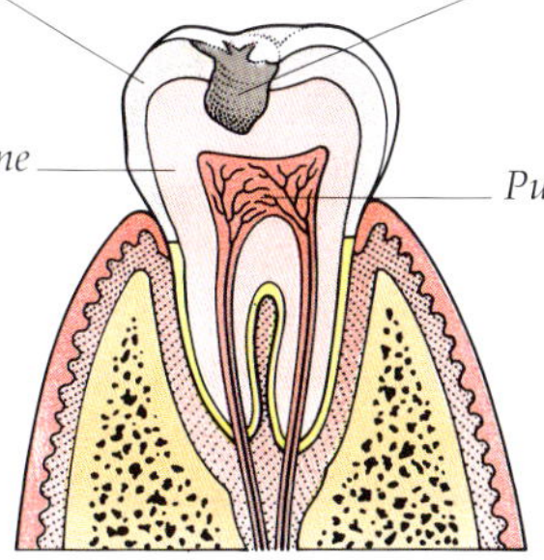


***Carie dentaire***
*Une cavité se forme dans l'émail, enveloppe dure de la dent, lorsqu'il est attaqué par les acides (produits par les bactéries à partir de la décomposition des aliments). En gagnant la couche plus tendre de la dentine, qui n'est plus protégée par l'émail, la cavité s'élargit.*

**Les causes**

La carie est due à l'action des bactéries présentes dans la plaque dentaire, c'est-à-dire le dépôt de salive et de débris alimentaires qui adhère à la surface des dents. Les bactéries se nourrissent de certains composants des aliments et des boissons (surtout les sucres) et produisent des acides. Ces derniers, adhérant aux dents, absorbent le calcium et le phosphate de l'émail des dents, provoquant leur déminéralisation. Si ce processus n'est pas interrompu, l'émail puis la dentine seront détruits (voir ci-dessus). Si la carie n'est pas traitée à ce stade, il risque d'y avoir infection de la pulpe, et lésion définitive des nerfs et vaisseaux sanguins.

**Les symptômes**

Un début de carie peut rester inaperçu. Passé ce stade, les symptômes sont :

- Sensibilité de la dent au contact du chaud, du froid et/ou des aliments sucrés et des liquides.
- En cas de carie très avancée, la dent, devenue brune, présente des trous et des cavités dans l'émail et peut être très douloureuse.

**Faut-il consulter un dentiste ?**

Faites examiner votre enfant régulièrement. Si le moindre symptôme apparaît entre deux contrôles, prenez rendez-vous sans tarder.

**Que peut faire le dentiste ?**

Il prendra peut-être une radiographie. S'il trouve des signes de carie précoce, il se contentera de bien nettoyer les dents et de les détartrer. Ce traitement rétablit le contact entre les dents et la salive, reminéralisant naturel. Le dentiste pourra aussi appliquer un gel au fluor. Pour des caries plus avancées, il retirera la portion cariée en utilisant une fraise, avant d'obturer la dent par un plombage. Si le nerf est atteint de manière irréversible ou détruit par l'infection, il faudra peut-être dévitaliser la dent, voire l'extraire.

**La prévention**

Une bonne prévention dépend de trois facteurs essentiels : une alimentation pauvre en sucres, une hygiène bucco-dentaire rigoureuse et des contrôles réguliers chez le dentiste.

Limitez la consommation d'aliments et boissons sucrés, en quantité et surtout en fréquence. Évitez les aliments sucrés entre les repas. L'idéal serait de ne consommer que lors des repas les aliments et boissons acides, y compris les jus de fruits et boissons gazeuses (avec ou sans sucre). Faites boire votre enfant avec une paille, et diluez les jus de fruits à raison de 1 volume d'eau pour 1 volume de jus. Ne donnez pas de boissons sucrées dans un biberon à un bébé pour éviter leur contact prolongé avec les dents, ce qui provoquerait rapidement des caries. Renseignez-vous sur la teneur en fluor de votre eau potable et demandez au dentiste s'il conseille un supplément de fluor. Incitez votre enfant à se brosser les dents au moins 2 fois par jour avec un dentifrice au fluor, après le petit déjeuner et, surtout, avant de se coucher. Le mieux serait de se brosser aussi les dents après le déjeuner. Lorsque ce n'est pas possible, un chewing-gum sans sucre peut remplacer le brossage chez les enfants plus grands. Il stimule la production de salive, qui neutralise les acides et favorise la reminéralisation de l'émail.

Dès 2 ans et demi environ, conduisez votre enfant chez le dentiste pour des contrôles réguliers tous les 6 mois.

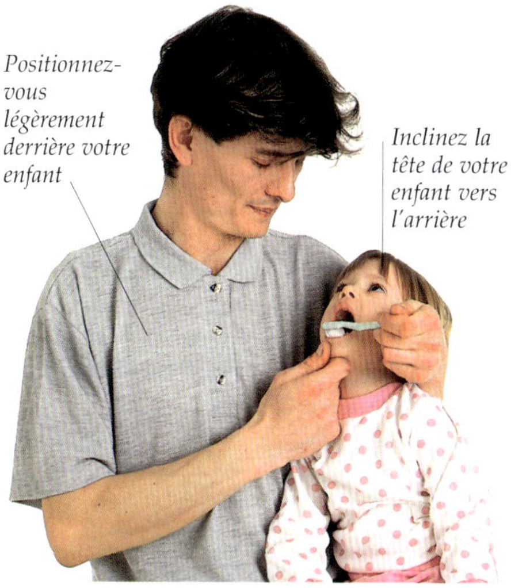

*Positionnez-vous légèrement derrière votre enfant*

*Inclinez la tête de votre enfant vers l'arrière*

***Brossage des dents***
*Jusqu'à l'âge de 6 ou 7 ans, le brossage efficace des dents est difficile à effectuer par la plupart des enfants. En utilisant une noisette de dentifrice, brossez doucement et soigneusement les dents de votre enfant sur toutes leurs faces.*

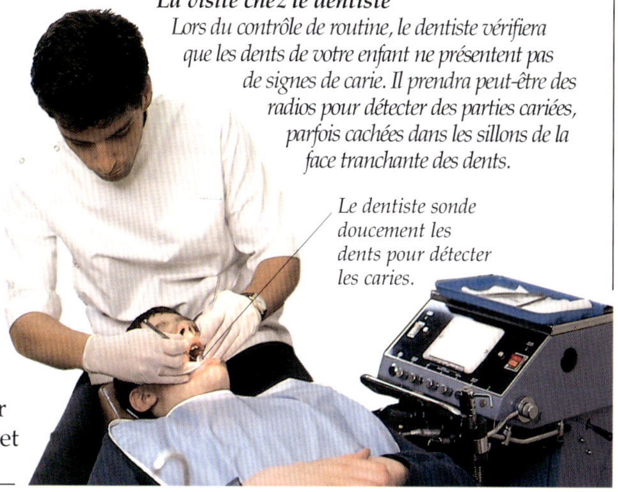

***La visite chez le dentiste***
*Lors du contrôle de routine, le dentiste vérifiera que les dents de votre enfant ne présentent pas de signes de carie. Il prendra peut-être des radios pour détecter des parties cariées, parfois cachées dans les sillons de la face tranchante des dents.*

*Le dentiste sonde doucement les dents pour détecter les caries.*

# GASTRO-ENTÉRITE

Chez l'enfant, les accès de gastro-entérite (inflammation de l'estomac et des intestins) qui entraînent diarrhées et/ou vomissements sont courants. La gastro-entérite, habituellement sans gravité, peut toutefois s'avérer dangereuse, en particulier chez le nourrisson. L'enfant est le plus souvent contaminé par les virus présents dans l'air ambiant ou par le contact avec des selles infectées. Les bactéries peuvent aussi être présentes dans des aliments ou des boissons.

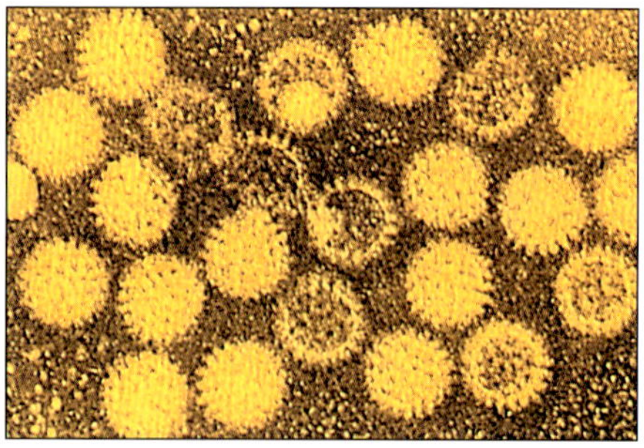

***Micrographie de rotavirus***
*Des virus sphériques, appelés rotavirus, sont responsables de la plupart des cas de gastro-entérite chez l'enfant de moins de 2 ans.*

### Les symptômes

1 ou 5 jours après la contamination, on peut constater :

- Diarrhée.
- Vomissements.
- Perte d'appétit.
- Douleurs abdominales.
- Fatigue.
- Fièvre.

### Les complications

La déshydratation provoquée par la diarrhée ou les vomissements représente une complication grave de la gastro-entérite. Les nourrissons sont les plus exposés.

### Faut-il consulter un médecin ?

Appelez immédiatement votre médecin si vous pensez que votre bébé de moins de 2 mois a pu contracter une gastro-entérite, ou si votre enfant présente l'un des symptômes de la déshydratation (voir *Symptômes alarmants*, p. 38 ou 52). Dans les autres cas, vous pouvez prendre vous-même certaines mesures simples (voir ci-dessous). S'il n'y a pas d'amélioration dans les 24 heures, appelez votre médecin, même si les symptômes sont légers.

### Que pouvez-vous faire ?

Pour compenser la perte de fluides, donnez fréquemment à l'enfant une solution réhydratante (voir *Prévenir la déshydratation chez le nourrisson*, p. 38, ou *Prévenir la déshydratation*, p. 53).

Si vous allaitez votre bébé, faites-lui prendre d'abord la solution réhydratante, puis donnez-lui le sein. Si les symptômes régressent, vous pouvez progressivement réduire la quantité de solution réhydratante sur une période de 5 jours environ.

Pour les bébés nourris au biberon, le lait habituel peut être remplacé par un lait de régime. Si l'alimentation est diversifiée, suivez les instructions concernant les bébés nourris au biberon en supprimant tout aliment solide le 1er jour. Du 2e au 5e jour, proposez-lui des purées et des compotes, en augmentant progressivement les quantités, avant de passer à une alimentation légère. Vous pourrez revenir à une alimentation normale le 6e jour.

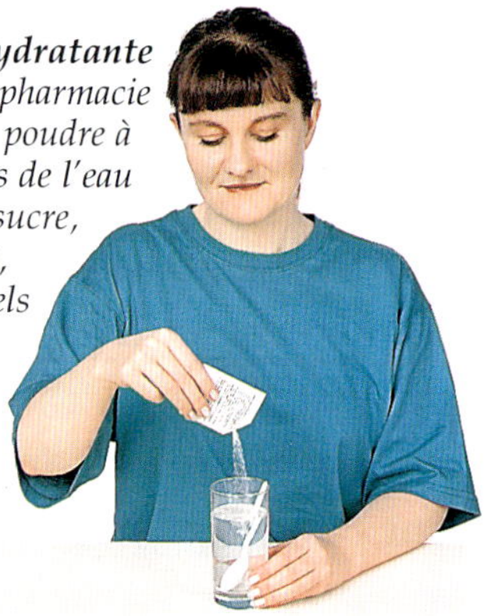

***Solution réhydratante***
*On trouve en pharmacie des sachets de poudre à dissoudre dans de l'eau (composée de sucre, sel, potassium, bicarbonate, sels minéraux…)*

### Que peut faire le médecin ?

Il décidera peut-être de faire hospitaliser votre enfant. Si les soins peuvent être administrés à domicile, il vous donnera les conseils appropriés.

Si votre enfant est hospitalisé, des prises de sang détermineront la gravité de la déshydratation. Une solution réhydratante pourra être administrée par perfusion. L'alimentation sera réintroduite progressivement.

### La prévention

Aucune mesure préventive ne peut éviter la contamination. La maladie confère cependant une immunisation définitive contre le virus responsable.

Il est plus facile de prévenir les gastro-entérites d'origine bactérienne. Vous pouvez par exemple stériliser la vaisselle et les tétines de votre bébé avant les repas, vous assurer que tous les membres de la famille respectent une hygiène scrupuleuse et toujours conserver les aliments à la température adéquate. Pour réduire les risques de salmonellose (infection par la bactérie *Salmonella*), faites bouillir les œufs 6 minutes et veillez à ce que le poulet soit suffisamment cuit.

L'enfant reste contagieux jusqu'à ce que ses selles redeviennent normales, et parfois encore pendant plusieurs semaines : portez donc une grande attention à l'hygiène.

| BÉBÉS NOURRIS AU BIBERON | |
|---|---|
| 1er JOUR | Pas de lait pendant les premières 24 heures. Préférez une solution réhydratante à intervalles réguliers. |
| 2e JOUR | Donnez au bébé un mélange de 2 parts de solution réhydratante et 2 parts de lait en poudre par biberon. |
| 3e JOUR | Votre bébé doit être complètement rétabli et revenir à son alimentation habituelle. |

| ENFANTS PLUS ÂGÉS | |
|---|---|
| 1er JOUR | De préférence au lait ou aux jus de fruits, donnez à votre enfant une solution réhydratante. |
| 2e JOUR | Vous pouvez réintégrer les légumes et les compotes de fruits sans sucre dans l'alimentation de votre enfant. |
| 3e JOUR | Ajoutez du poulet et/ou des soupes, ainsi que du lait, dans les repas de votre enfant. |
| 4e JOUR | Vous pouvez ajouter au régime de votre enfant du pain, des biscuits, des œufs, de la viande et/ou du poisson. |
| 5e JOUR | La guérison doit être complète et l'enfant peut revenir à son alimentation normale. |

***Traitement de la gastro-entérite***
*Ce tableau indique le traitement pour les bébés nourris au biberon et les enfants plus grands. Vous pouvez préparer une boisson réhydratante en suivant les indications ci-dessus. Des sachets de solution réhydratante sont disponibles en pharmacie.*

# DIARRHÉE FONCTIONNELLE

Entre 1 et 3 ans, les enfants peuvent souffrir de diarrhée motrice. Des enfants, même en bonne santé, peuvent avoir une diarrhée chronique. Dans ce cas, les selles sont liquides et contiennent souvent des morceaux d'aliments (grains de raisin, carottes, petits pois ou haricots).

**Les causes**
Elles sont incertaines, mais pourraient être dues à une mastication insuffisante des aliments.

**Les symptômes**
En dehors des selles liquides et grumeleuses, l'état général de l'enfant est bon. Le seul désagrément peut être un ÉRYTHÈME FESSIER (p. 136) persistant.

**Faut-il consulter un médecin ?**
Conduisez votre enfant chez le médecin pour vous assurer que cette diarrhée ne vient pas d'une infection ou d'un autre trouble. Le médecin vérifiera que la croissance de votre enfant est normale. Ce type de diarrhée n'affecte pas la croissance. Si cette dernière se ralentit, il y a peut-être une autre affection. Le médecin pourra éventuellement faire analyser un prélèvement de selles.

**Que pouvez-vous faire ?**
Ce type de diarrhée ne nécessite pas de traitement et les régimes alimentaires ont peu d'effet sur elle. Vous pouvez aider votre enfant en écrasant ou diluant les aliments qu'il a du mal à mâcher et à digérer.

**Évolution et conséquences**
La diarrhée fonctionnelle s'arrêtera d'elle-même quand votre enfant atteindra 3 ans, et ne lui laissera aucune séquelle durable.

# CONSTIPATION

Un enfant constipé émet des selles rares, dures et sèches, mais une défécation peu fréquente n'indique pas, en soi, une constipation. Les enfants n'ont pas tous le même rythme et la fréquence normale pour aller à la selle peut varier de 4 fois par jour à une fois tous les 4 jours. Parfois persistante, la constipation est en général de courte durée.

**Les causes**
Une constipation temporaire provient souvent d'une déshydratation consécutive à une maladie accompagnée de vomissements et de fièvre. Certains médicaments peuvent également avoir un effet déshydratant. Les changements apportés à l'alimentation de l'enfant au cours de la première année (passage du lait maternel au lait de vache, par exemple) peuvent entraîner une constipation du bébé. Un régime trop pauvre en fibres est le plus souvent à l'origine de la constipation chez les enfants plus âgés.

La constipation peut devenir chronique chez un enfant si une fissure anale douloureuse (voir illustration ci-dessus) se crée à la suite du passage de selles dures. Une constipation chronique peut également s'installer si l'enfant « se retient » volontairement pendant qu'il apprend à être propre (ce qui a plus de risques de se produire si cet apprentissage est commencé trop tôt).

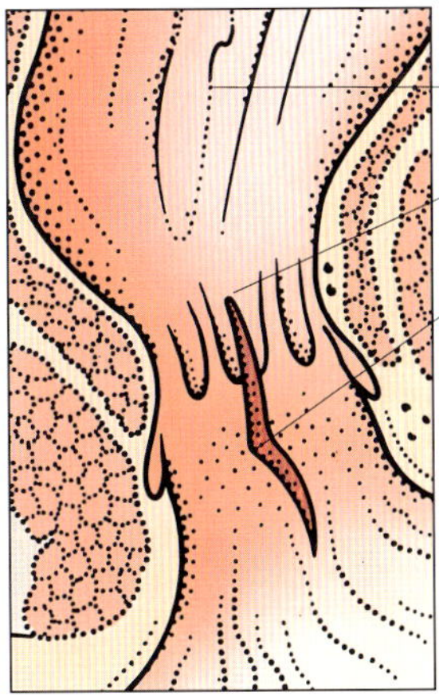


***Fissure anale***
*Si un enfant peine à faire passer des selles grosses et dures, une fissure peut apparaître dans le conduit anal. Cette déchirure rend la défécation douloureuse et l'enfant « se retient » volontairement.*

**Les symptômes**
- Défécation peu fréquente.
- Douleur à la défécation.
- Selles sèches et dures.

En cas de constipation chronique :
- Selles liquides qui salissent parfois les sous-vêtements.
- Défécation douloureuse.
- Perte d'appétit.
- Présence de sang dans les selles.

**Que pouvez-vous faire ?**
Faites boire beaucoup votre enfant et (s'il est âgé de 6 mois ou plus) donnez-lui une alimentation riche en fibres. Il ne doit pas boire plus de 500 ml de lait par jour. Les écoliers devraient plutôt boire du lait demi-écrémé que du lait entier.

Consultez un médecin si la constipation persiste plus d'une semaine, si la défécation est douloureuse ou si vous suspectez une constipation chronique.

**Que peut faire le médecin ?**
Il vous questionnera sur le régime et les maladies récentes de votre enfant. Dans la plupart des cas, il préconisera des améliorations de son régime alimentaire (voir *Que pouvez-vous faire ?*)

Si votre enfant présente des symptômes de constipation chronique, une radiographie déterminera la quantité de selles retenues. Votre enfant sera mis à un régime riche en fibres, avec beaucoup de fluides, et des laxatifs lui seront prescrits. Il vous faudra veiller à ce que l'enfant aille à la selle à heures régulières chaque jour pour rétablir des habitudes intestinales.

Environ 3 mois plus tard, quand les intestins auront retrouvé un fonctionnement régulier, les laxatifs seront peu à peu supprimés. La fissure anale nécessitera localement une simple pommade.

S'il n'existe aucune cause physique à la constipation et que les laxatifs ne la soulagent pas, il faudra rechercher une cause psychologique.

**Évolution et conséquences**
Une constipation chronique ou temporaire pendant l'enfance n'augmente pas le risque de problèmes intestinaux par la suite.

# INTOLÉRANCE ALIMENTAIRE

Un enfant qui souffre d'intolérance alimentaire développe des symptômes en réaction à certaines substances. L'intolérance est différente de l'allergie alimentaire (voir ALLERGIES, p. 152) qui est une réaction rare et excessive du système immunitaire à un aliment. Quelques types courants d'intolérance alimentaire sont décrits ci-dessous. Si vous pensez que votre enfant souffre d'intolérance alimentaire, consultez votre médecin. Un bébé doit être examiné dans les 24 heures suivant l'apparition des symptômes.

## PROTÉINE DU LAIT DE VACHE

Certains enfants sont allergiques aux protéines du lait de vache. Ce trouble apparaît initialement au cours de la première année, peu après l'introduction du lait de vache dans l'alimentation. Cette intolérance disparaît habituellement avant 2 ans.

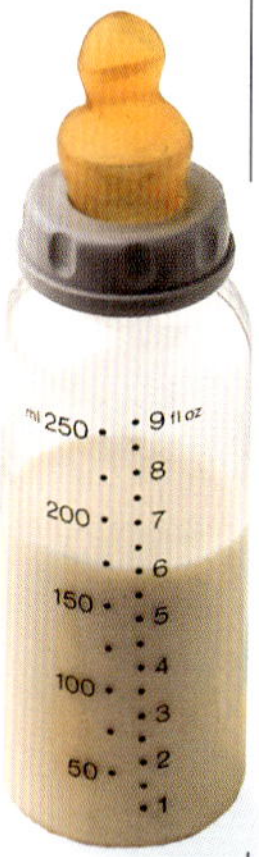


***Lait de substitution***
*Pendant leur première année, on peut donner aux enfants qui ne supportent pas les protéines du lait de vache un substitut, par exemple une préparation obtenue en divisant les protéines en constituants plus petits, qui seront mieux tolérés.*

### Les symptômes

Ils apparaissent aussitôt après l'ingestion de lait :

- Diarrhée.
- Vomissements.
- Éruption cutanée.

### Que peut faire le médecin ?

S'il suspecte une intolérance au lait de vache, il vous recommandera d'éviter pendant 2 semaines tout produit laitier. Si les symptômes disparaissent, il prescrira à votre enfant une petite quantité de lait de vache, pour essai, sous surveillance médicale. La réapparition des symptômes confirme le diagnostic.

### Que pouvez-vous faire ?

Avec les conseils d'un diététicien, vous veillerez à ce que le régime de votre enfant exclue tout produit contenant du lait de vache. Les bébés reçoivent un lait de substitution (voir illustration ci-dessus). Un essai de lait de vache sera tenté tous les 6 mois, ou tous les ans, jusqu'à ce que votre enfant n'ait plus de réaction d'intolérance à ces protéines. La quantité de lait autorisée sera augmentée progressivement.

## LACTOSE ET SACCHAROSE

Il arrive que les enfants ne supportent pas le lactose (sucre présent dans le lait) ou le saccharose (sucre présent dans de nombreux fruits).

### Les causes

L'intolérance résulte d'une déficience de l'enzyme responsable de la transformation du lactose ou du saccharose dans l'intestin grêle. Ces deux types d'intolérance peuvent constituer la complication d'une infection (voir GASTRO-ENTÉRITE, p. 180) ou d'un autre trouble intestinal et sont habituellement temporaires. Certains enfants, qui ne supportent pas les protéines du lait de vache, sont aussi intolérants au lactose.

L'intolérance permanente au lactose, d'origine génétique, est courante chez les personnes d'origine africaine ou asiatique. Dans ce cas, les enfants supportent une quantité illimitée de lait jusqu'à 2 ou 3 ans mais, par la suite, la moindre quantité de lait déclenche une diarrhée. L'intolérance au saccharose peut, elle aussi, être d'origine génétique.

### Les symptômes

Ils apparaissent peu après l'ingestion de lait ou d'aliments contenant du lactose ou du saccharose :

- Diarrhée.
- Vomissements.

### Que peut faire le médecin ?

Après l'absorption d'une dose test de lactose ou de saccharose diluée, un examen des selles permet de savoir si une quantité excessive de sucre est passée dans les intestins sans avoir été absorbée.
En cas d'intolérance, un diététicien établira un régime alimentaire sans lactose. Votre enfant devra éviter le lait ; en revanche, il tolérera peut-être les produits laitiers fermentés, comme le yaourt. En cas d'intolérance au saccharose, le régime exclura ce sucre.

## ALIMENTS SPÉCIFIQUES

L'illustration ci-dessous montre les aliments, autres que le lait, qui sont souvent mal supportés par les enfants. Ces intolérances sont assez souvent d'origine allergique.

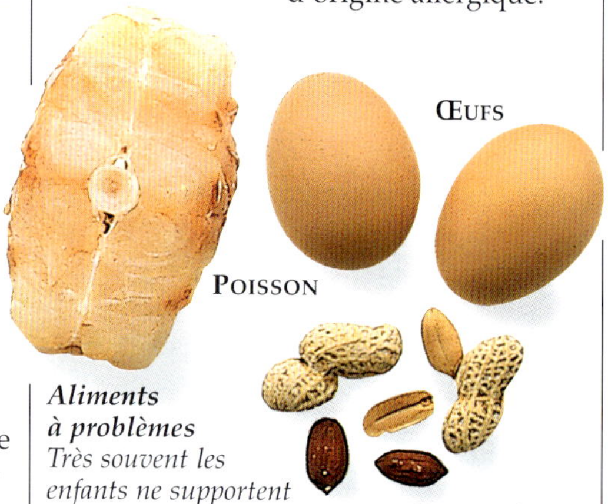


***Aliments à problèmes***
*Très souvent les enfants ne supportent pas les aliments présentés ici. Il arrive que l'enfant tolère un aliment quand il est cuit mais pas quand il est cru.*

### Les symptômes

Ils apparaissent aussitôt après l'ingestion de l'aliment :

- Diarrhée et douleurs abdominales.
- Vomissements.

### Que peut faire le médecin ?

Il procédera à des tests pour éliminer une autre cause de ces symptômes. Il prescrira parfois un régime sans lait chez les enfants intolérants aux protéines du lait de vache ou au lactose. Si les symptômes persistent, 2 méthodes permettront de déceler une autre intolérance.

La première consiste à maintenir l'enfant sous étroite surveillance médicale pendant les périodes où les aliments suspectés sont inclus dans l'alimentation, puis quand ils en sont exclus ; les symptômes sont comparés. La seconde impose un régime « restrictif », incluant plusieurs aliments qui présentent peu de risque d'intolérance. Les symptômes cessent habituellement en 2 semaines. Un nouvel aliment est alors ajouté tous les 3 jours jusqu'à ce que l'un d'entre eux déclenche des symptômes.

### Évolution et conséquences

Il est souvent difficile de trouver une cause précise aux symptômes. Cependant, le trouble disparaît souvent pendant le régime restrictif. Parfois, l'exclusion de 1 à 3 aliments supprime les symptômes. L'intolérance alimentaire disparaît le plus souvent avec l'âge.

# MALADIE CŒLIAQUE

Rare, mais grave, cette maladie est provoquée par une sensibilité extrême de l'intestin grêle à une protéine (le gluten) présente dans les céréales : blé, seigle, orge, avoine. La paroi de l'intestin grêle finit par s'abîmer, empêchant l'absorption correcte des aliments (voir ci-dessous la MALABSORPTION).

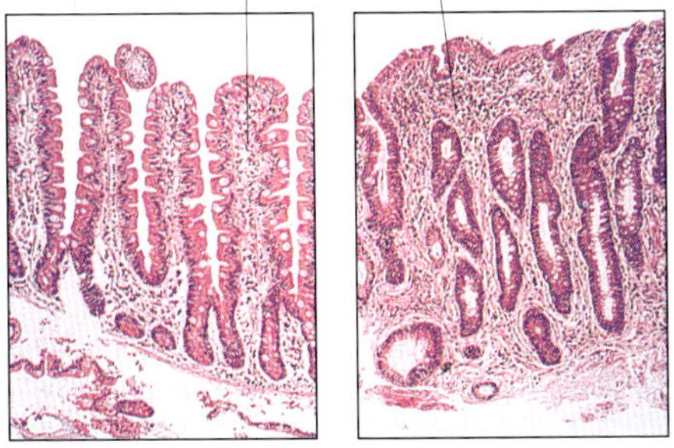


***Intestin grêle endommagé***
*Des millions de villosités couvrent la muqueuse de l'intestin grêle et absorbent les nutriments. En cas de maladie cœliaque, ces villosités s'aplatissent, ce qui gêne l'absorption.*

**Les symptômes**
Ils apparaissent quelques mois après le passage à l'alimentation solide :
- Perte ou stagnation du poids, puis de la taille.
- Selles très pâles, flottantes et malodorantes.
- Fatigue.
- Pâleur, essoufflement et fatigue dus à l'ANÉMIE (p. 145).

Les aliments contenant du blé, comme le pain, les céréales du petit déjeuner et les biscuits, sont les plus susceptibles de provoquer les symptômes.

**Faut-il consulter un médecin ?**
C'est préférable si votre enfant présente l'un des symptômes ci-dessus. En effet, même si la maladie ne se déclare pas clairement, les symptômes s'aggraveront progressivement.

**Que peut faire le médecin ?**
Il vérifiera le poids de votre bébé. Puis des analyses de sang permettront de rechercher les signes d'anémie et les anticorps au gluten. Si ces examens indiquent une maladie cœliaque possible, une biopsie de la muqueuse intestinale (analyse d'un échantillon minuscule de tissu) sera pratiquée. Le diagnostic est confirmé si la biopsie révèle des modifications de la muqueuse intestinale (voir micrographie ci-contre).

**Que pouvez-vous faire ?**
Un régime sans gluten est l'élément le plus important pour la santé d'un enfant souffrant de maladie cœliaque. Les aliments contenant du gluten seront à proscrire : pain, biscuits, farine, pâtes. D'autres aliments, comme les produits laitiers, œufs, viande, poisson, légumes, fruits, riz et maïs, peuvent être consommés normalement. Assurez-vous que chaque personne s'occupant de votre enfant sache quels sont les produits exclus de son alimentation.

En grandissant, votre enfant devient plus indépendant et vous devez vous assurer qu'il est bien conscient de l'importance pour lui de respecter son régime. Les enfants ne réagissent pas tous de la même manière à une exposition renouvelée au gluten. Vous apprendrez vite quelle quantité de gluten déclenche une réaction et l'importance de celle-ci.

Après quelques semaines de régime sans gluten, les symptômes disparaîtront et votre enfant devrait commencer à prendre du poids.

**Évolution et conséquences**
Votre enfant grandira normalement et restera en bonne santé, à condition qu'il suive pendant au moins plusieurs années ce régime sans gluten.

# MALABSORPTION

La malabsorption est l'incapacité de l'intestin grêle à absorber correctement les éléments nutritifs de l'alimentation. Elle a pour cause une maladie sous-jacente comme la MALADIE CŒLIAQUE (ci-dessus), la MALADIE DE CROHN (p. 184), la MUCOVISCIDOSE (p. 201) ou l'INTOLÉRANCE ALIMENTAIRE (ci-contre).

**Les causes**
La malabsorption provient parfois d'une altération de la muqueuse intestinale qui perturbe l'absorption des nutriments par l'intestin. Elle peut aussi être due à un déficit enzymatique qui empêche la transformation de la nourriture en éléments suffisamment petits pour être absorbés.

**Les symptômes**
- Selles très pâles, flottantes et malodorantes.
- Perte ou stagnation du poids.
- Fatigue.

Les cas les plus graves entraînent des carences en vitamines et en minéraux qui peuvent, à leur tour, évoluer vers la malnutrition et l'ANÉMIE (p. 145).

Consultez votre médecin si vous pensez que votre enfant présente des symptômes de malabsorption.

**Que peut faire le médecin ?**
Il examinera votre enfant et le pèsera, puis des examens permettront de trouver la cause sous-jacente de la malabsorption. Un diététicien pourra vérifier si l'alimentation de l'enfant est correcte.

Le traitement et la surveillance attentive de la cause de la malabsorption et la modification éventuelle du régime alimentaire permettront le plus souvent à votre enfant de reprendre une croissance normale.

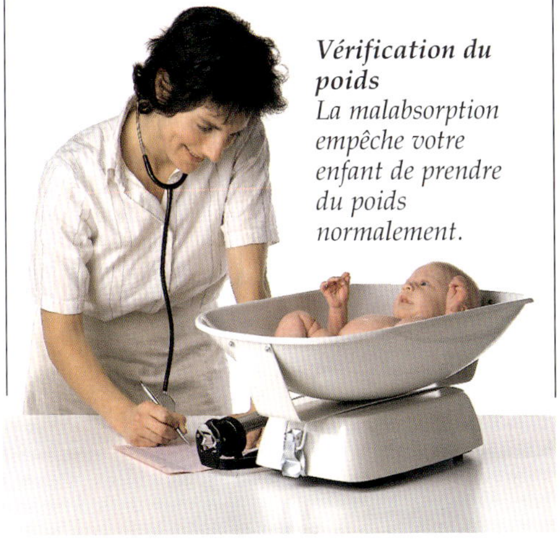

***Vérification du poids***
*La malabsorption empêche votre enfant de prendre du poids normalement.*

# MALADIES INFLAMMATOIRES DE L'INTESTIN

Les principales maladies inflammatoires chroniques de l'intestin sont la maladie de Crohn et la recto-colite hémorragique. Rares avant 7 ans, ces affections surviennent plus fréquemment chez les adolescents. Les causes sont liées à plusieurs facteurs, dont probablement une origine génétique.

## MALADIE DE CROHN

Jadis rare, la maladie de Crohn devient plus courante. Elle provoque une inflammation du système digestif, principalement de l'intestin grêle terminal ou du côlon. Cette inflammation chronique provoque un épaississement de la paroi intestinale et, parfois, des lésions profondes. La maladie de Crohn réduit la capacité de l'intestin grêle à absorber les nutriments (voir MALABSORPTION, p. 183).

### Les symptômes

Les symptômes de la maladie de Crohn apparaissent souvent petit à petit :

- Diarrhée, parfois avec émissions rectales de sang, de pus ou de mucus si le côlon est affecté.
- Spasmes et douleurs abdominales.
- Fièvre.
- Nausées.
- Croissance médiocre et/ou puberté retardée.
- Perte de poids et d'appétit.
- Ulcération de l'anus.

### Les complications

L'épaississement de la paroi intestinale peut provoquer un rétrécissement du tube digestif, voire son obstruction partielle ou totale (voir OCCLUSION INTESTINALE, ci-contre). L'inflammation peut concerner d'autres parties du corps (arthrite, inflammation de l'œil).

### Faut-il consulter un médecin ?

Consultez votre médecin si les symptômes persistent plus de quelques jours. D'autres troubles peuvent être à l'origine de ces symptômes (infection intestinale par exemple). Cependant, si vous craignez la maladie de Crohn, le diagnostic sera confirmé à l'hôpital par des examens radiologiques plus approfondis et une endoscopie des intestins.

### Traitement

Outre des anti-inflammatoires, le médecin prescrira peut-être une alimentation artificielle par sonde gastrique avec des protéines modifiées, et divisées en petits composants dont l'absorption est plus facile.

En cas de crise grave ou de dénutrition avancée, il faut parfois recourir à la perfusion, et une transfusion sanguine peut s'avérer nécessaire.

En cas de complications ou de résistance au traitement médical, une intervention chirurgicale permettra de retirer les parties lésées de l'intestin.

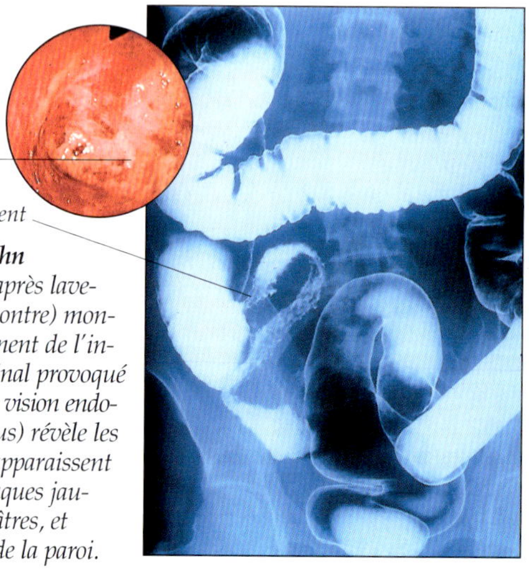


***Maladie de Crohn***
*La radiographie après lavement baryté (ci-contre) montre un rétrécissement de l'intestin grêle terminal provoqué par la maladie. La vision endoscopique (ci-dessus) révèle les ulcérations, qui apparaissent sous forme de plaques jaunâtres ou blanchâtres, et l'épaississement de la paroi.*

### Évolution et conséquences

La maladie de Crohn est une maladie chronique, qui frappe certains enfants, par poussées successives. Les symptômes apparaissent alors à des intervalles de quelques mois ou quelques années. Chez d'autres enfants, la maladie de Crohn cède au bout de 1 ou 2 récidives.

## RECTO-COLITE HÉMORRAGIQUE

Cette atteinte provoque l'inflammation et l'ulcération du côlon et du rectum. La première crise est souvent la plus aiguë, puis les symptômes fluctuent sur une longue période.

### Les symptômes

Le principal symptôme est la diarrhée sanglante, parfois accompagnée de :

- Altération de l'état général.
- Douleurs abdominales.
- Ballonnements.
- Fièvre.
- Nausées.
- Perte d'appétit.

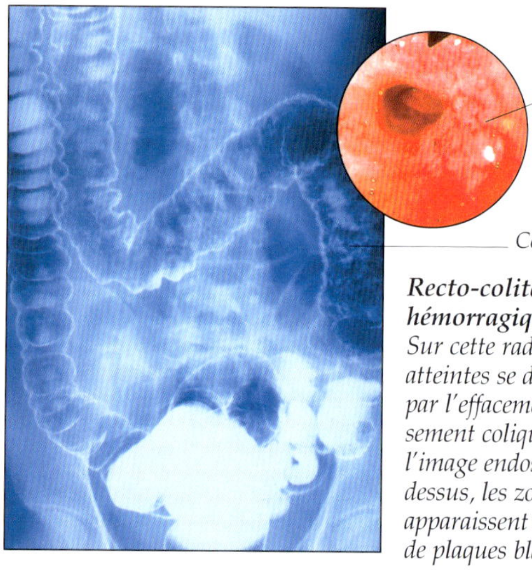


***Recto-colite hémorragique***
*Sur cette radio, les zones atteintes se distinguent par l'effacement du plissement colique. Sur l'image endoscopique ci-dessus, les zones ulcérées apparaissent sous forme de plaques blanchâtres.*

- Croissance médiocre et/ou perte de poids.

Des pertes de sang répétées peuvent provoquer une ANÉMIE (p. 145). La distension du côlon peut être mortelle.

### Faut-il consulter un médecin ?

Consultez votre médecin dans les 24 heures en cas de diarrhée sanglante et de douleurs abdominales. Une infection bactérienne est souvent la cause de ces symptômes ; si le médecin soupçonne une recto-colite hémorragique, il demandera des examens approfondis.

### Le traitement

Des anti-inflammatoires doivent parfois être administrés sur plusieurs années. Une intervention chirurgicale peut s'avérer nécessaire. Après l'ablation d'une portion importante du côlon, il faut parfois procéder à une iléostomie.

# COLOPATHIE SPASMODIQUE

Rare chez les enfants, ce trouble se manifeste par des crises récidivantes de douleurs abdominales accompagnées de diarrhée ou de constipation, voire les deux. La crise peut être déclenchée par l'anxiété, ou par l'intolérance à des aliments spécifiques, comme les protéines du lait de vache, les cacahuètes ou les œufs.

**Les symptômes**
Principaux symptômes :

- Douleurs abdominales, soulagées par des selles ou l'émission d'un gaz.
- Ballonnements.
- Flatulences et diarrhée ou constipation, ou diarrhée alternant avec la constipation.
- Parfois, nausées, maux de tête et manque d'énergie.

Consultez votre médecin si vous pensez que votre enfant a de telles crises de colite.

**Traitement**
Le diagnostic s'établit généralement à partir des symptômes et d'un examen clinique. Des examens permettent d'écarter la possibilité de GIARDIASE (p. 187), d'INTOLÉRANCE ALIMENTAIRE (p. 182) et d'une MALADIE INFLAMMATOIRE DE L'INTESTIN (voir ci-contre). Un régime riche en fibres peut apporter un soulagement, en particulier si la constipation est le symptôme prédominant. Certains aliments peuvent aggraver les symptômes : notez quotidiennement les aliments consommés par votre enfant pour supprimer ceux qui lui posent des problèmes. Le stress aggrave parfois les symptômes. Essayez d'identifier les situations qui angoissent votre enfant et aidez-le à les traverser.

**Évolution et conséquences**
Cette affection devient souvent chronique et les crises peuvent récidiver périodiquement pendant toute la vie.

# OCCLUSION INTESTINALE

L'occlusion intestinale correspond à une obstruction partielle ou totale du côlon ou de l'intestin grêle. Le passage des aliments est interrompu, ce qui provoque de douloureuses crampes abdominales. Un traitement rapide s'impose, car l'occlusion totale peut être mortelle.

**Les causes**
Chez l'enfant de moins de 2 ans, l'occlusion est le plus souvent due à une invagination intestinale (voir ci-contre). Chez un jeune enfant, ce trouble peut résulter d'une hernie étranglée (voir HERNIE, p. 187) ou d'une anomalie congénitale de l'intestin. À tout âge l'occlusion peut être causée par la MALADIE DE CROHN (ci-contre), et le volvulus (torsion de l'intestin).

**Les symptômes**
Voici les principaux symptômes :

- Fortes crises de douleurs abdominales.
- Vomissements fréquents d'un liquide jaune verdâtre.
- Flatulences et constipation. En cas d'occlusion partielle, les gaz et la défécation soulagent passagèrement la douleur.
- Selles sanglantes, avec glaires en cas d'invagination intestinale.
- Fièvre et distension abdominale, si le traitement n'est pas immédiat.

La partie obstruée de l'abdomen risque de se rompre, entraînant une péritonite (inflammation de la paroi de la cavité abdominale), ou une nécrose par dévascularisation, qui peuvent être mortelles. Une autre complication grave résultant des vomissements fréquents est la déshydratation (voir p. 38).

***Invagination***
*Pénétration pathologique d'un segment d'intestin en lui-même, l'invagination intestinale se produit à l'intersection du gros intestin et de l'intestin grêle.*

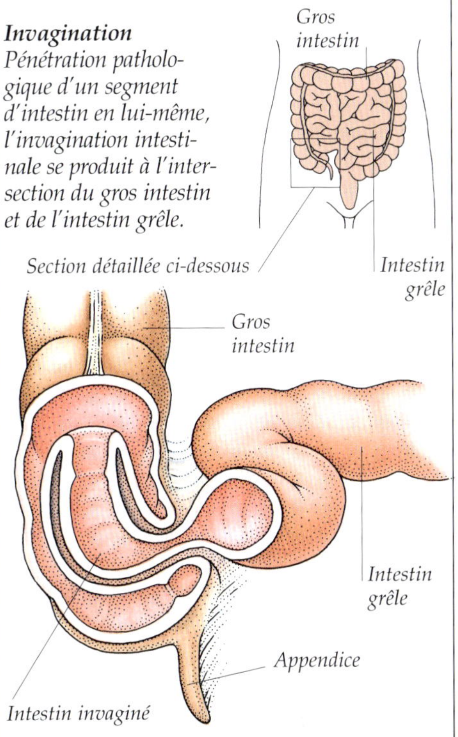


**Faut-il consulter un médecin ?**
Si vous craignez une occlusion intestinale, appelez des secours d'urgence ou conduisez votre enfant à l'hôpital. Un médecin examinera votre enfant et une perfusion permettra éventuellement de prévenir la déshydratation. Une radiographie sera réalisée pour vérifier le diagnostic et déterminer la cause de l'occlusion.
Si le médecin craint une invagination intestinale, il procédera à une échographie, puis à un lavement aux hydrosolubles. Le lavement effectué à temps suffit souvent à remettre en place le segment invaginé.

En cas d'échec, une intervention chirurgicale sera parfois nécessaire. D'autres types d'occlusions intestinales nécessitent l'ablation chirurgicale de la partie obstruée de l'intestin.

**Évolution et conséquences**
Il n'y a pas de séquelles sur la croissance et le développement normaux de l'enfant après traitement de l'occlusion ou si, lors de l'intervention chirurgicale, on n'a retiré qu'une faible section de l'intestin.

Cependant, dans le cas d'une occlusion intestinale provoquée par une maladie sous-jacente (par exemple la maladie de Crohn), d'autres occlusions peuvent se produire tant que l'enfant ne sera pas complètement guéri.

# REFLUX GASTRO-ŒSOPHAGIEN

Le reflux gastro-œsophagien, qui commence parfois dès la naissance, est un trouble courant pendant la première année du nourrisson. Le muscle situé à l'entrée de l'estomac est trop faible pour en retenir le contenu qui reflue dans l'œsophage. Cette affection est le plus souvent passagère.

**Les symptômes**

Voici les principaux symptômes :
- Vomissements persistants, parfois teintés de sang.
- Régurgitation des aliments qui peuvent « déborder » de la bouche.
- Toux, si le lait ou les aliments régurgités passent dans les poumons.
- Pleurs et irritabilité.
- Retard pondéral si le reflux est important et persistant.

Appelez immédiatement un médecin s'il y a du sang dans les vomissements de votre enfant. Mais les autres symptômes justifient aussi de prendre rendez-vous.

**Que peut faire le médecin ?**

Il examinera votre bébé et cherchera d'abord à savoir si les vomissements ne sont pas dus à une GASTRO-ENTÉRITE (voir p. 180) ou une STÉNOSE DU PYLORE (voir ci-dessous).

**Le traitement**

Pour limiter le reflux, le bébé doit dormir avec la tête légèrement surélevée et tournée sur le côté (voir illustration ci-contre). Si le nourrisson est en âge de s'asseoir, mettez-le plus souvent assis dans sa chaise de bébé. Si les manifestations de reflux sont importantes, épaississez son lait avec de la poudre de caroube ou de maïs. Si votre enfant mange déjà des aliments solides, épaississez-les, donnez-lui plus de morceaux et réduisez la quantité de liquides que vous lui donnez. Évitez de donner à boire à votre enfant sans lui donner aussi quelque chose à manger.

Si le reflux persiste et est mal toléré, le médecin prescrira un médicament pour prévenir le trouble en augmentant l'activité musculaire de l'œsophage et un antiacide, s'il existe une œsophagite. Le reflux disparaît généralement au cours de la première année.

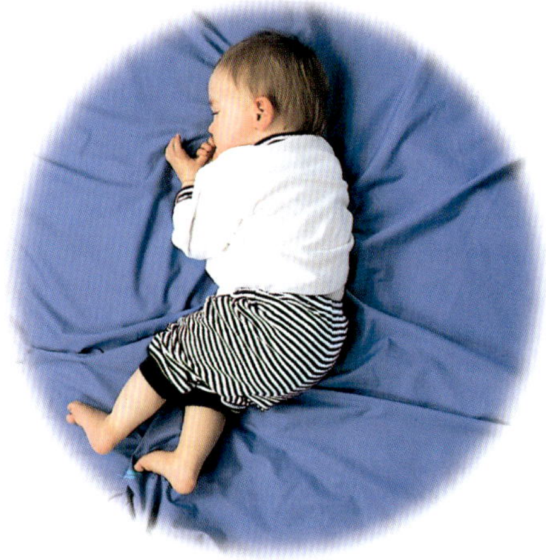

***Traitement du reflux gastro-œsophagien***
*Surélevez la tête du lit et couchez le bébé sur le dos ou sur le côté, sur un matelas ferme recouvert d'un drap bien tendu.*

# STÉNOSE DU PYLORE

Ce trouble rare, qui survient chez le bébé avant 2 mois, correspond à une hypertrophie de l'anneau musculaire qui entoure le pylore, c'est-à-dire le passage entre l'estomac et l'intestin grêle. Ce passage devient alors trop étroit et il ne laisse passer vers l'intestin qu'une petite partie des aliments. Le reste est rejeté et l'enfant maigrit.

***Pylore rétréci***
*En cas de sténose du pylore, l'anneau musculaire s'épaissit, rétrécissant d'autant le passage. Ce trouble, d'origine inconnue, est plus fréquent chez les garçons.*

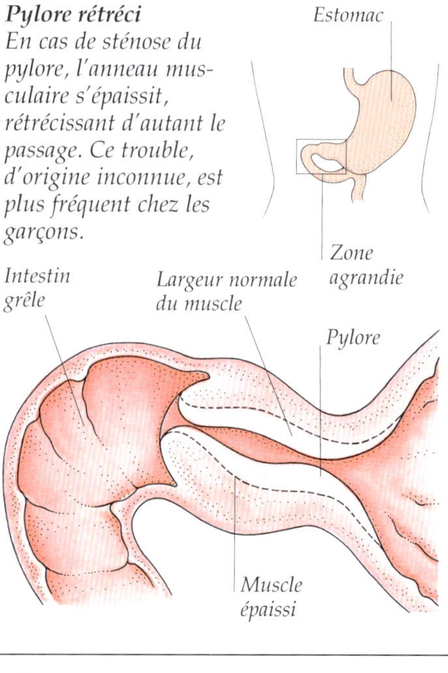


**Les symptômes**

Ils apparaissent habituellement entre 2 et 6 semaines après la naissance :
- Vomissement « en jet » à distance.
- Faim constante : le bébé accepte souvent un nouveau repas aussitôt après avoir vomi.
- Ralentissement du transit intestinal.
- Perte de poids et fatigue, si les symptômes durent depuis plusieurs jours.

Les vomissements persistants risquent d'entraîner une déshydratation. Appelez immédiatement un médecin si votre bébé présente l'un des symptômes ci-dessus ou les signes annonciateurs d'une déshydratation (voir p. 38). En attendant l'arrivée du médecin, donnez souvent à votre enfant de faibles quantités de nourriture afin d'éviter le séjour prolongé des aliments dans l'estomac.

**Que peut faire le médecin ?**

Il examinera l'abdomen de votre nourrisson pendant sa tétée ou son repas pour détecter un gonflement « en olive » dans la zone du pylore et, s'il soupçonne une sténose, il fera pratiquer d'autres examens cliniques ou échographiques qui viendront confirmer le diagnostic.

Si votre enfant est déshydraté, des solutions lui seront administrées par perfusion. L'obstruction sera supprimée grâce à une intervention chirurgicale rapide destinée à élargir le pylore ; votre enfant pourra très vite rentrer chez vous.

Après l'intervention, vous pourrez augmenter progressivement les quantités de nourriture à chaque repas jusqu'à retrouver des quantités normales, ce qui prend habituellement entre 48 et 72 heures.

**Évolution et conséquences**

La sténose du pylore, une fois traitée, ne récidive pas et ne laisse pas de séquelles.

# HERNIE

Une hernie est constituée par la saillie d'une portion de l'intestin à travers la paroi abdominale. Les types de hernie les plus courants chez l'enfant sont la hernie ombilicale et la hernie inguinale. Dans le premier cas, l'intestin pointe à travers la paroi abdominale au niveau du nombril (ombilic) ou juste au-dessus ; dans le second, l'intestin saille au niveau du scrotum, par le canal inguinal (passage dans l'aine permettant aux testicules de descendre dans le scrotum, avant la naissance).

## HERNIE OMBILICALE

Ce type de hernie provient d'une faiblesse de la paroi abdominale et apparaît généralement quelques semaines après la naissance.

Dans la plupart des cas, la hernie ombilicale disparaît spontanément avant 2 ans, mais elle peut persister jusqu'à 5 ans.

### Les symptômes

Une saillie molle apparaît, habituellement au niveau du nombril. Elle présente ces caractéristiques :

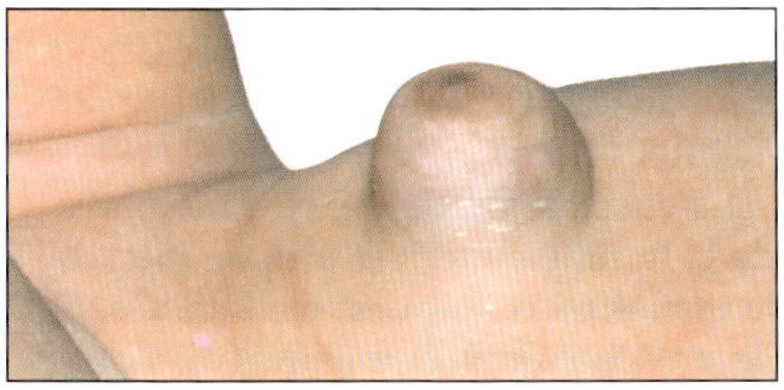

***Hernie ombilicale***
*Ce type de hernie apparaît le plus souvent au niveau du nombril, ou juste au-dessus.*

- Souvent invisible le matin, elle peut ressortir dans la journée.
- Son volume peut augmenter lorsque l'enfant pleure ou fait un effort.
- Elle est indolore.

Si la hernie est particulièrement importante ou si elle n'a pas disparu à l'âge de 5 ans, consultez votre médecin.

### Le traitement

Une intervention rapide peut être nécessaire pour replacer l'intestin dans la cavité abdominale et colmater les muscles de la paroi abdominale. Les hernies situées au-dessus du nombril nécessitent plus souvent une opération. Ce type de hernie ne récidive pas.

## HERNIE INGUINALE

Elle affecte plus fréquemment les garçons avant 1 an. Le canal inguinal, qui se referme normalement après la naissance, reste ouvert et forme un espace à travers lequel une boucle d'intestin peut passer dans le scrotum.

### Les symptômes

La hernie inguinale se présente sous la forme d'une grosseur molle, localisée juste au-dessus du pli de l'aine ou dans le scrotum.

La hernie :

- N'est pas visible le matin.
- Peut augmenter de volume quand l'enfant pleure.

Une hernie étranglée est une complication qui se produit lorsqu'une boucle d'intestin, coincée dans le canal, gêne ou coupe la circulation sanguine. La hernie peut alors devenir dure, sensible ou douloureuse et l'enfant peut se mettre à vomir.

Consultez votre médecin dans les 24 heures si vous sentez une grosseur indolore dans l'aine ou le scrotum de votre enfant. Si cette grosseur est douloureuse ou sensible, conduisez votre enfant aux urgences de l'hôpital le plus proche.

### Traitement

Une opération est toujours nécessaire parce que la hernie inguinale ne disparaît pas toute seule. Si la hernie est douloureuse ou sensible, votre enfant sera immédiatement admis en urgence à l'hôpital pour une intervention au cours de laquelle l'intestin sera remis en place et le canal inguinal refermé par quelques points de suture. Ensuite, il n'y a pas de risque de récidive.

# GIARDIASE

Cette infection de l'intestin grêle est due à une contamination par un parasite unicellulaire, *Giardia lamblia*, présent dans la nourriture ou l'eau souillées. Longtemps considérée comme une maladie tropicale, la giardiase atteint désormais les régions tempérées et frappe principalement les enfants.

### Les symptômes

Un enfant sur trois ne présente pas de symptômes, mais ceux-ci peuvent apparaître entre 1 et 3 jours après l'ingestion du parasite :

- Diarrhées violentes accompagnées de flatulences.
- Selles très pâles, nauséabondes, flottantes, dues à une MALABSORPTION (p. 183).
- Crampes et douleurs abdominales.
- Ballonnement de l'abdomen, nausées.

### Le traitement

La giardiase est une infection le plus souvent bénigne, qui disparaît en 2 semaines. Si la diarrhée persiste plus de 2 semaines, ou si elle est aiguë depuis plus de 48 heures, consultez votre médecin qui fera des prélèvements de selles. En présence de *Giardia lamblia*, il prescrira une semaine de traitement antiparasitaire.

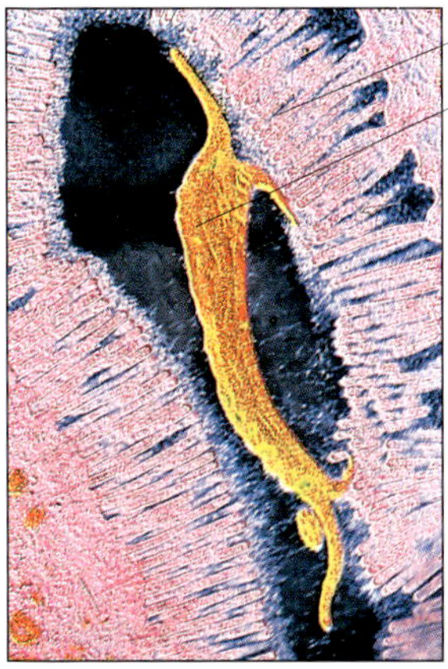


***Le responsable de la giardiase***
*Le parasite* Giardia lamblia *s'accroche aux plis de la muqueuse intestinale et absorbe les nutriments.*

Faites beaucoup boire votre enfant pour remplacer toute l'eau perdue à cause de la diarrhée.

Un lavage soigneux des mains après être allé aux toilettes et avant de préparer les repas permettra d'éviter que la maladie ne s'étende aux autres membres de la famille.

# DIABÈTE SUCRÉ

Les cellules du pancréas cessent brusquement de sécréter de l'insuline, une hormone qui permet de brûler et de stocker le glucose. L'insuffisance en insuline provoque une hyperglycémie (excès de sucre dans le sang) et une perturbation des activités chimiques de l'organisme. Celui-ci se débarrasse du glucose inutilisé par une émission abondante d'urines, qui occasionne une forte soif. Le diabète sucré nécessite des injections quotidiennes d'insuline pendant toute la vie.

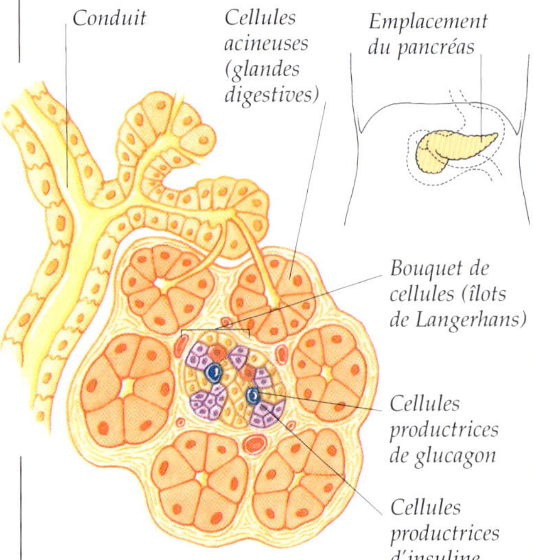


***Cellules du pancréas***
*Le pancréas se compose de plusieurs types de cellules disposées en grappes. Certaines sécrètent l'insuline qui élève le taux de glucose dans le sang ; d'autres sécrètent le glucagon qui le fait baisser.*

## Les symptômes

En cas de diabète non traité ou de surveillance insuffisante, la quantité de glucose dans le sang augmente rapidement (hyperglycémie). Les cellules ne peuvent plus transformer le glucose en énergie et l'organisme est contraint de puiser dans ses réserves de graisses et de protéines. Ce bouleversement interne provoque les symptômes suivants :

- Miction fréquente (qui induit parfois, chez l'enfant déjà propre, un retour de l'énurésie nocturne).
- Soif intense.
- Fatigue et manque d'énergie.
- Faible appétit.
- Amaigrissement brutal.

Dans les cas graves, on constate :

- Vomissements.
- Douleurs abdominales.
- Respiration anormalement rapide.
- Torpeur et confusion mentale qui, sans traitement, peuvent aboutir à la perte de conscience et au coma.

## Les complications

Les patients souffrant de diabète sucré mal équilibré sont exposés à des complications affectant le cœur et la circulation, les reins, les yeux, et le système nerveux. Ces complications ne concernent pas les enfants : en règle générale, elles surgissent 10 à 15 ans après l'apparition des premiers symptômes.

## Faut-il consulter un médecin ?

Appelez immédiatement votre médecin si vous pensez que votre enfant est atteint de diabète sucré. Si le diagnostic a déjà été établi, consultez votre médecin si l'état de santé de votre enfant vous inquiète ou si votre enfant est atteint d'une infection ou d'une gastro-entérite, car ces maladies peuvent rendre difficile le contrôle de la glycémie (taux de glucose dans le sang).

## Que peut faire le médecin ?

S'il pense que votre enfant est atteint de diabète, il ordonnera des analyses d'urine et de sang pour vérifier le taux de glucose.

Si celui-ci est anormalement élevé, le médecin ordonnera immédiatement l'hospitalisation de votre enfant pendant plusieurs jours, le temps nécessaire à l'investigation et à la mise en place du traitement par l'insuline. La durée du séjour dépendra de l'âge de l'enfant et de son état de santé. Si votre enfant souffre de déshydratation, on lui administrera des préparations réhydratantes par perfusion et de l'insuline.

La surveillance à long terme du diabète de votre enfant sera assurée sous contrôle médical. Le traitement vise à fournir l'insuline suffisante pour maintenir la glycémie à des taux voisins de la normale, pour que le patient puisse mener une existence active. La maîtrise du taux de glucose sanguin exige un régime strict, avec une alimentation régulière, équilibrée, et des injections d'insuline à raison de 2 à 3 fois par jour.

Le faible taux de glycémie peut entraîner une crise d'hypoglycémie. L'hypoglycémie peut être provoquée par une trop forte dose d'insuline, par l'oubli d'un repas, ou la fatigue. Le médecin vous apprendra à reconnaître l'hypoglycémie et vous dira ce que vous devez faire en cas de crise (voir ci-contre *Que faire en cas de crise d'hypoglycémie ?*) Il vous prescrira du glucagon, à injecter si une crise survient.

## Que pouvez-vous faire ?

Vous devrez apprendre à mesurer le taux de glycémie, et consigner les résultats de ces mesures. Celles-ci permettent d'ajuster les dosages d'insuline. Vous devrez également apprendre à pratiquer les injections, à conserver les flacons d'insuline et à vous débarrasser des seringues usagées.

Il est important d'assurer à l'enfant diabétique un régime alimentaire bien adapté. Vous prendrez conseil auprès d'un diététicien. Les repas devront être préparés avec soin et servis à heures régulières.

Vous devrez donner à votre enfant une alimentation normale, équilibrée, contenant graisses et protéines et

### PERTE DE POIDS DUE AU DIABÈTE

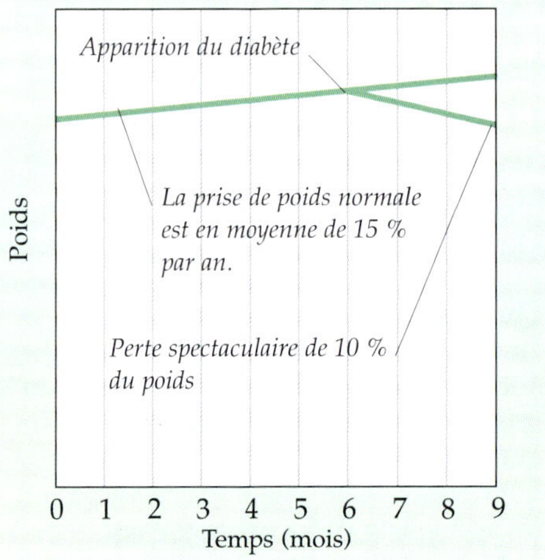


***Exemple de perte de poids spectaculaire***
*L'un des symptômes caractéristiques est une chute de poids brutale et spectaculaire. Un enfant peut perdre alors jusqu'à 10 % de son poids total en l'espace de 3 mois.*

hydrates de carbone en quantité suffisante. Les rations énergétiques quotidiennes doivent être constantes. Chez l'enfant de plus de 5 ans, un tiers au moins de la nourriture doit être composé de graisses, 15 % de protéines, et le reste d'hydrates de carbone. Avant 5 ans, les enfants peuvent absorber davantage de graisses. L'alimentation doit également être riche en fibres solubles et non solubles. On trouve des fibres solubles dans les haricots blancs, les bouillies d'avoine, et des fibres non solubles dans le pain complet, les pâtes et les céréales. Il n'est pas nécessaire de préparer des repas spéciaux.

Si votre enfant manque d'appétit, veillez à ce qu'il reçoive la même ration de calories sous forme de boissons riches en glucose. Veillez à lui administrer la dose normale d'insuline.

L'exercice physique peut déclencher une crise d'hypoglycémie ; il conviendra de modifier le régime et la dose d'insuline si votre enfant doit participer à une activité physique exigeant une grande dépense d'énergie. Demandez conseil à votre médecin.

Votre enfant doit porter une carte ou un bracelet indiquant qu'il est diabétique et identifiant précisément les médicaments qu'il prend. Il est impératif que toute personne responsable de votre enfant sache faire face à une crise d'hypoglycémie.

En grandissant, votre enfant devra apprendre à surveiller lui-même son diabète. Même de jeunes enfants peuvent apprendre très tôt à effectuer eux-mêmes les injections sous-cutanées, à mesurer leur glycémie, à comprendre la nécessité d'une alimentation régulière, et à être attentifs aux symptômes de l'hypoglycémie pour pouvoir les traiter.

### Que faire en cas de crise d'hypoglycémie ?

L'hypoglycémie se traduit par des douleurs abdominales, des sueurs, des vertiges et/ou une confusion mentale. Si votre enfant manifeste l'un de ces symptômes, faites-lui prendre immédiatement une boisson ou un aliment sucrés. S'il refuse de manger ou de boire, ou si le taux de glucose dans le sang descend si bas qu'il sombre dans un état de torpeur ou même s'il perd conscience, faites-lui une injection de glucagon pour rétablir la glycémie à un niveau normal.

### Évolution et conséquences

Une surveillance rigoureuse de la glycémie devrait permettre à votre enfant de mener une existence normale, avec une activité physique normale, et de réduire les risques de complications ultérieures. Cependant votre enfant devra, tous les jours, mesurer sa glycémie et recevoir ses injections quotidiennes d'insuline, ceci durant toute sa vie.

### MESURER LA GLYCÉMIE

Il existe 2 méthodes pour mesurer le taux de glucose dans le sang. On prélève au préalable une goutte de sang au bout du doigt (avec un poinçon automatique), et on l'applique sur une bandelette réactive.

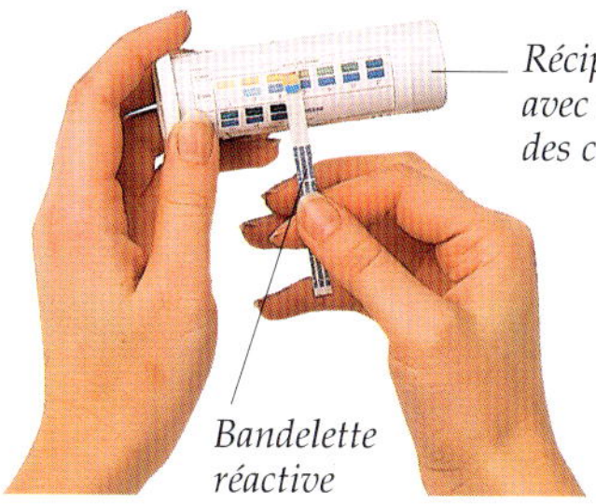


***Comparaison de couleur***
*La bandelette change de couleur et on la compare avec une échelle de couleurs étalon disposée sur le côté du rouleau de bandelette. Le taux de glucose est révélé par la couleur correspondante.*

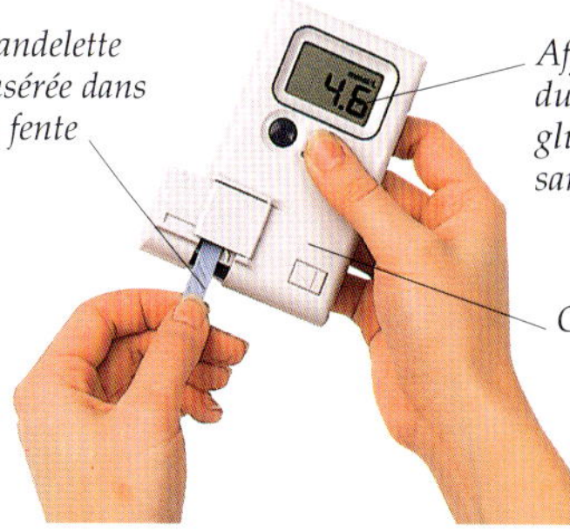


***Méthode du glucomètre***
*Avec cette méthode plus précise, la bandelette ne change pas de couleur, mais la réaction chimique est immédiatement analysée par le glucomètre, et le taux de glucose s'affiche sur l'écran.*

# DIABÈTE INSIPIDE

Les principaux symptômes du diabète insipide – urines fréquentes et abondantes, et soif intense – sont similaires à ceux du diabète sucré (page ci-contre). Toutefois, le diabète insipide est provoqué par la déficience d'une tout autre hormone et n'a rien à voir avec la glycémie, ou la dépense énergétique.

### Les causes

Le diabète insipide est dû à une carence en hormone antidiurétique (ADH), secrétée par l'hypophyse. L'ADH agit sur la capacité des reins à concentrer les urines, et restreint la quantité de fluide sécrété. L'insuffisance de l'hypophyse peut avoir des causes multiples : anomalie de la glande ou, plus rarement, tumeur.

Dans des cas exceptionnels, l'ADH est normalement sécrétée, mais ce sont les reins qui ne réagissent pas à l'hormone ADH.

### Les symptômes

Voici les symptômes les plus fréquents :

- Soif intense.
- Mictions fréquentes et abondantes d'urine pâle et diluée, qui peuvent entraîner une déshydratation.

### Faut-il consulter un médecin ?

Appelez immédiatement votre médecin si votre enfant présente l'un de ces symptômes, de même que s'il présente l'un des symptômes de la déshydratation : yeux enfoncés, somnolence anormale ou perte de poids.

### Que peut faire le médecin ?

Il ordonnera une analyse d'urine. Si le taux de concentration est inférieur à la norme, c'est un signe de diabète. Des tests en milieu hospitalier confirmeront le diagnostic et en détermineront la cause. Si l'hypophyse ne sécrète pas assez d'ADH, le médecin prescrira de l'ADH de synthèse. En cas de dysfonctionnement rénal, le traitement reposera sur un régime pauvre en sodium associé à un diurétique (même si cela semble paradoxal).

### Évolution et conséquences

L'hypophyse reprend parfois ses fonctions normales. Dans les autres cas, l'affection dure toute la vie. Le traitement permet toutefois au patient de mener une vie normale. La maladie n'occasionne pas de complications.

# AFFECTIONS DE L'APPAREIL GÉNITAL ET URINAIRE

LES INFECTIONS DES VOIES URINAIRES sont banales chez l'enfant, et affectent davantage les filles que les garçons. Les traitements sont généralement efficaces, mais toutes les infections urinaires, ainsi que les affections des reins, de la vessie ou des organes génitaux, nécessitent une série d'examens. On réussit aujourd'hui à traiter les pathologies sérieuses du rein, dont le plus répandu des cancers de l'enfance, le néphroblastome.

**RUBRIQUES DE CE CHAPITRE**



# ÉNURÉSIE

L'énurésie (le « pipi au lit ») est une affection répandue. L'âge de la propreté est extrêmement variable. Rares sont les enfants qui contrôlent parfaitement leur vessie avant 3 ans. Une maîtrise sûre, de jour comme de nuit, sera acquise entre 3 et 7 ans, selon les individus. Il n'y aura lieu de s'alarmer que si votre enfant, à 6 ans et plus, mouille encore son lit, ou si l'énurésie reprend après une interruption de 6 à 12 mois.

**Les causes**
L'énurésie résulte le plus souvent d'une maturation inachevée du système nerveux qui assure le contrôle de la vessie. Elle peut également venir d'une INFECTION DE L'APPAREIL URINAIRE (voir page ci-contre) ou d'un état anxieux (voir PEURS ET ANXIÉTÉS, p. 170). Plus rarement, elle est due à une malformation du système urinaire ou au DIABÈTE SUCRÉ (p. 190).

**Faut-il consulter un médecin ?**
Prenez rendez-vous avec un médecin si l'énurésie de votre enfant vous préoccupe, en particulier s'il a 6 ans ou plus, ou si les accidents se produisent après une longue période de propreté. Des analyses permettront de dépister un éventuel diabète.

Une anomalie physique chez votre enfant nécessite un traitement : antibiotiques, par exemple, en cas d'infection des voies urinaires. S'il n'y a pas de problème physique, suivez les conseils donnés ici, et reportez-vous également à : *Aider votre enfant à devenir propre* (p. 63).

**Que pouvez-vous faire ?**
Votre enfant sera moins sujet à l'énurésie si vous l'avez habitué à aller aux toilettes à heures régulières, et au moment du coucher.

Ne le punissez pas ; vous risqueriez d'accroître son anxiété et d'aggraver le problème. En revanche, félicitez-le quand il n'a pas mouillé ses draps. Vous pouvez le motiver par un tableau (photo ci-contre) sur lequel il collera une gommette en forme d'étoile pour chaque nuit sans « pipi au lit ». Certains enfants acquièrent une propreté définitive après avoir utilisé ce tableau quelques semaines. Cependant, si votre enfant se décourage devant ses mauvais résultats, mieux vaut interrompre cette méthode.

Si ce système échoue, certains recommandent l'alarme anti-énurésie. Cet appareil comporte un détecteur (placé sous le drap) qui déclenche une sonnerie au moment de l'émission d'urine. L'alarme réveille l'enfant, qui reprend le contrôle du sphincter et se lève pour aller aux toilettes. Après quelques mois, la plupart des enfants se réveillent avant que l'alarme ne sonne, ou dorment d'une seule traite sans mouiller leur lit. Après 6 semaines sans « accident », vous pourrez retirer le dispositif. Si l'énurésie reprend, vous pouvez remettre l'alarme en place.

**Évolution et conséquences**
Chez la plupart des enfants, l'énurésie disparaît spontanément. Le traitement donne souvent des résultats en quelques mois. Cependant, plus l'enfant est âgé, plus l'amélioration est lente.

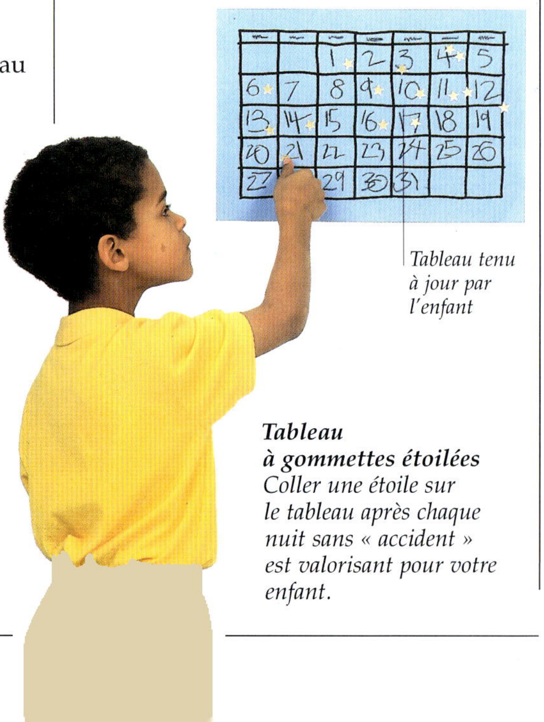

*Tableau tenu à jour par l'enfant*

***Tableau à gommettes étoilées***
*Coller une étoile sur le tableau après chaque nuit sans « accident » est valorisant pour votre enfant.*

# INFECTIONS DE L'APPAREIL URINAIRE

Les infections de l'appareil urinaire sont fréquentes chez l'enfant, surtout chez la fille. Chez le nourrisson, le garçon est le plus exposé. L'infection peut toucher l'urètre (urétrite), la vessie (cystite) et/ou les reins (pyélonéphrite). Un traitement immédiat s'impose, afin de prévenir une lésion des reins, dont les risques sont plus élevés chez l'enfant de moins de 5 ans.

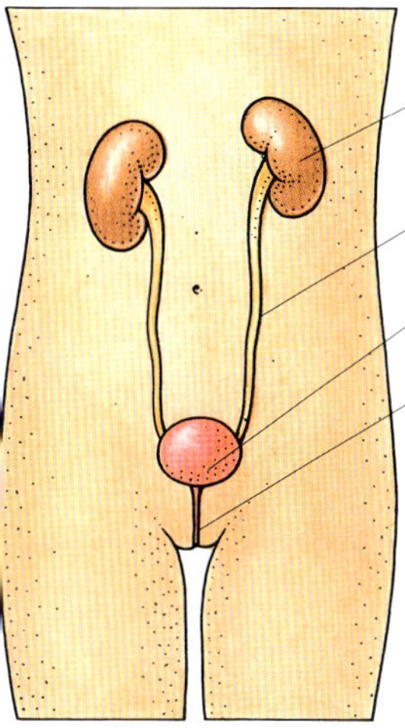


***Sites infectieux***
*Les infections des voies urinaires peuvent n'affecter que l'urètre, mais elles remontent le plus souvent vers la vessie ou les reins.*

## Les causes

Les infections urinaires sont souvent dues à des bactéries issues du rectum, qui s'introduisent dans l'urètre. Elles remontent parfois le long des voies urinaires en empruntant le système sanguin. Les filles souffrent plus souvent d'infections de ce type car leur urètre est plus court.

Les enfants atteints d'un reflux de la vessie vers l'uretère sont particulièrement vulnérables. Cette anomalie fonctionnelle, due à une malformation congénitale du dispositif anti-reflux urétérovésical, sorte de valve située sur l'orifice vésical de l'uretère, provoque le reflux d'une partie de l'urine de la vessie vers les reins.

Les enfants atteints de malformations congénitales des voies urinaires, ou ceux dont les reins ont subi des lésions lors d'une infection précédente, sont également fragilisés.

## Les symptômes

Avant 2 ans, les enfants présentent souvent les symptômes communs à toutes les infections :

- Fièvre.
- Diarrhée.
- Vomissements.
- Fatigue et irritabilité.

Chez les enfants plus âgés, les symptômes sont plus spécifiques :

- Sensations de brûlure à la miction.
- Mictions fréquentes et impérieuses.
- Douleurs lombaires, ou localisées sur un côté de l'abdomen.
- Retour de l'énurésie la nuit.
- Urines rouges, rosées ou troubles. (Souvenez-vous néanmoins que les betteraves et certains médicaments colorent les urines en rouge).
- Fièvre.

Les lésions rénales provoquées par des infections urinaires récidivantes peuvent engendrer plus tard une hypertension artérielle ou une insuffisance rénale.

## Faut-il consulter un médecin ?

Si vous constatez des symptômes d'infection urinaire, consultez votre médecin dans les 24 heures.

## Que peut faire le médecin ?

Il prescrira une analyse d'urine (voir ci-contre *Que pouvez-vous faire ?*) Un échantillon d'urine devra être prélevé dans des conditions d'asepsie rigoureuses.

Le médecin prescrira probablement des antibiotiques. Un enfant gravement atteint recevra un traitement antibiotique par voie intraveineuse et pourra alors être hospitalisé. Le traitement dure une huitaine de jours. Une nouvelle analyse d'urine sera effectuée après l'instauration du traitement. Si l'infection subsiste, le traitement antibiotique sera adapté aux bactéries en cause. Si besoin, le laboratoire peut vérifier, à partir d'un échantillon d'urines, l'efficacité des antibiotiques. Des examens permettront de déceler d'éventuelles lésions rénales ou une malformation des voies urinaires : le médecin peut prescrire une échographie des reins, et éventuellement une radiographie des voies urinaires. D'autres examens sont destinés à dépister un reflux d'urine (cystographie). En cas de résultat positif, l'enfant suivra une antibiothérapie préventive.

## Que pouvez-vous faire ?

Si le médecin vous demande un échantillon d'urine, le prélèvement doit être fait dans des conditions d'asepsie rigoureuses : dans une poche posée après une toilette particulièrement soigneuse chez les petits, ou directement dans un flacon stérile après la désinfection chez les plus grands.

En cas d'infection urinaire, l'enfant doit boire beaucoup. Cela dilue les urines, rendant la miction plus facile et moins douloureuse ; d'autre part, cela contribue à éliminer les bactéries.

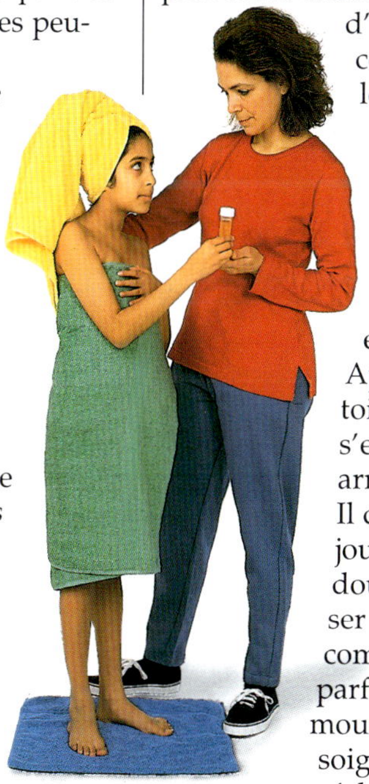

***Prélever un échantillon***
*Après une toilette locale désinfectante, votre enfant urinera un peu, mais ne conservera comme échantillon que l'urine produite ensuite.*

## La prévention

Les enfants devraient uriner toutes les 4 heures au moins, avant chaque repas, et avant d'aller au lit. Après être allé aux toilettes, l'enfant doit s'essuyer d'avant en arrière, surtout les filles. Il doit prendre chaque jour un bain ou une douche, en évitant d'utiliser des produits irritants, comme les savons parfumés ou les bains moussants. Il doit être soigneusement essuyé et séché.

## Évolution et conséquences

Les infections urinaires récidivent souvent, mais un traitement administré rapidement prévient en général les risques d'une atteinte irréversible des reins. Certaines lésions rénales s'atténuent à mesure que l'enfant grandit.

Souvent, le reflux d'urine disparaît spontanément, mais l'enfant doit parfois être opéré.

# GLOMÉRULONÉPHRITE

On nomme glomérulonéphrite une maladie rénale caractérisée par une atteinte des glomérules (unités de filtration des reins). La maladie affecte en général les deux reins. Les glomérules infectés ne parviennent plus à filtrer suffisamment. Il en résulte des urines peu abondantes, contenant du sang et des protéines. Les causes de cette maladie sont souvent inconnues, mais elle est parfois d'origine infectieuse (due à un streptocoque) ou virale.

### Les symptômes

En cas de glomérulonéphrite post-infectieuse, les symptômes se déclarent dans la semaine qui suit l'infection. Quelle qu'en soit la cause, les principaux symptômes sont :

- Urine rouge, rosée ou troublée (voir photo ci-contre).
- Urine peu abondante.
- Quelquefois, maux de tête.

Les liquides s'accumulent dans les tissus, provoquent des œdèmes, en particulier au visage et aux jambes, et éventuellement une hypertension artérielle.

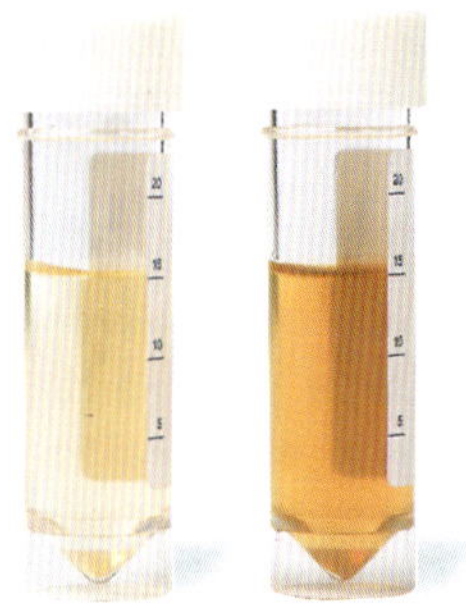
URINE NORMALE — URINE ANORMALE

***Sang dans les urines***
*La présence de sang dans l'urine donne à celle-ci un aspect anormal. Elle est plus sombre et plus opaque que l'urine normale.*

### Faut-il consulter un médecin ?

Appelez immédiatement un médecin si vous avez l'impression que votre enfant est atteint de glomérulonéphrite. Il le fera peut-être hospitaliser. Un prélèvement d'urine sera analysé, et l'on mesurera les quantités de liquide absorbées et émises par votre enfant.

### Le traitement

Si le diagnostic est confirmé, votre enfant devra être traité et surveillé attentivement. On lui administrera un régime pauvre en sodium et en protéines, tout en limitant son absorption de liquides. Ce régime soulage les reins et empêche l'accumulation de fluides. Votre enfant n'est pas obligé de rester au lit s'il a envie de marcher un peu.

Des antibiotiques combattront la glomérulonéphrite si elle est causée par une infection bactérienne. En cas d'hypertension artérielle, le traitement durera plusieurs jours avant que la tension ne redevienne normale.

Le traitement apporte normalement une guérison complète en une semaine.

### Évolution et conséquences

Dans la plupart des cas, la maladie disparaît sans laisser de séquelles, et sans risque de récidive. Exceptionnellement, elle peut se prolonger par un SYNDROME NÉPHROTIQUE (ci-dessous), affection chronique qui peut nécessiter un traitement à long terme.

# SYNDROME NÉPHROTIQUE

Dans cette affection, les reins laissent passer une part importante des protéines du plasma sanguin dans l'urine. La baisse du taux de protéines dans le sang provoque un œdème (par l'accumulation de liquide). Le syndrome néphrotique est une affection rare, qui atteint principalement les enfants entre 1 et 6 ans.

### Les symptômes

Voici les principaux symptômes :

- Œdèmes en certains points du corps (voir ci-contre), se développant progressivement en quelques semaines.
- Urine peu abondante.
- Prise de poids.
- Parfois, diarrhée, perte de l'appétit et fatigue inhabituelle.

Les enfants atteints du syndrome néphrotique sont exposés aux infections et à la formation de caillots sanguins.

### Faut-il consulter un médecin ?

Consultez dans les 24 heures si vous observez des œdèmes sur le corps de votre enfant. Une analyse d'urine permettra de rechercher les protéines. Un complément d'analyses sera effectué en milieu spécialisé. Si le diagnostic est confirmé, votre enfant recevra un traitement à base de corticostéroïdes, et éventuellement d'antibiotiques. En une dizaine de jours, les reins retrouveront leurs fonctions, et l'œdème devrait régresser, parallèlement à une perte de poids. Votre enfant sera probablement gardé sous surveillance, jusqu'à ce que les analyses ne révèlent plus de traces de protéines dans les urines, ce qui peut demander 6 semaines.

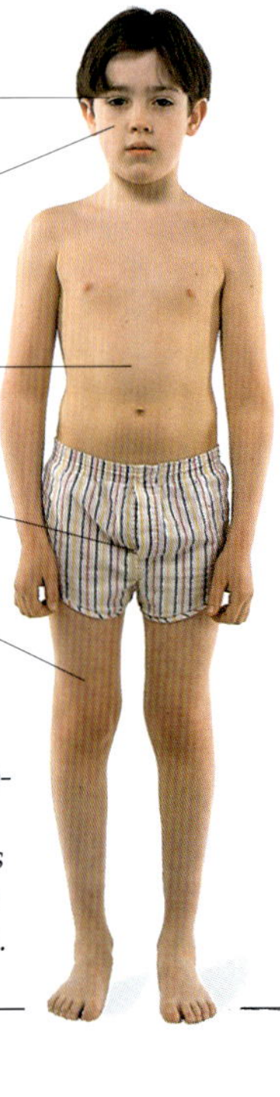


***Effets du syndrome néphrotique***
*En cas de syndrome néphrotique, la quantité d'urine émise est faible. Les liquides s'accumulent alors dans les tissus, provoquant l'œdème.*

### Que pouvez-vous faire ?

Lorsque votre enfant ira mieux, vous devrez peut-être analyser chaque jour un échantillon d'urine, à l'aide de bâtonnets réactifs. Si le test s'avère positif (présence de protéines), demandez conseil à votre médecin.

### Évolution et conséquences

Votre enfant peut se rétablir complètement, sans garder de séquelles. Cependant, on constate parfois une ou plusieurs rechutes, qui nécessitent un traitement par des corticostéroïdes pendant un an, voire plus.

# NÉPHROBLASTOME

Cette tumeur maligne (cancéreuse) du rein est rare. Elle est parfois présente à la naissance, ou peut se développer au cours des 4 premières années de la vie. La plupart du temps, un seul rein est touché ; il est très rare que les deux reins développent une tumeur.

**Les symptômes**
Voici les principaux symptômes :
- Augmentation du volume de l'abdomen.
- Douleurs abdominales.
- Urines rouges, rosées ou troubles.

**Faut-il consulter un médecin ?**
Faites examiner votre enfant dans les 24 heures s'il présente un gonflement de l'abdomen et/ou s'il y a du sang dans ses urines. Si le médecin soupçonne une tumeur, l'enfant sera hospitalisé. L'échographie, le scanner ou d'autres techniques d'imagerie médicale confirmeront le diagnostic et fourniront des informations sur la nature de la tumeur.

**Le traitement**
Il repose sur l'ablation chirurgicale du rein malade. Une chimiothérapie et une radiothérapie seront parfois nécessaires avant l'opération pour réduire le volume de la tumeur. Après l'intervention, ces techniques permettront de détruire les cellules cancéreuses restantes.

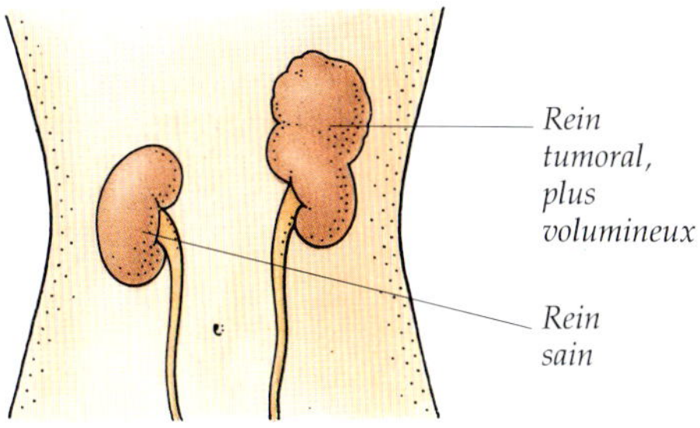


***Rein atteint d'un néphroblastome***
*Le néphroblastome est habituellement volumineux. Il est de forme sphérique et se développe souvent sur la partie supérieure du rein.*

Si la tumeur n'a pas développé de métastases avant d'être opérée, le rein restant sera tout à fait capable d'assumer seul les fonctions rénales, et la guérison sera complète.

# VULVOVAGINITE

On nomme vulvovaginite l'inflammation de la vulve et du vagin. Cette affection est banale chez les petites filles. Elle peut être due à une irritation des tissus génitaux. Dans ce cas, les soins que vous donnerez vous-même suffiront à la faire disparaître. Parfois, elle résulte d'une infection par une bactérie ou un champignon, et nécessite alors un traitement médical. Les causes restent le plus souvent inconnues.

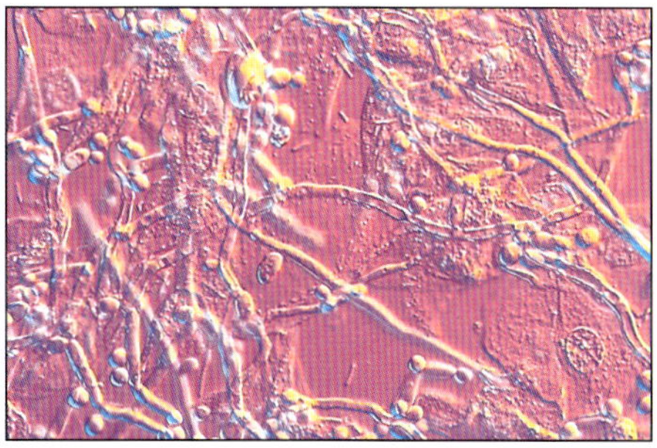

***Microscopie du champignon* Candida**
*Le champignon* Candida albicans *est responsable du muguet. Le* Candida *est normalement présent dans le vagin, et sa prolifération provoque la vulvovaginite.*

**Les causes**
Une mauvaise hygiène, des vêtements trop étroits, des sels de bain ou des savons parfumés sont les causes les plus courantes d'une irritation. Chez certaines filles, les tissus de la vulve et du vagin sont particulièrement sensibles.

Les bactéries issues du rectum peuvent infecter la vulve et le vagin si votre fille s'essuie de l'arrière vers l'avant après les selles. L'infection bactérienne peut être causée par la présence d'un corps étranger dans le vagin (tampon oublié ou crayon). Après la puberté, la mycose est une cause courante.

**Les symptômes**
Voici les principaux symptômes :
- Inflammation, irritation et démangeaisons de la zone génitale.
- Douleurs lorsque l'enfant urine.
- Pertes vaginales verdâtres ou jaune grisâtre, si l'affection est d'origine bactérienne. Ces pertes peuvent être nauséabondes si l'infection est due à la présence d'un corps étranger.
- Pertes vaginales épaisses et blanches, en cas de mycose.

**Faut-il consulter le médecin ?**
Si votre fille se plaint de vives démangeaisons, si elle a des pertes vaginales ou souffre lorsqu'elle urine, faites-la examiner dans les 24 heures. Consultez un médecin si elle présente d'autres symptômes depuis plus d'une quinzaine de jours.

Si le médecin soupçonne la présence d'un corps étranger dans le vagin, il fera examiner l'enfant par un spécialiste et l'objet sera retiré sous anesthésie. Un prélèvement vaginal vérifiera la présence d'une infection. En cas d'infection d'origine bactérienne, le médecin prescrira une pommade ou des antibiotiques par voie orale. Si l'agent est mycosique, le traitement reposera sur une pommade antifongique ou d'autres traitements locaux.

En cas d'irritation persistante et s'il n'y a pas d'infection, une crème à base d'œstrogènes épaissira la peau de la vulve et la paroi vaginale.

**Que pouvez-vous faire ?**
La vulvovaginite, quand il n'y a pas d'agent infectieux, disparaît d'elle-même grâce à quelques soins appropriés. Votre fille devra, deux fois par jour pendant une semaine, prendre un bain de siège sans utiliser ni savon parfumé ni bain moussant. Après cette toilette, elle appliquera une crème protectrice (une pommade au zinc, par exemple). Elle devra porter des sous-vêtements amples, en coton, et en changer tous les jours. Dans la mesure du possible, elle exposera quotidiennement la zone génitale à l'air pendant un moment.

Pour protéger la vulve et le vagin contre l'action irritante des matières fécales, assurez-vous qu'elle s'essuie bien d'avant en arrière après être allée à la selle.

# AFFECTIONS DU PÉNIS ET DES TESTICULES

Les affections du pénis comprennent le prépuce étroit, le paraphimosis (étranglement du pénis en arrière du gland, ce qui empêche le recalottage), la balanite (inflammation du gland et du sillon entre le gland et le prépuce) et l'hypospadias (malformation congénitale avec mauvais positionnement du méat urétral).
Les affections testiculaires les plus répandues dans l'enfance sont l'hydrocèle (accumulation anormale de liquide autour d'un testicule) et les testicules non descendus. À l'adolescence, les garçons sont sujets à la torsion du testicule et à l'orchite (inflammation du testicule).

## PRÉPUCE ÉTROIT

Durant la première année, le décalottage du gland est souvent difficile. N'essayez pas de le forcer, vous risqueriez de provoquer des saignements et la formation d'une lésion. Chez la plupart des garçons, le décalottage devient possible au cours de la seconde année, mais pour certains il faut attendre 4 ans. Au-delà de cet âge, si l'on ne parvient pas à effectuer le décalottage, c'est qu'il existe une anomalie.

### Faut-il consulter un médecin ?

Si votre enfant, à plus de 4 ans, ne peut être décalotté et/ou s'il a des difficultés à uriner, consultez votre médecin. S'il s'agit d'un phimosis, il recommandera parfois la circoncision (ablation du prépuce).

Si le prépuce est attaché au gland, mais que l'orifice préputial est d'un diamètre normal, les tissus adhérents seront retirés chirurgicalement.
Ces opérations sont effectuées sous anesthésie.

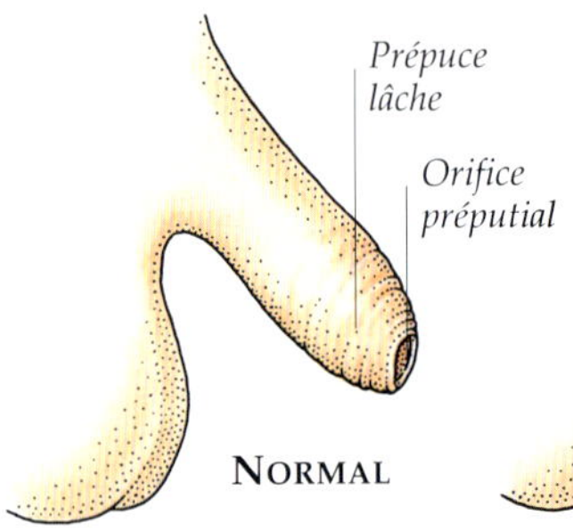


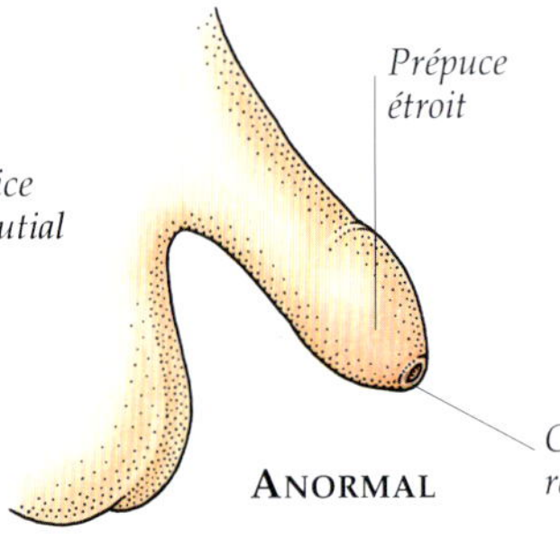


***Phimosis***
*On nomme phimosis un rétrécissement de l'orifice préputial. Le prépuce est étroit, rendant le décalottage du gland difficile. L'affection provoque également une mauvaise évacuation de l'urine.*

### Les causes

Un prépuce étroit est parfois dû à une adhérence des tissus qui l'attachent au gland à la naissance. Il peut aussi résulter du phimosis, ou rétrécissement de l'orifice préputial (voir illustrations ci-dessus). Le phimosis peut être congénital, ou dû à une lésion provoquée par des balanites à répétition, ou par des tentatives de décalottage forcé.

### Les symptômes

Le phimosis est souvent révélé par une difficulté à décalotter. L'étroitesse de l'orifice préputial peut provoquer :

- Gonflement du prépuce au moment où l'enfant urine.
- Flux urinaire très mince.

Un garçon atteint de phimosis est plus exposé aux risques d'INFECTIONS DE L'APPAREIL URINAIRE (p. 193).

## PARAPHIMOSIS

Les tentatives répétées de décalottage forcé sur un prépuce atteint de phimosis peuvent entraîner un paraphimosis. Cette affection douloureuse provoque un œdème du gland qui empêche le recalottage.

### Faut-il consulter un médecin ?

C'est une urgence. Si le prépuce de votre enfant est coincé en position rétractée, conduisez-le immédiatement à l'hôpital. Un sédatif ou un anesthésiant local permettra au médecin de remettre manuellement le prépuce en place. Dans certains cas, il faut effectuer une incision pour libérer le prépuce. Le paraphimosis récidivera certainement si on ne procède pas à l'ablation du prépuce (circoncision).

## BALANITE

Les infections bactériennes ou fongiques, dues le plus souvent à un défaut d'hygiène, sont la cause la plus fréquente de la balanite. Le phimosis rend la toilette difficile, et augmente les risques de balanite. Cette affection peut aussi résulter d'une réaction aux produits chimiques contenus dans les savons, ou à certaines matières irritantes.

### Les symptômes

- Œdème du gland et (chez les enfants non circoncis) du prépuce.
- Douleur ou démangeaison.
- Écoulement blanc de la verge.
- Zone génitale parfois enflammée et humide.

### Que pouvez-vous faire ?

La balanite cède souvent à des mesures d'hygiène simple. Veillez à ce que votre enfant se lave la zone génitale deux fois par jour. Après la disparition de l'inflammation, une toilette quotidienne et méticuleuse de la verge s'impose.

Si la balanite est causée par une irritation, assurez-vous que votre enfant ne porte que des sous-vêtements de coton et que ses vêtements lavés sont rincés avec soin. Évitez les savons parfumés.

### Faut-il consulter un médecin ?

Si la balanite ne cède pas, dans les 3 semaines, à ces mesures d'hygiène, prenez rendez-vous avec votre médecin. Il prescrira sans doute un antifongique ou un antibiotique local, ou des antibiotiques par voie orale, qui devraient éliminer l'infection en une semaine. Si ces accès de balanite sont fréquents, la circoncision sera peut-être nécessaire.

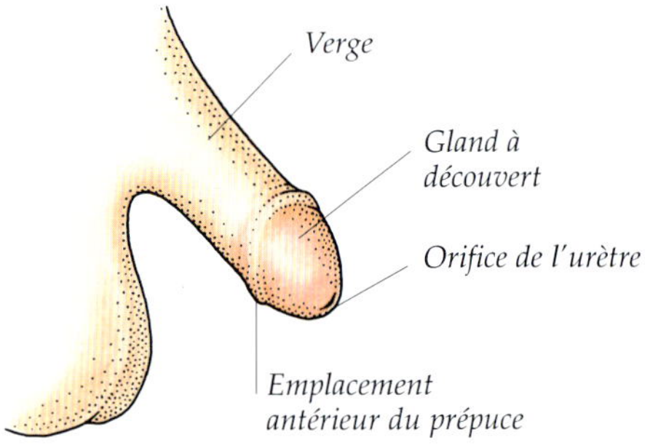


***Pénis après circoncision***
*La circoncision consiste à pratiquer l'ablation du prépuce. Elle est parfois recommandée si le prépuce est étroit ou si l'enfant souffre d'infections répétées.*

## HYPOSPADIAS

Cette malformation congénitale frappe 1 garçon sur 300. L'orifice externe de l'urètre est alors situé sur la face inférieure de la verge, et non à son extrémité. L'orifice est généralement placé sous le gland, mais il peut se trouver n'importe où sur la verge. Il y a parfois absence de la partie inférieure du prépuce, et l'autre moitié peut former un capuchon au-dessus de l'extrémité de la verge. Chez certains nourrissons, la verge est incurvée vers le bas. L'hypospadias est détecté à la maternité.

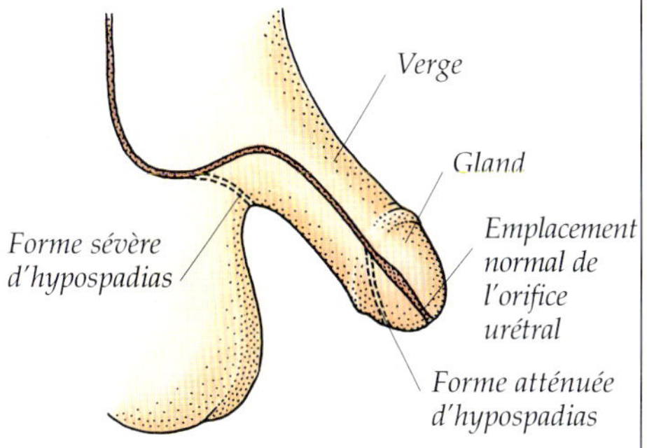


***Différents degrés d'hypospadias***
*Dans la forme la moins grave d'hypospadias, l'orifice urétral est placé sous le gland. L'orifice peut également s'ouvrir le long de la verge, voire même à l'angle du pénis et du scrotum.*

### Le traitement

Une intervention chirurgicale est réalisée avant l'âge de 2 ans. Le chirurgien reconstruit l'urètre en utilisant la peau du prépuce, pour allonger l'urètre et ménager une ouverture sur le gland. Si la verge est incurvée vers le bas, elle sera redressée. La circoncision est à proscrire chez l'enfant avant que l'hypospadias n'ait été corrigé, car la peau du prépuce est nécessaire pour l'opération.

### Évolution et conséquences

Après l'intervention chirurgicale, la verge présentera un aspect normal et votre enfant ne devrait pas connaître de difficultés à la miction, ni plus tard, dans sa vie sexuelle.

## HYDROCÈLE

Cet œdème indolore du scrotum est provoqué par un épanchement de liquide autour du testicule. Les cas d'hydrocèle sont fréquents chez le nouveau-né, et disparaissent souvent sans traitement vers 6 mois. L'hydrocèle peut survenir chez un enfant plus âgé à la suite d'une blessure.

### Faut-il consulter un médecin ?

Faites examiner votre enfant si son scrotum reste enflé au-delà de l'âge de 6 mois, ou si l'œdème se déclare après cet âge. Dans ces deux cas, il est possible que l'hydrocèle soit associée à une hernie inguinale (voir HERNIE, p. 187), et qu'elle nécessite une intervention chirurgicale. Une hydrocèle survenant chez un garçon plus âgé devra également faire l'objet d'un examen médical. Consécutive dans la plupart des cas à une blessure, elle guérira alors spontanément. Cependant, des échographies permettront de s'assurer que les testicules n'ont pas été endommagés.

## TESTICULES NON DESCENDUS

À la naissance, l'un ou, plus rarement, les deux testicules ne sont parfois pas descendus dans le scrotum. Dans ce cas, on procédera à un nouvel examen à 3 mois, car la descente se produit souvent naturellement à cet âge. Si le testicule n'est toujours pas en place, on envisagera alors une opération pratiquée en général entre 2 et 3 ans.

### Évolution et conséquences

Si l'opération est pratiquée au bon moment, le développement sexuel et la fécondité de votre enfant ne devraient pas en être affectés. Toutefois, ce trouble pourrait augmenter très légèrement les risques de cancer des testicules dans l'avenir.

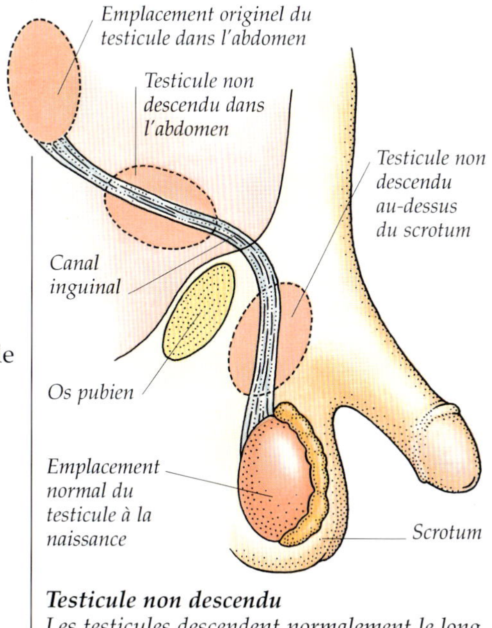


***Testicule non descendu***
*Les testicules descendent normalement le long du canal inguinal jusque dans les bourses (scrotum) avant la naissance. Un testicule peut s'arrêter à n'importe quel stade.*

## TORSION DU TESTICULE

Cette affection est provoquée par l'enroulement du cordon spermatique (où sont suspendus les testicules) sur lui-même, ce qui réduit ou bloque l'irrigation du testicule. La douleur est très vive. Si la torsion testiculaire n'est pas corrigée dans les heures qui suivent, le testicule affecté peut rester endommagé.

### Les symptômes

Voici les principaux symptômes :
- Douleur abdominale soudaine et vive.
- Vives douleurs dans le testicule.
- Le testicule affecté est parfois très haut dans le scrotum.
- Parfois, nausées et vomissements.
- Après quelques heures, le scrotum est enflé, rouge et sensible.

Si votre fils éprouve une douleur à un testicule, appelez des secours d'urgence ou conduisez-le à l'hôpital.

### Le traitement

L'ouverture chirurgicale de la bourse permet de détordre le cordon spermatique et de fixer les testicules. Si un testicule a été endommagé de façon irréversible, il sera retiré.

### Évolution et conséquences

Si le traitement est rapide, le testicule fonctionnera normalement. En cas d'ablation, le développement sexuel et la fertilité de l'enfant seront assurés par le testicule restant.

## ORCHITE

Cette inflammation du testicule est le plus souvent une complication des oreillons. Elle peut également résulter d'une infection bactérienne. Elle est en général sans gravité, et disparaît en quelques semaines.

### Les symptômes

Voici les principaux symptômes :
- Douleur au niveau du testicule.
- Parfois, fièvre.

Si votre enfant n'a pas contracté les oreillons au cours des 2 semaines précédentes, appelez des secours d'urgence ou conduisez-le à l'hôpital : il pourrait s'agir d'une torsion testiculaire (voir ci-dessus). Si votre enfant a eu les oreillons récemment, faites-le examiner par un médecin dans les 24 heures.

### Le traitement

Donnez à votre enfant du paracétamol pour calmer la douleur. S'il y a infection, le médecin prescrira des antibiotiques.

# ANOMALIES GÉNÉTIQUES

TOUTE L'INFORMATION GÉNÉTIQUE nécessaire à la croissance et au développement de l'embryon est contenue dans une centaine de milliers de gènes, organisés en 23 paires de chromosomes. Les anomalies de ces gènes sont à l'origine des malformations congénitales, ou de symptômes qui peuvent survenir plus tard. L'analyse génétique permet aux personnes issues d'une famille prédisposée d'estimer leurs risques. Des analyses effectuées pendant la grossesse peuvent également déceler les anomalies.

**RUBRIQUES DE CE CHAPITRE**



## TRISOMIE 21

Cette aberration chromosomique est la plus courante. La trisomie 21 (le syndrome de Down) affecte 1 nouveau-né sur 700 et se traduit par un handicap mental et un aspect physique caractéristique. Il est généralement diagnostiqué dès la naissance. La fréquence de la trisomie 21 croît considérablement avec l'âge de la mère, surtout après 37 ans ; un tiers des enfants trisomiques naissent d'une mère appartenant à ce groupe d'âge. C'est pourquoi un dépistage, par une étude du caryotype fœtal prélevé par amniocentèse, est proposé à partir de 38 ans.

### Les symptômes

Principaux symptômes :

- Yeux obliques en amande, avec repli de peau sous les paupières.
- Visage petit, arrondi, et pommettes saillantes.
- Langue volumineuse, qui a tendance à sortir de la bouche.
- Partie postérieure de la tête plate.
- Faible tonus musculaire des membres.
- Développement physique lent.
- DIFFICULTÉS D'APPRENTISSAGE (p. 172).
- Petite taille.

### Les complications

Les enfants trisomiques sont souvent atteints d'une malformation cardiaque ou digestive. Ils développent plus fréquemment que les autres une INSUFFISANCE THYROÏDIENNE, (p. 189) ou une LEUCÉMIE, (p. 146) et ont une fragilité des articulations de la nuque (qui peut justifier la contre-indication de certains sports). Ils connaissent parfois des problèmes d'acuité auditive et sont très sensibles aux infections.

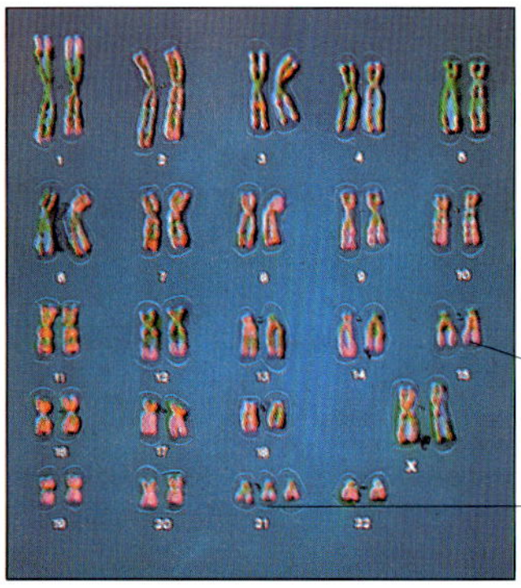

***Anomalie des chromosomes*** *Un chromosome surnuméraire s'ajoute à la 21e paire. Chaque cellule possède normalement 22 paires de chromosomes identiques et 2 chromosomes sexuels.*

*Paire normale de chromosomes identiques*

*Chromosome 21 en surnombre*

### Que peut faire le médecin ?

Il cherchera les caractéristiques propres à ce syndrome. L'étude du caryotype (analyse chromosomique) confirmera le diagnostic. La plupart des parents se verront proposer les conseils d'un généticien pour envisager avec eux les risques encourus par d'autres enfants à naître.

Une échographie cardiaque établira s'il existe ou non une anomalie, et des radiographies de l'abdomen permettront de rechercher une malformation intestinale. La chirurgie permettra éventuellement de corriger ces problèmes.

Le médecin ordonnera des séances d'orthophonie et un suivi éducatif spécialisé.

### Que pouvez-vous faire ?

D'autres parents d'enfants trisomiques pourront vous apporter conseils et information. L'équipe médico-pédagogique assurant le suivi de votre enfant vous indiquera comment stimuler ses capacités et l'aider à tirer le meilleur parti de ses aptitudes.

### La prévention

Les femmes enceintes déjà mères d'un enfant trisomique et celles de plus de 37 ans se verront proposer un prélèvement du chorion ou une amniocentèse. Les cellules fœtales ainsi prélevées sont analysées. Si les résultats indiquent que le fœtus est atteint de trisomie 21, les parents peuvent décider d'interrompre la grossesse.

Les femmes enceintes, quel que soit leur âge, peuvent bénéficier d'un test sanguin qui évalue leurs risques. S'ils sont élevés, on leur propose une amniocentèse.

### Évolution et conséquences

Certains enfants trisomiques atteignent l'âge adulte, mais 20 % d'entre eux meurent avant l'âge de 5 ans, souvent en raison de graves problèmes cardiaques. Les adultes trisomiques sont sujets à la maladie d'Alzheimer et à l'artériosclérose (durcissement des artères). Grâce aux progrès des méthodes éducatives, les possibilités pour les enfants trisomiques d'acquérir autonomie et épanouissement en dépit du handicap sont aujourd'hui meilleures.

# SYNDROME DE L'X FRAGILE

Cette anomalie chromosomique héréditaire, relativement répandue, est révélée par une apparence physique évocatrice et des DIFFICULTÉS D'APPRENTISSAGE (p. 172). Elle affecte 1 garçon sur 1 000 et 1 fille sur 2 500. Une femme peut être porteuse de la maladie sans en avoir les symptômes, et la transmettre.

**Les symptômes**
Voici les principaux symptômes :
- Taille supérieure à la moyenne.
- Tête plutôt grosse.
- Retard dans le développement intellectuel, léger chez les filles et plus net, voire grave, chez les garçons.
- Retard dans l'acquisition du langage, plus prononcé chez les garçons.
- Certains caractères de l'AUTISME (p. 171).
- Mâchoire carrée proéminente, visage allongé, grandes oreilles, et testicules très développés à partir de la puberté chez les garçons.

Le syndrome de l'X fragile n'est parfois détecté qu'après la puberté. À cet âge, votre enfant recevra déjà probablement une éducation spécialisée. Consultez le médecin, pour qu'il établisse un diagnostic précis de la maladie.

**Que peut faire le médecin ?**
Le médecin évaluera les capacités cognitives de votre enfant. Si une analyse de sang établit qu'un enfant est porteur du chromosome défectueux, les parents se voient proposer les conseils d'un généticien pour envisager avec lui les risques encourus par d'autres enfants à naître. Il n'existe pas de traitement spécifique. Si votre enfant n'est pas déjà suivi par une équipe médico-éducative, le médecin l'adressera à un orthophoniste et/ou à un psychologue. L'identification du syndrome de l'X fragile est récente et des travaux de recherche sont en cours.

# DRÉPANOCYTOSE

Particulièrement fréquente chez les personnes d'origine africaine, cette maladie grave et héréditaire du sang se manifeste par une déformation des globules rouges (hématies) en forme de faucille. Les globules rouges « falciformes » se bloquent dans les petits vaisseaux. Ils se détruisent facilement, entraînant une ANÉMIE (p. 145).

**Les causes**
La déformation des globules rouges est due à la présence dans la cellule d'un type d'hémoglobine (pigment transportant l'oxygène) mutée, dite hémoglobine S. Si l'enfant a hérité le gène défectueux des deux parents, il développera la maladie. S'il n'a hérité ce gène que de l'un des parents, il sera porteur sain : il ne présentera pas les symptômes de la maladie, mais pourra la transmettre à ses propres enfants.

**Les symptômes**
Voici les principaux symptômes :
- Fatigue et difficultés respiratoires.
- Épisodes de jaunisse.
- Crises douloureuses résultant de l'occlusion des vaisseaux par les globules rouges déformés (ce qui réduit l'oxygénation des tissus) dans les articulations, la poitrine ou l'abdomen. La déshydratation, le froid ou une infection grave augmentent les risques de crise.

Les enfants atteints de drépanocytose sont particulièrement exposés au risque de pneumococcie. Il peut se produire une mauvaise irrigation des reins, de la rate ou du cerveau, ce qui peut causer de graves dommages.

**Faut-il consulter un médecin ?**
La maladie est souvent décelée à la naissance. Consultez votre médecin si votre enfant présente l'un des symptômes ci-dessus.

Les analyses permettront de confirmer le diagnostic. Le traitement repose sur des apports d'acide folique pour combattre l'anémie, de pénicilline pour prévenir les infections, la vaccination contre la pneumococcie, et des antalgiques.

**Que pouvez-vous faire ?**
Assurez-vous d'abord que votre enfant boit beaucoup et qu'il ne prend pas froid.

En cas de crise douloureuse, accompagnée de fièvre, de pâleur soudaine, de vomissements persistants ou de diarrhée importante ; en cas de gêne respiratoire, de respiration accélérée ou de somnolence anormale, appelez immédiatement des secours d'urgence.

L'hospitalisation s'avère parfois nécessaire.

**La prévention**
Un test sanguin est proposé aux personnes à risque pour déterminer si elles sont porteuses du gène muté.

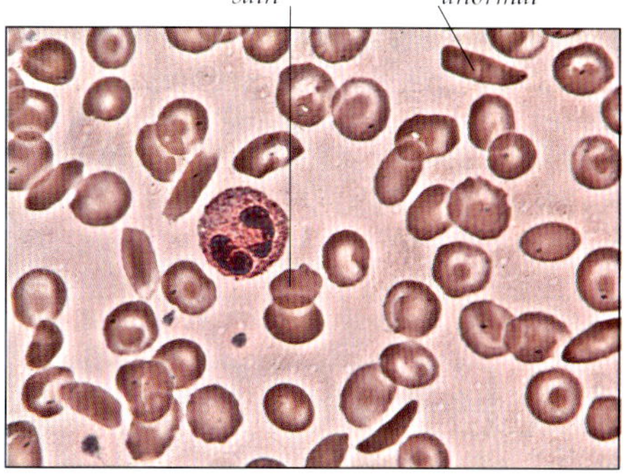


***Globules rouges dans la drépanocytose***
*Vu au microscope, le sang prélevé sur un malade atteint de drépanocytose présente des globules rouges déformés, en forme de faucille.*

Un couple dont les deux partenaires sont porteurs du gène devrait consulter un généticien pour évaluer les risques. Des analyses effectuées en tout début de grossesse révèlent la présence de la maladie chez le fœtus ; dans cette hypothèse, les parents peuvent choisir d'interrompre la grossesse.

**Évolution et conséquences**
Avec une bonne surveillance médicale, la plupart des enfants qui développent la maladie atteignent l'âge adulte. Si les symptômes sont aigus, on pourra envisager une greffe de moelle osseuse s'il existe un donneur compatible. Une greffe réussie assure la complète disparition des signes cliniques de la maladie.

# PREMIERS SECOURS ET PREMIERS SOINS

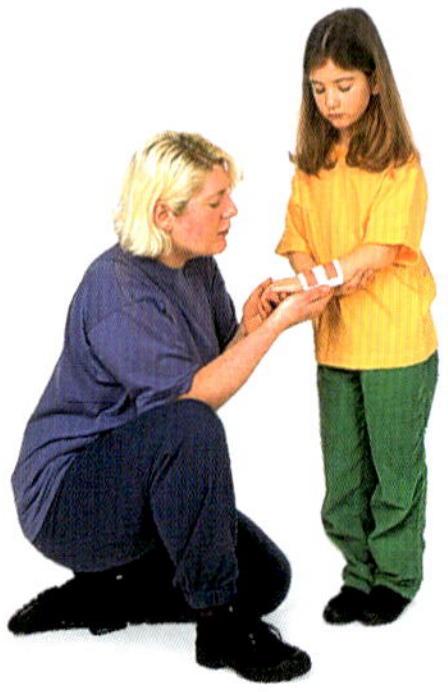

EN CAS DE BRÛLURE

LES PARENTS doivent parfois faire face à une situation d'urgence. Ce chapitre vous aidera à traiter certaines des blessures les plus sérieuses. Les techniques présentées ici sont approuvées par la Croix-Rouge. N'attendez pas une urgence : découvrez-les dès maintenant. N'oubliez pas cependant que les qualités de secouriste s'acquièrent avec la pratique, et que la lecture ne saurait remplacer un entraînement concret. La Croix-Rouge propose un grand nombre de cours de secourisme, dont certains concernent exclusivement les enfants.

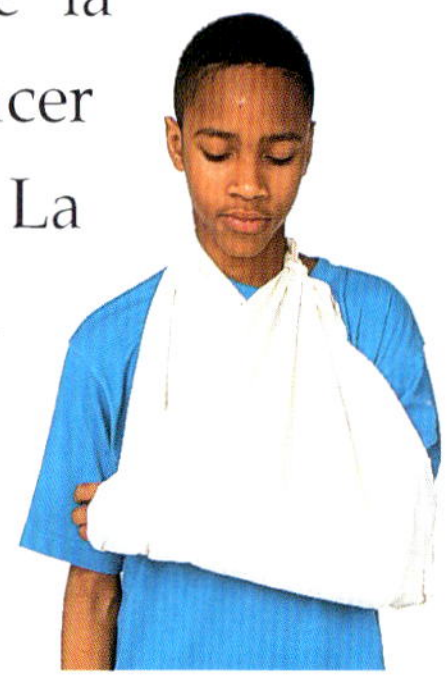

BRAS EN ÉCHARPE

## PRINCIPES DU SECOURISME

La réanimation repose sur la vérification des voies aériennes, de la respiration et de la circulation sanguine. Si la respiration et le pouls sont perceptibles, traitez les autres troubles dans l'ordre suivant : hémorragies et choc hypovolémique (p. 208) ; brûlures (p. 209) ; fractures (p. 210-211) ; autres blessures. Placez l'enfant inconscient en position latérale de sécurité (page ci-contre).

### RÉANIMATION DU BÉBÉ

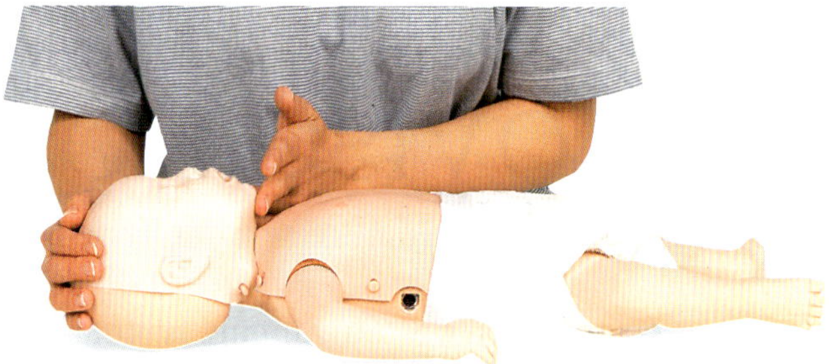

**Voies aériennes**
Pour dégager les voies aériennes d'un bébé inconscient, inclinez légèrement sa tête vers l'arrière, et placez un doigt sous son menton. Si l'enfant respire, maintenez-le en POSITION LATÉRALE DE SÉCURITÉ (page ci-contre).

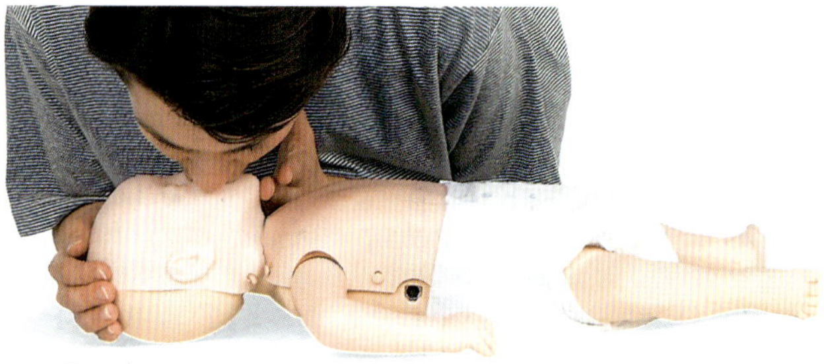

**Respiration**
Si le bébé ne respire pas, pratiquez la RESPIRATION ARTIFICIELLE (p. 205). Si votre souffle ne passe pas, les voies aériennes sont peut-être obstruées (voir ÉTOUFFEMENT, p. 204).

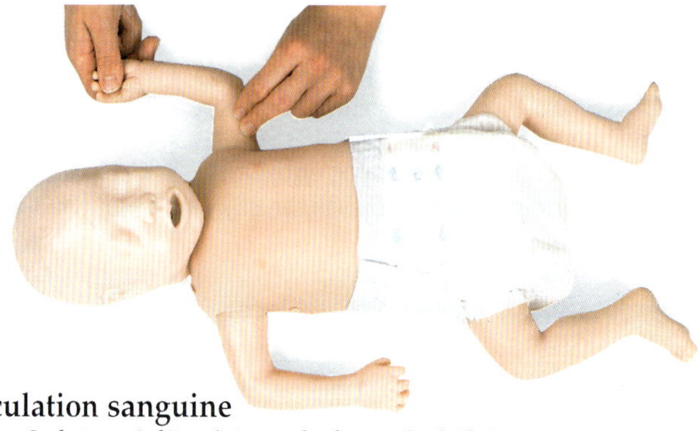

**Circulation sanguine**
Posez 2 doigts à l'intérieur du bras du bébé, et votre pouce à l'extérieur. Si vous ne sentez pas son pouls, pratiquez la RÉANIMATION CARDIO-PULMONAIRE (p. 206).

# POSITION LATÉRALE DE SÉCURITÉ

Si votre enfant est inconscient mais respire, et si son pouls est perceptible, placez-le en position latérale de sécurité en attendant des secours d'urgence. Cette position permet l'évacuation des liquides par la bouche. Vérifiez fréquemment la respiration et le pouls (p. 202 et ci-contre) et pratiquez si nécessaire la RESPIRATION ARTIFICIELLE (p. 205) ou la RÉANIMATION CARDIO-PULMONAIRE (p. 206-207).
En cas de fracture, soutenez le membre blessé. S'il y a blessure de la colonne vertébrale, ne tournez votre enfant que si sa respiration est obstruée.
La tête, la nuque et le dos doivent rester constamment alignés.

## LE BÉBÉ

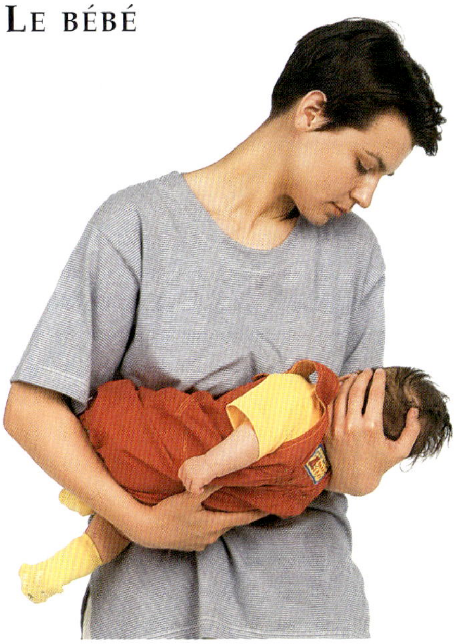

**Portez votre bébé**
En attendant l'arrivée de l'ambulance, tenez fermement le bébé inconscient, en inclinant légèrement sa tête vers l'arrière.

## L'ENFANT

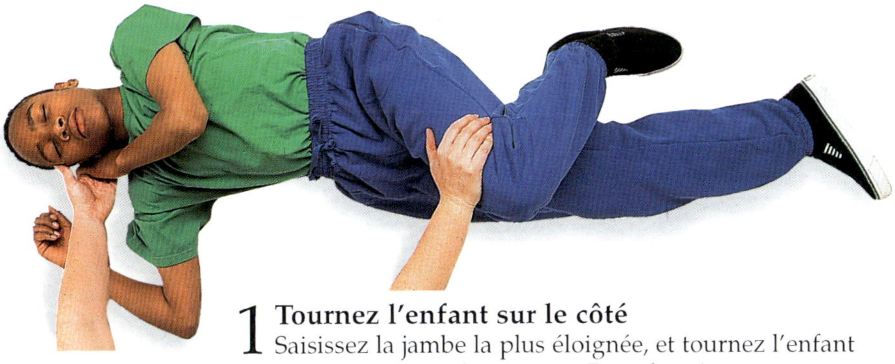

**1 Tournez l'enfant sur le côté**
Saisissez la jambe la plus éloignée, et tournez l'enfant sur le côté en tirant doucement. Dans le même temps, maintenez la main de l'enfant contre sa joue.

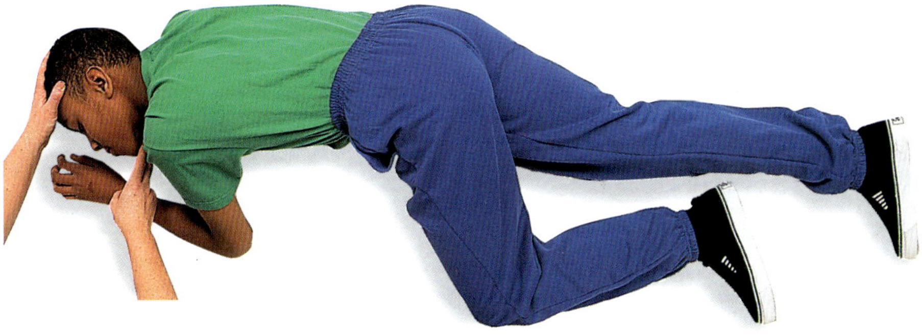

**2 Position de l'enfant**
Pliez la jambe supérieure à angle droit et ajustez la position du bras inférieur pour l'empêcher de rouler sur le ventre. Inclinez la tête vers l'arrière.

**ATTENTION**

**BLESSURE À LA COLONNE VERTÉBRALE**
- Ne déplacez pas votre enfant, sauf s'il est en danger, si ses voies respiratoires sont obstruées, ou si vous devez pratiquer la réanimation cardio-pulmonaire.
- N'inclinez pas la tête de votre enfant vers l'arrière pour pratiquer la respiration artificielle, soulevez doucement son menton.

## RÉANIMATION DE L'ENFANT

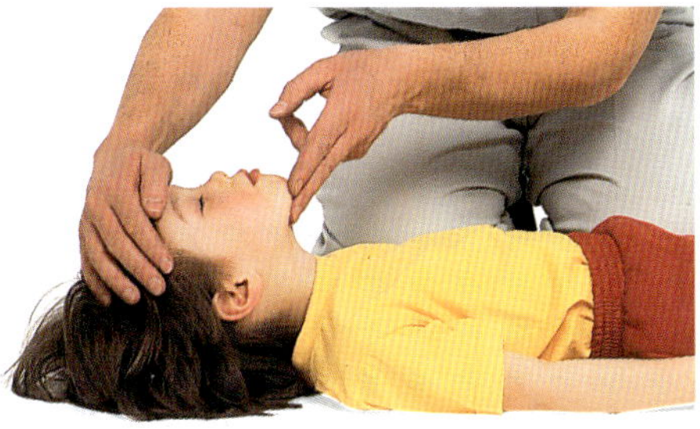

**Voies aériennes**
Pour dégager les voies aériennes d'un enfant inconscient, inclinez sa tête vers l'arrière et soulevez son menton. S'il respire, placez votre enfant en POSITION LATÉRALE DE SÉCURITÉ (ci-contre).

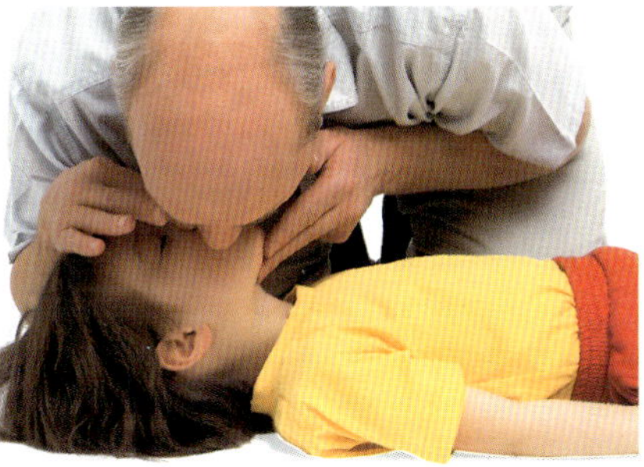

**Respiration**
Si votre enfant ne respire pas, pratiquez la RESPIRATION ARTIFICIELLE (p. 205). Si votre souffle ne passe pas, les voies aériennes sont peut-être obstruées (voir ÉTOUFFEMENT, p. 204).

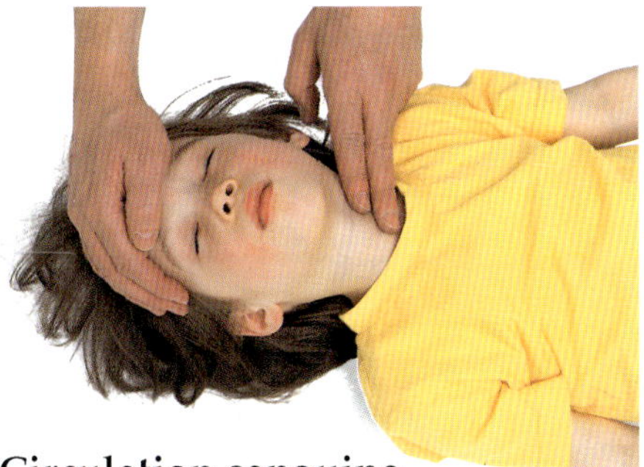

**Circulation sanguine**
Pressez 2 doigts à la base de son cou, devant l'un des muscles latéraux. Si vous ne sentez pas de pouls, pratiquez la RÉANIMATION CARDIO-PULMONAIRE (p. 207).

# ÉTOUFFEMENT

Votre enfant peut s'étouffer sans que vous en soyez immédiatement conscient. Dans un premier temps, il tousse, hoquette ou émet des couinements aigus, puis il ne parvient plus à parler ni à respirer. Le visage du bébé peut rougir, puis bleuir, et il semble avoir du mal à respirer ou vouloir crier sans parvenir à émettre de sons. Si, dans un premier temps, les claques dans le dos et les pressions ne vous permettent pas de dégager les voies aériennes, poursuivez vos efforts : il faut parfois insister.

### SI L'ENFANT EST INCONSCIENT

Appelez des secours d'urgence. Si vous apercevez un objet dans la gorge de votre enfant, retirez-le avec précaution, mais n'enfoncez jamais un doigt dans sa bouche à l'aveuglette. Vérifiez la respiration, et essayez le bouche-à-bouche (page ci-contre). Si votre souffle ne passe pas, alternez les claques dans le dos et les pressions sur la poitrine (ci-dessous), et reprenez le bouche-à-bouche. Répétez jusqu'à ce que l'enfant respire, ou que des secours arrivent.

## LE BÉBÉ

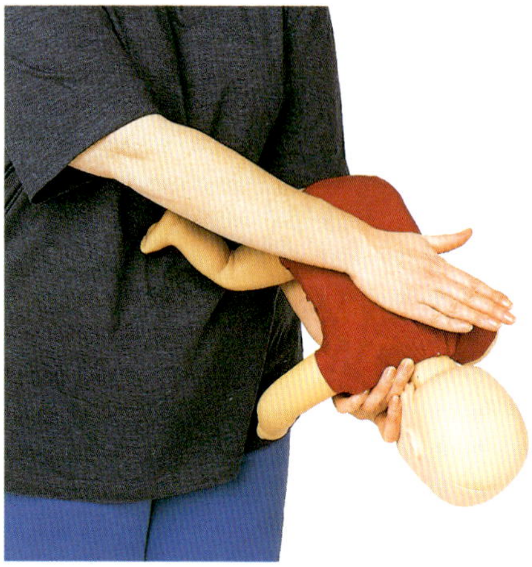

**1 Cinq claques dans le dos** Allongez votre bébé sur le ventre sur votre bras, la tête plus basse que le reste du corps, et soutenez son menton entre vos doigts. Donnez-lui 5 claques vives de la base de la main dans le milieu du dos.

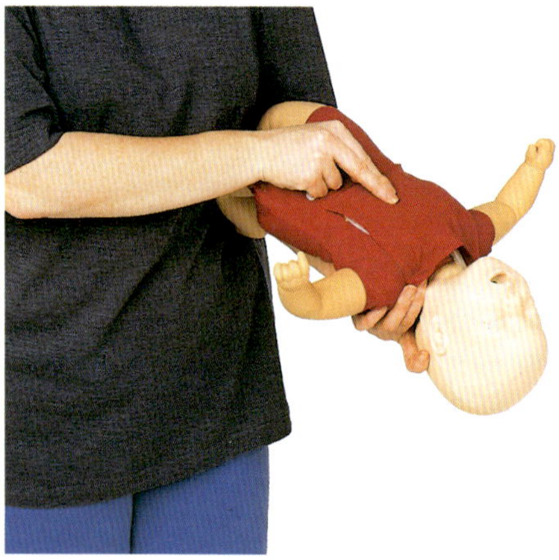

**2 Cinq pressions sur la poitrine** Retournez le bébé, en maintenant sa tête basse. Posez 2 doigts sur son sternum, juste sous la poitrine, et effectuez 5 pressions vers le bas. Si un objet apparaît dans la bouche, retirez-le avec précaution. Répétez les 2 techniques ci-dessus jusqu'à ce qu'il respire.

## L'ENFANT

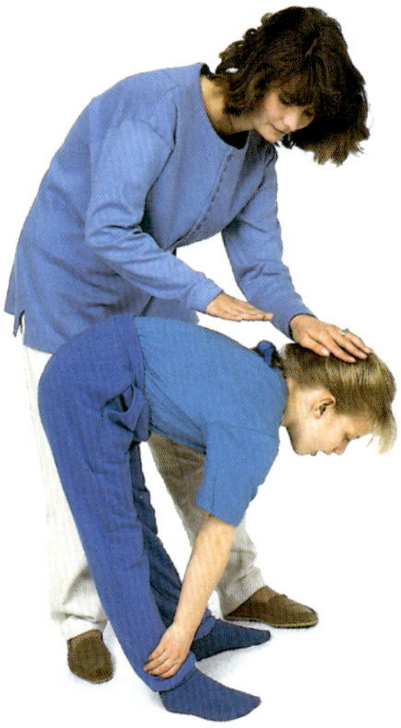

**1 Cinq claques dans le dos** Demandez à votre enfant de se pencher en avant. Donnez-lui 5 claques vives de la base de la main entre les omoplates. Si votre enfant est petit, vous pouvez l'allonger en travers de vos genoux, la tête plus basse que le corps.

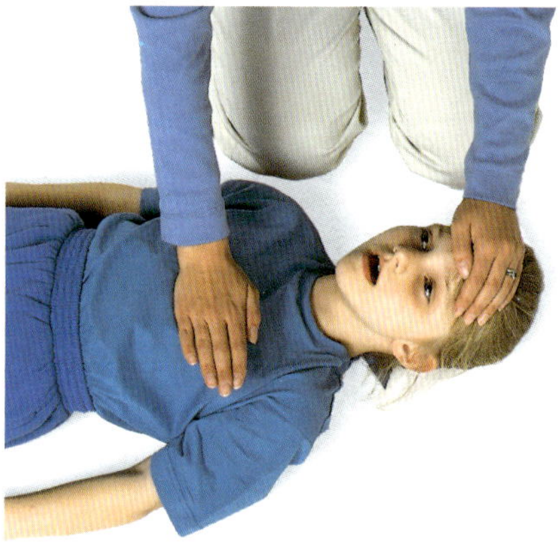

**2 Cinq pressions sur la poitrine** Si les voies aériennes sont toujours obstruées, allongez l'enfant sur le sol. S'il est petit, vous pouvez l'étendre sur vos genoux. Effectuez 5 pressions vives de la base de la main sur le sternum, vers le bas.

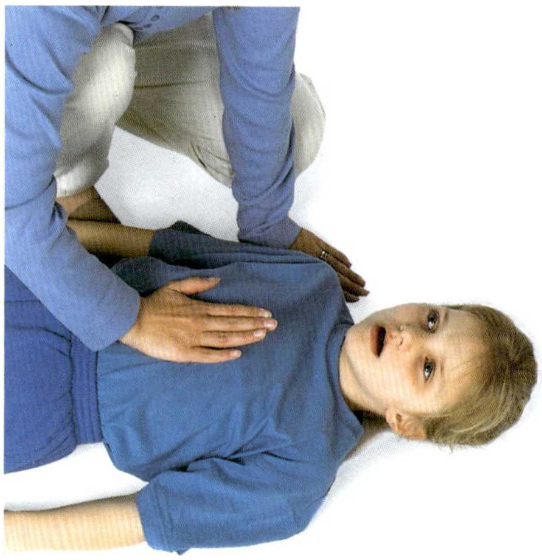

**3 Cinq pressions sur l'abdomen** Si votre enfant ne respire toujours pas, placez la base de votre main juste sous ses côtes et effectuez 5 pressions vers le haut.

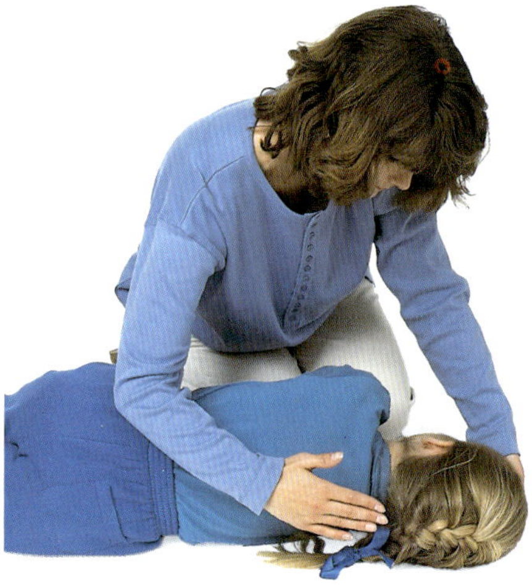

**4 Répétez claques et pressions** Tournez votre enfant vers vous pour lui administrer des claques dans le dos. Poursuivez le cycle jusqu'à ce qu'il respire.

# RESPIRATION ARTIFICIELLE

Si votre enfant cesse de respirer, il faut respirer à sa place, en utilisant la technique de la respiration artificielle. Elle est efficace car même l'air que vous exhalez contient suffisamment d'oxygène pour assurer le fonctionnement des organes vitaux de l'enfant jusqu'à l'arrivée des secours. La technique du bouche-à-bouche est légèrement différente pour le bébé et pour l'enfant.

## LE BÉBÉ

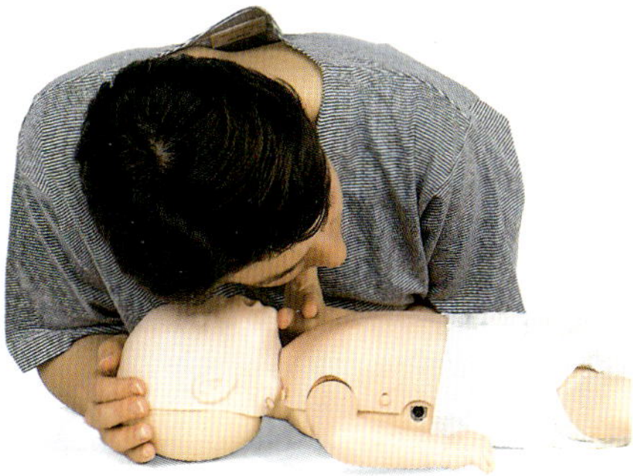

**1 Dégagez les voies aériennes, vérifiez la respiration**
Inclinez très largement la tête de votre bébé vers l'arrière et soulevez son menton. Essayez de percevoir sa respiration.

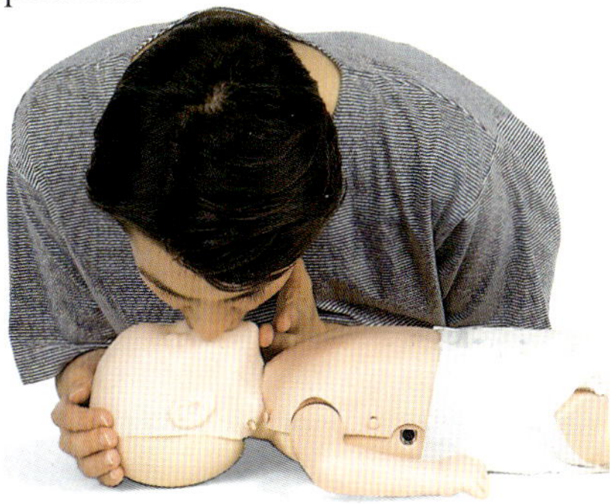

**2 Pratiquez le bouche-à-bouche**
S'il ne respire pas, posez vos lèvres sur sa bouche et son nez. Faites 5 expirations, après avoir pris de profondes inspirations.

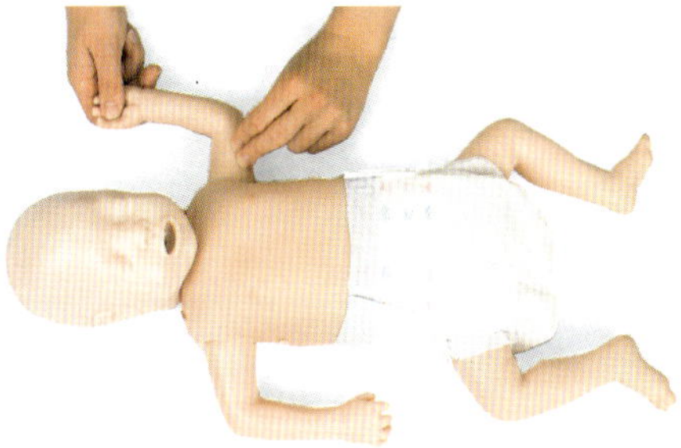

**3 Vérifiez le pouls**
Si vous sentez son pouls, faites 20 respirations, à 3 secondes d'intervalle chacune. Continuez jusqu'à l'arrivée des secours, en vérifiant le pouls et la respiration toutes les 20 expirations.

## L'ENFANT

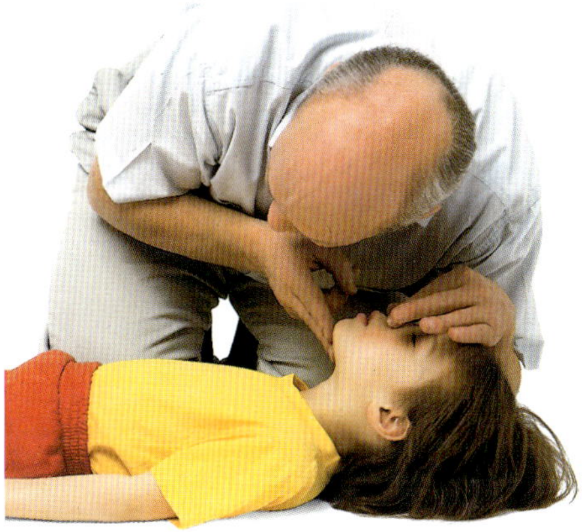

**1 Dégagez les voies aériennes**
D'une main, inclinez légèrement la tête de l'enfant vers l'arrière, et soulevez son menton avec 2 doigts de l'autre main. Vérifiez sa respiration.

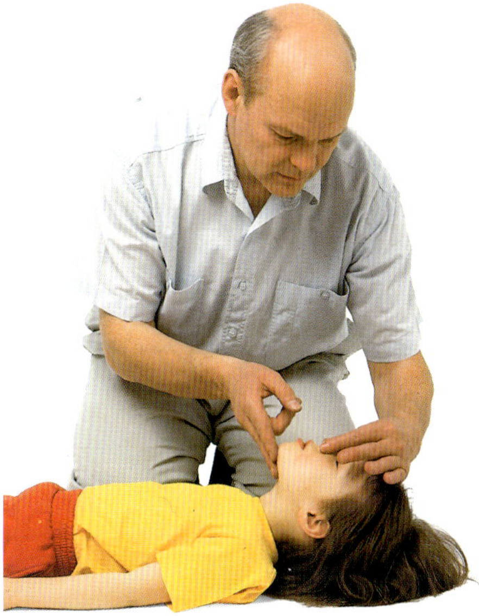

**2 Pincez le nez**
Si votre enfant ne respire pas, pincez fermement son nez. Maintenez les voies aériennes dégagées en soulevant son menton avec 2 doigts.

**3 Pratiquez le bouche-à-bouche**
Appliquez vos lèvres sur la bouche de l'enfant. Expirez 5 fois, après avoir pris des inspirations profondes.

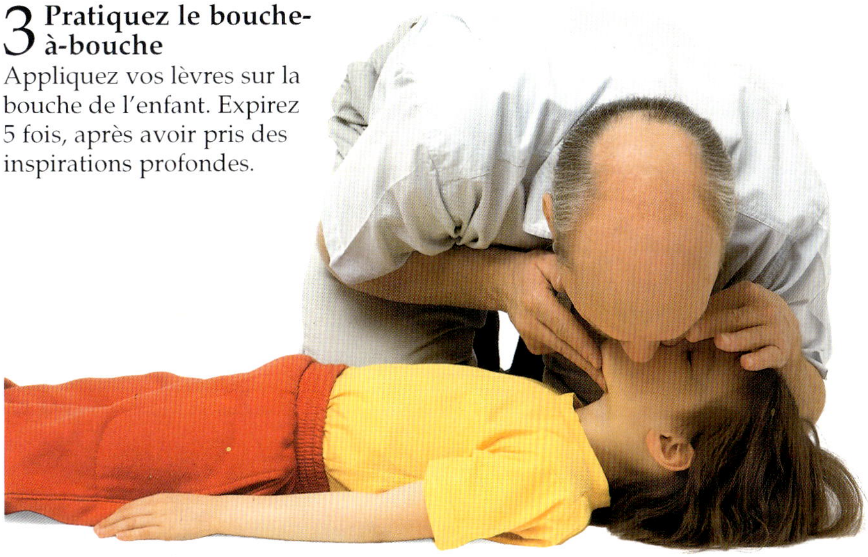

**4 Vérifiez le pouls**
Si le pouls de votre enfant est perceptible, faites 20 respirations, à 3 secondes d'intervalle. Continuez le bouche-à-bouche jusqu'à l'arrivée des secours, en vérifiant le pouls toutes les 20 respirations.

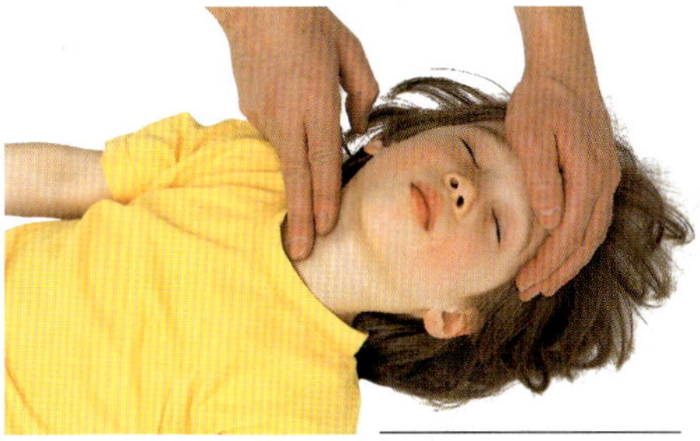

# RÉANIMATION CARDIO-PULMONAIRE

Si votre enfant ne respire pas et si son pouls n'est pas perceptible, il faut pratiquer la réanimation cardio-pulmonaire afin d'oxygéner ses organes vitaux jusqu'à l'arrivée à l'hôpital. La réanimation cardio-pulmonaire associe le bouche-à-bouche, qui permet d'envoyer de l'air dans les poumons de l'enfant, et les pressions sur la poitrine, qui acheminent le sang oxygéné dans l'organisme. Si votre enfant a moins de 1 an, et si son pouls est inférieur à 1 battement par seconde (60 par minute), pratiquez la réanimation cardio-pulmonaire, car le cœur du bébé ne bat pas assez fort pour oxygéner l'ensemble de son corps.

## LE BÉBÉ

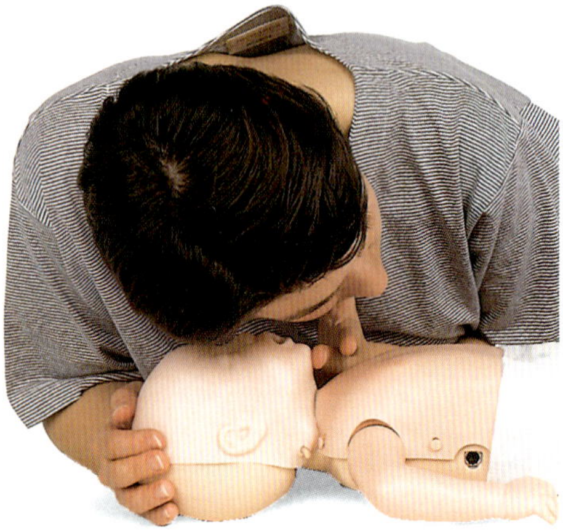

**1 Dégagez les voies aériennes**
Allongez votre bébé sur une surface plane. Inclinez très largement sa tête vers l'arrière d'une main, et soutenez son menton d'un doigt de l'autre main. Vérifiez sa respiration.

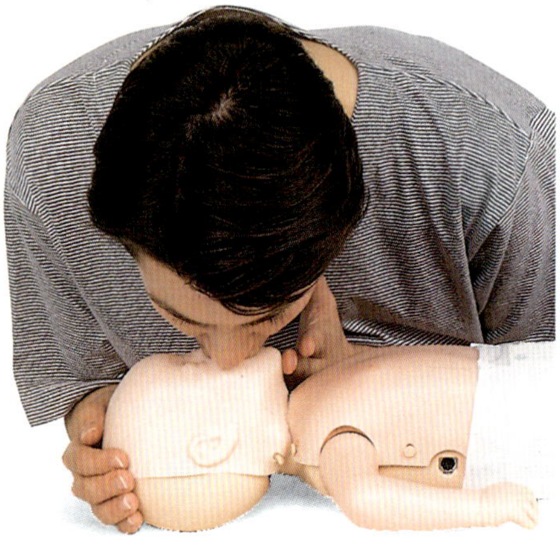

**2 Pratiquez le bouche-à-bouche**
Si le bébé ne respire pas, appliquez vos lèvres sur sa bouche et son nez. Donnez 5 expirations, après avoir pris une profonde inspiration.

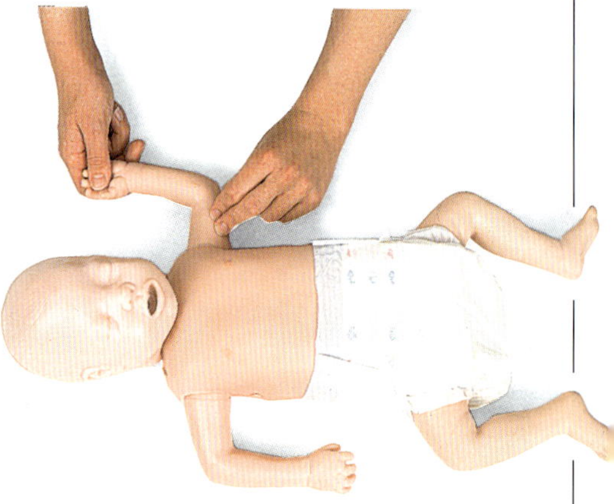

**3 Vérifiez le pouls**
Posez 2 doigts à l'intérieur de son bras pendant 5 secondes. Si le pouls est imperceptible ou inférieur à 1 battement par seconde, pratiquez la réanimation cardio-pulmonaire (étapes 4 et 5).

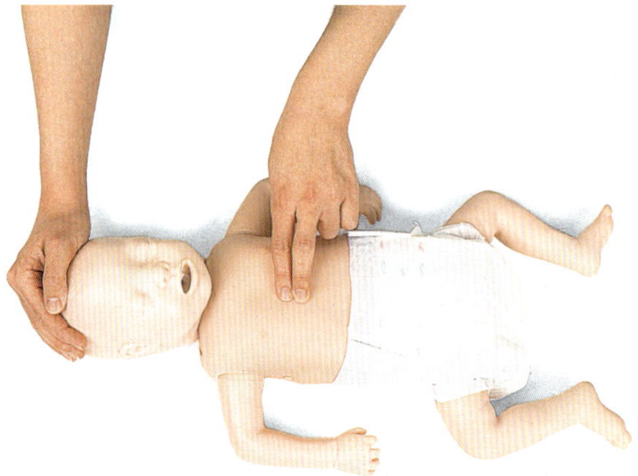

**4 Exercez des pressions sur la poitrine**
Posez votre index et votre majeur le long du sternum de votre bébé, juste sous la poitrine. Effectuez 5 pressions vives en 3 secondes environ, en enfonçant vos doigts d'environ 2 cm. Gardez l'autre main sur la tête de votre bébé.

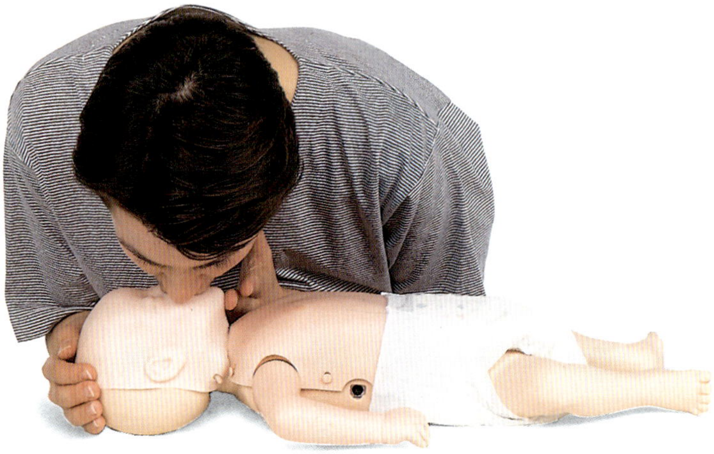

**5 Pratiquez le bouche-à-bouche**
Appliquez vos lèvres sur la bouche et le nez du bébé, et faites une expiration. Poursuivez les pressions et les respirations pendant environ 1 minute (10 répétitions). Appelez des secours d'urgence sans vous séparer de votre bébé. Continuez la réanimation (étapes 4 et 5) jusqu'à leur arrivée.

## L'ENFANT

### 1 Dégagez les voies aériennes, vérifiez la respiration

D'une main, inclinez légèrement la tête de l'enfant vers l'arrière, et de 2 doigts de l'autre main, soutenez son menton. Approchez votre visage du sien, et tentez de percevoir sa respiration.

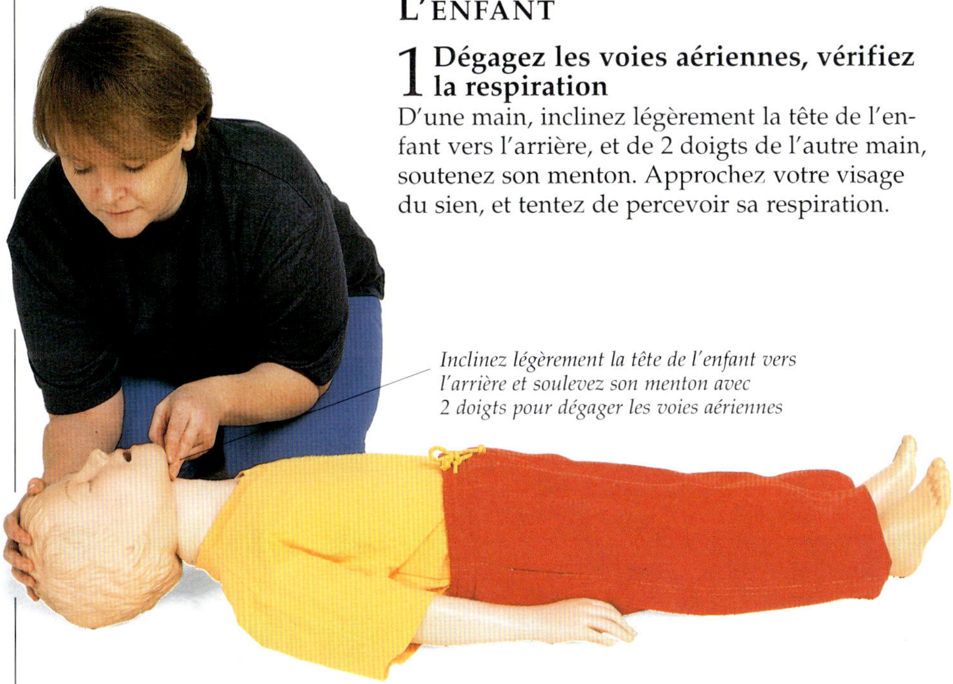


**POUR DÉGAGER LES VOIES AÉRIENNES**

Lorsque la tête est posée à plat, la langue tombe contre la gorge et obstrue les voies aériennes. Pour les dégager, inclinez la tête en arrière.

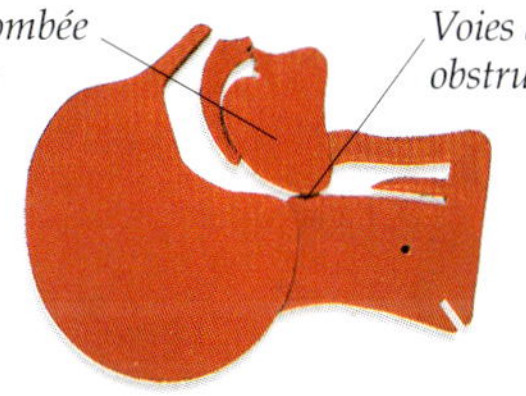


VOIES AÉRIENNES OBSTRUÉES PAR LA LANGUE

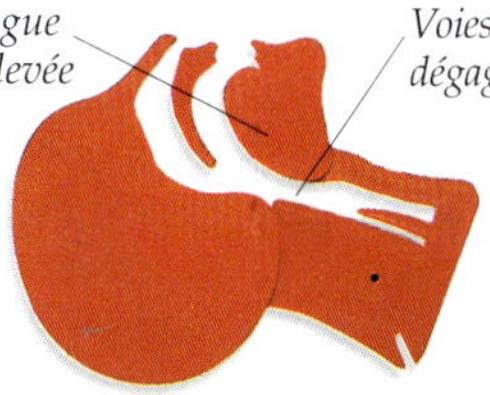


VOIES AÉRIENNES DÉGAGÉES

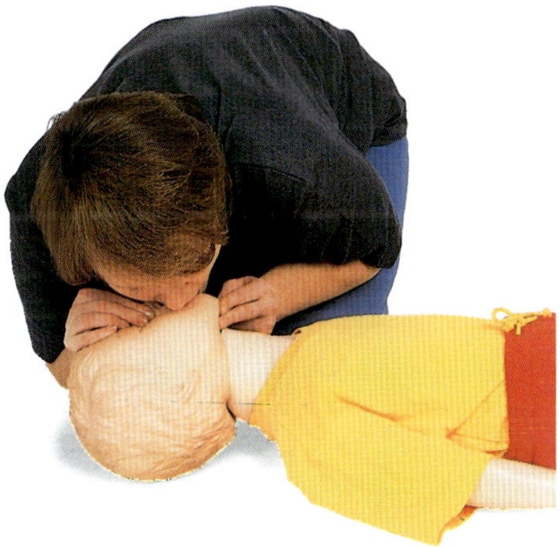

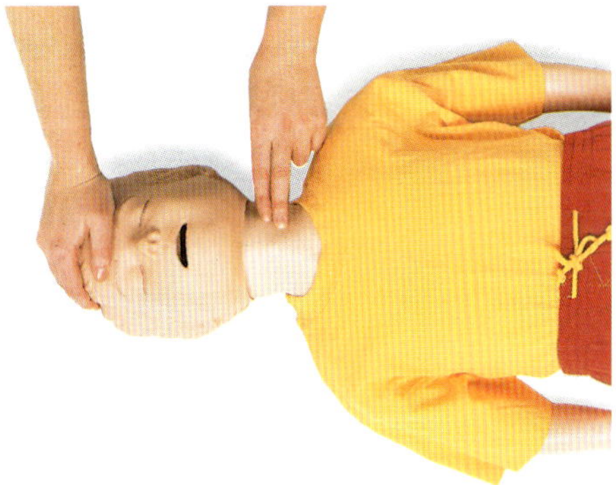

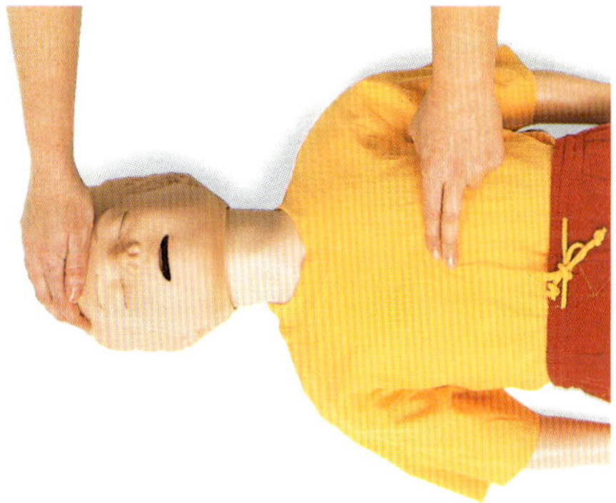

### 2 Pratiquez le bouche-à-bouche

Si l'enfant ne respire pas, pincez son nez et appliquez vos lèvres sur sa bouche. Donnez 5 expirations, après avoir une profonde inspiration.

### 3 Vérifiez le pouls

Vérifiez le pouls pendant 5 secondes. S'il n'est pas perceptible et si l'enfant ne respire pas, pratiquez la réanimation cardio-pulmonaire (étapes 4 à 6).

### 4 Trouvez la bonne position sur le sternum

Placez votre majeur au point où les côtes se rejoignent, et posez votre index sur le sternum, juste au-dessus.

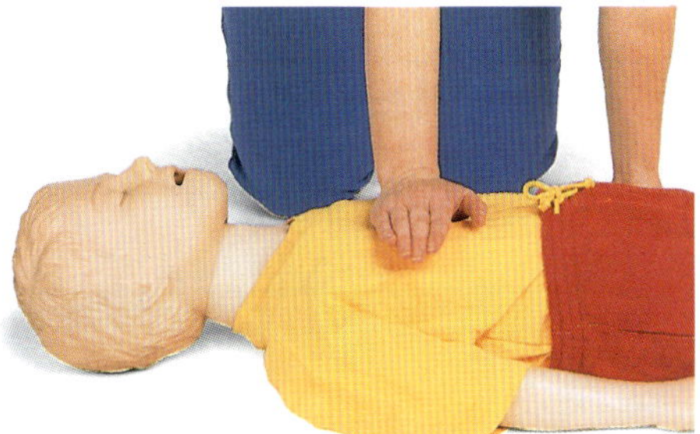

### 5 Exercez des pressions

Placez la base de l'autre main sur le sternum, près de vos 2 doigts. Enfoncez votre paume d'environ 3 cm. Répétez 5 fois en 3 secondes environ.

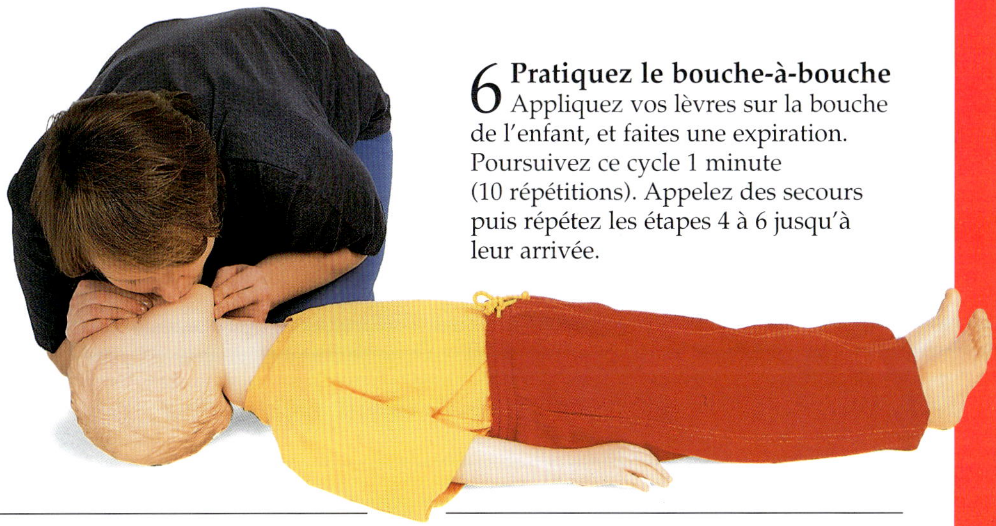

### 6 Pratiquez le bouche-à-bouche

Appliquez vos lèvres sur la bouche de l'enfant, et faites une expiration. Poursuivez ce cycle 1 minute (10 répétitions). Appelez des secours puis répétez les étapes 4 à 6 jusqu'à leur arrivée.

# HÉMORRAGIES

La plupart des hémorragies cessent rapidement. Toutefois, si le saignement est abondant, il faut le contrôler pour éviter le choc hypovolémique (voir ci-dessous). Si un corps étranger est incrusté dans la plaie, ne le retirez pas, car vous risqueriez d'aggraver l'hémorragie et les dommages. Utilisez des gants jetables, ou évitez de toucher la plaie, et lavez-vous les mains avant et après les soins.

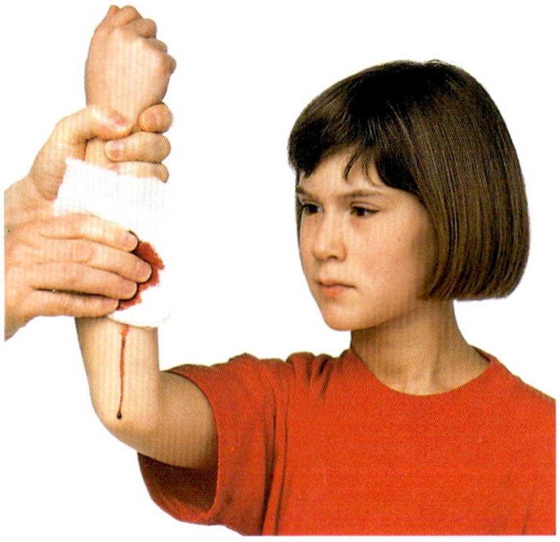

**1 Pressez sur la plaie**
Surélevez le membre et pressez fortement un mouchoir ou un tampon de gaze sur la plaie, jusqu'à ce que l'hémorragie cesse. Appliquez les mesures d'urgence en cas de choc hypovolémique (ci-dessous).

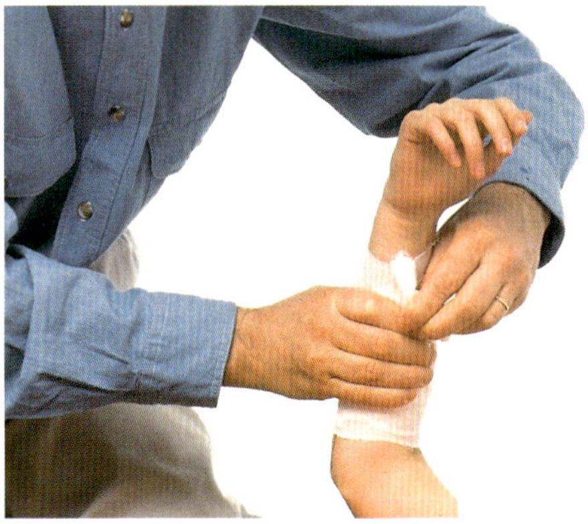

**2 Fixez le bandage**
Fixez solidement le bandage. Surélevez le membre blessé, par exemple en le mettant en écharpe (voir FRACTURE DE LA CLAVICULE, p. 210), et conduisez votre enfant à l'hôpital.

### OBJET INCRUSTÉ

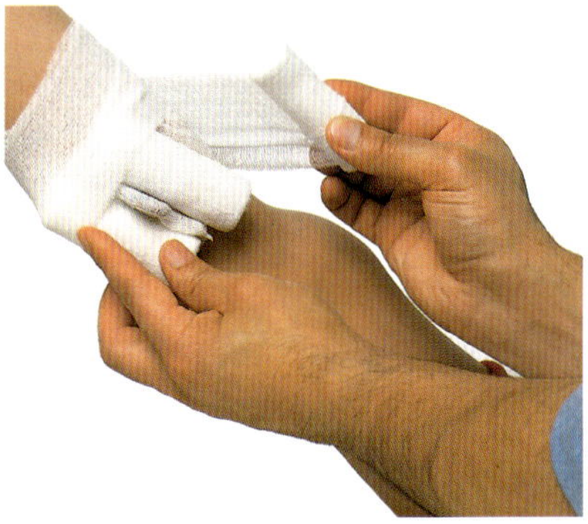

Appliquez un tampon de gaze sur la plaie pour prévenir l'infection. Entourez-le d'un bandage atteignant la même hauteur que le corps étranger, et fixez-le en couvrant bien la blessure. Conduisez votre enfant à l'hôpital ou appelez des secours d'urgence.

Cette technique peut également être utile en cas de fracture ouverte. Ne poussez surtout pas l'os dans la plaie.

# CHOC HYPOVOLÉMIQUE

Cette diminution dangereuse de la quantité de sang, et par conséquent d'oxygène, qui circule dans les tissus du corps, peut être causée par une perte de sang (consécutive à une hémorragie), une déshydratation, ou des brûlures graves. La peau devient gris pâle, froide et moite, le pouls s'accélère et s'affaiblit, et la respiration devient rapide et saccadée. Par la suite, l'enfant peut se montrer agité ou agressif, avoir soif, et manquer d'air. Le choc entraîne parfois une perte de conscience. Si votre enfant présente l'un de ces symptômes, appelez immédiatement des secours d'urgence, puis effectuez les premiers secours nécessaires.

**Allongez votre enfant**
Étendez votre enfant sur une couverture et surélevez ses pieds de 20 à 30 cm en les plaçant sur des coussins. Proposez-lui une couverture s'il a froid. Rassurez-le, mais ne lui faites rien absorber. S'il perd conscience, surveillez sa respiration et son pouls, et pratiquez si nécessaire la RESPIRATION ARTIFICIELLE (p. 205) ou la RÉANIMATION CARDIO-PULMONAIRE (p. 206-207).

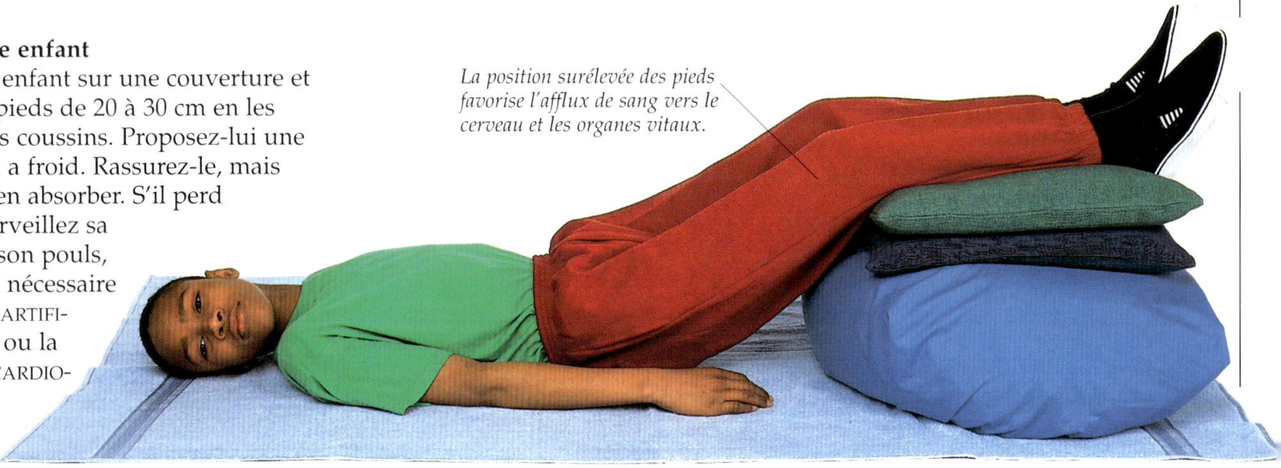

# BRÛLURES

Les procédures de secours sont presque les mêmes pour les brûlures dues au feu, à l'électricité ou à un produit chimique. Il faut d'abord rafraîchir la zone brûlée à l'eau froide. Si les vêtements de votre enfant ont pris feu, enveloppez-le dans un tapis ou une couverture jusqu'à ce que les flammes s'éteignent. Après les premiers secours, conduisez votre enfant à l'hôpital ou appelez des secours d'urgence.

**AUTRE TRAITEMENT POSSIBLE**
**BRÛLURE À LA MAIN OU AU PIED**

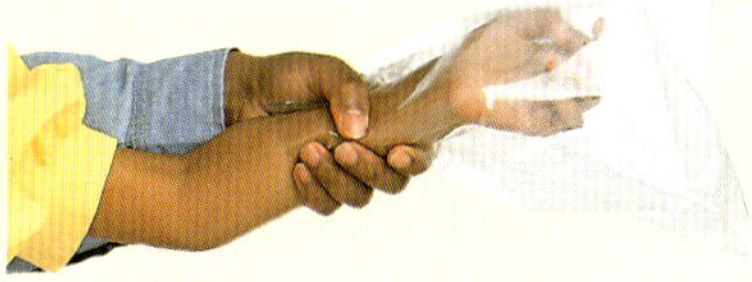

Rincez la plaie à l'eau froide pendant au moins 10 minutes, puis enveloppez le membre dans un sac plastique. Fixez le sac à l'aide d'un adhésif appliqué sur le plastique, et non sur la peau. Conduisez votre enfant à l'hôpital.

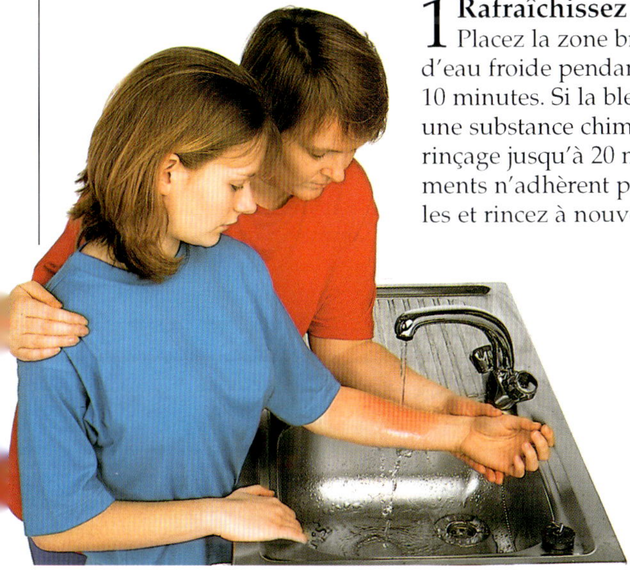

**1 Rafraîchissez la brûlure à l'eau**
Placez la zone brûlée sous le robinet d'eau froide pendant au moins 10 minutes. Si la blessure est causée par une substance chimique, prolongez le rinçage jusqu'à 20 minutes. Si les vêtements n'adhèrent pas à la plaie, coupez-les et rincez à nouveau la brûlure.

**2 Couvrez la brûlure**
Appliquez un bandage ou un tissu propre non pelucheux sur la brûlure pour éviter les infections. Si nécessaire, appliquez les mesures d'urgence en cas de CHOC HYPOVOLÉMIQUE (page ci-contre). Conduisez votre enfant à l'hôpital ou appelez des secours d'urgence.

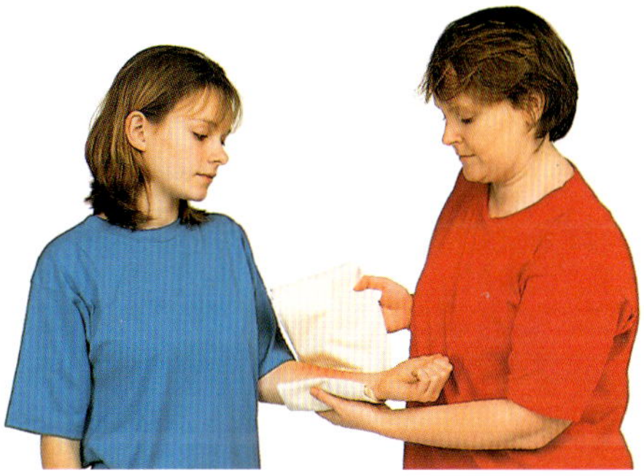

# TRAUMATISME OCULAIRE

Les blessures aux yeux sont particulièrement effrayantes et douloureuses. Les mouvements de l'œil blessé peuvent aggraver la blessure : demandez à votre enfant de regarder droit devant lui. Calmez-le et maintenez sa tête immobile pour appliquer un pansement sur les 2 yeux. Lorsque le bandage est posé, appelez des secours d'urgence ou conduisez votre enfant à l'hôpital.

**PRODUIT CHIMIQUE DANS L'ŒIL**
Rincez l'œil sous le robinet d'eau froide pendant 10 minutes. Évitez les éclaboussures sur le visage ou dans l'autre œil. Bandez l'œil blessé (voir ci-dessous), puis conduisez votre enfant à l'hôpital.

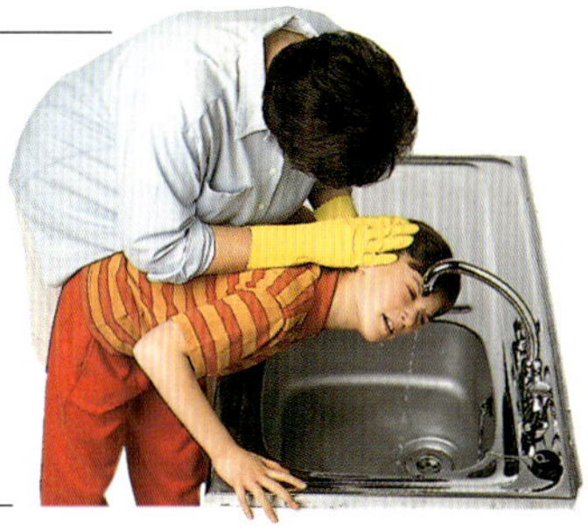

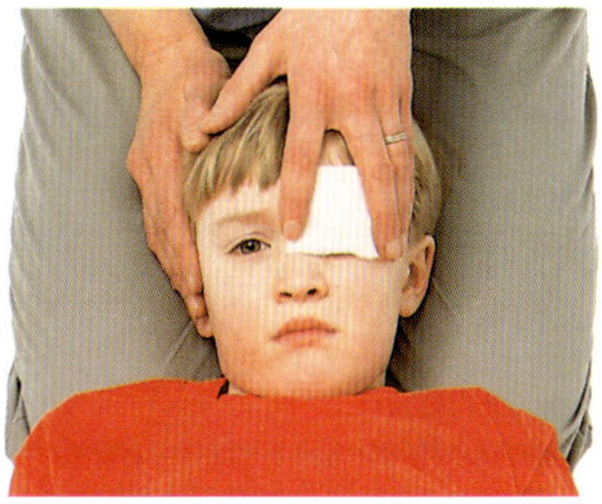

**1 Couvrez l'œil blessé**
Appliquez une compresse sur l'œil blessé. Si un corps étranger est incrusté dans l'œil, veillez à ne pas l'enfoncer.

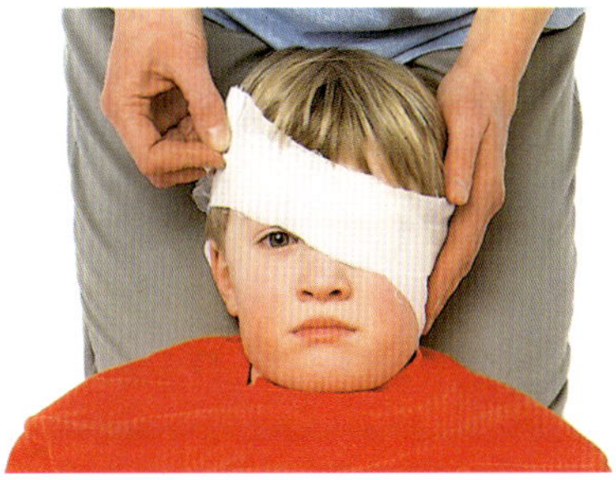

**2 Fixez le pansement**
Fixez la compresse en place à l'aide d'un bandage, que vous enroulerez autour de la tête de votre enfant.

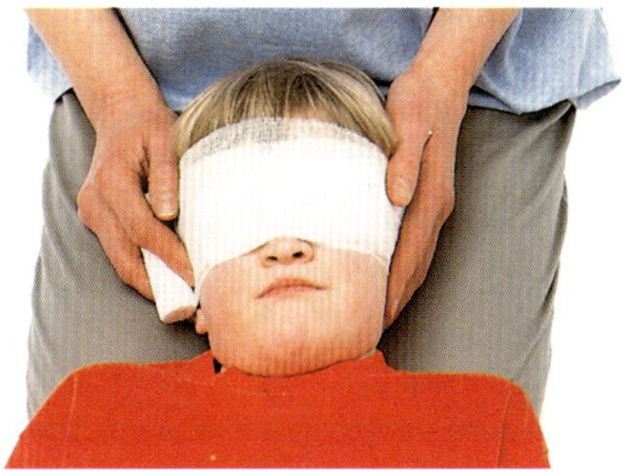

**3 Couvrez les 2 yeux**
Placez un bandage sur les 2 yeux. Si votre enfant ne voit rien, il risque moins de bouger l'œil blessé.

# FRACTURE DE LA JAMBE

Il faut avant tout soutenir la jambe fracturée pour éviter que la blessure ne s'aggrave pendant que vous attendez les secours. Ne tentez pas de redresser la jambe. En cas de fracture du genou, immobilisez très soigneusement l'articulation dans la position dans laquelle l'enfant est tombé, en plaçant des serviettes sous et autour du genou. Ne faites rien absorber à votre enfant.

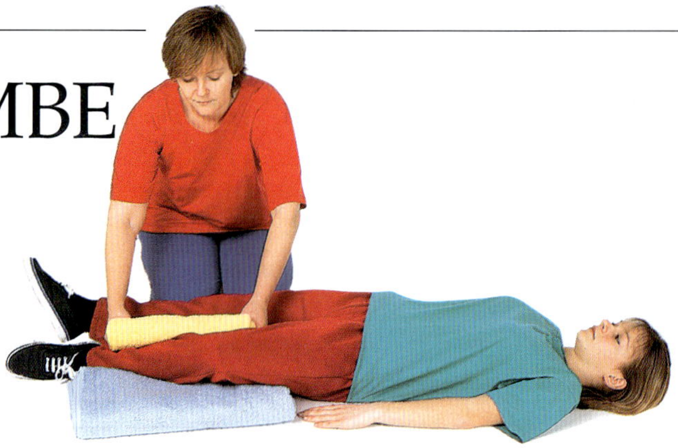

**1 Entourez la jambe** Placez des serviettes ou des couvertures roulées, ou même des journaux, de part et d'autre de la jambe blessée. Appelez des secours d'urgence.

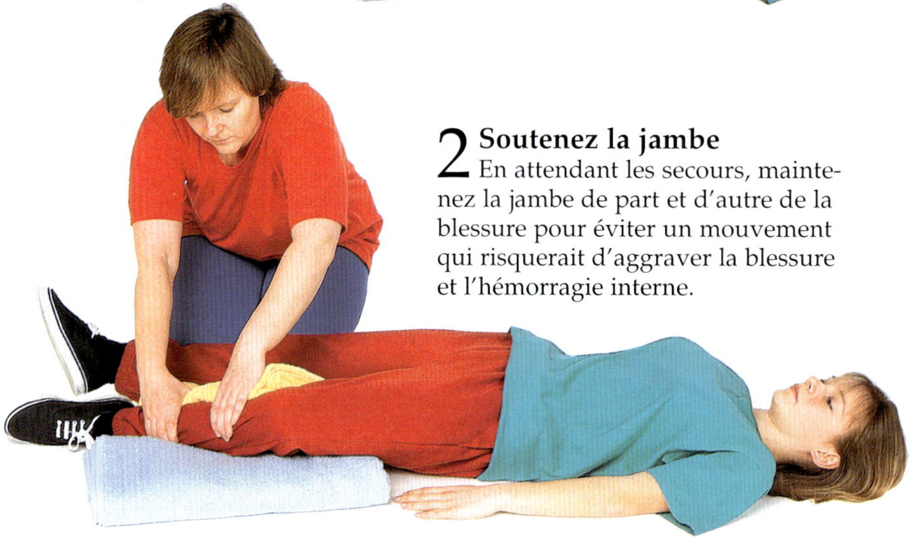

**2 Soutenez la jambe** En attendant les secours, maintenez la jambe de part et d'autre de la blessure pour éviter un mouvement qui risquerait d'aggraver la blessure et l'hémorragie interne.

### FRACTURES OUVERTES

Si l'os a percé la peau, appliquez le même traitement qu'avec un corps étranger (voir HÉMORRAGIES, p. 208). Contrôlez l'hémorragie et bandez la blessure avant de traiter la fracture (voir ci-contre).

# FRACTURE DE LA CLAVICULE

Pour immobiliser la clavicule fracturée, il faut placer le bras en écharpe avant de conduire votre enfant à l'hôpital. L'écharpe peut également être utilisée en cas de fracture, de saignement ou de contusion de la main, car elle réduit l'œdème en surélevant et en soutenant la zone blessée.

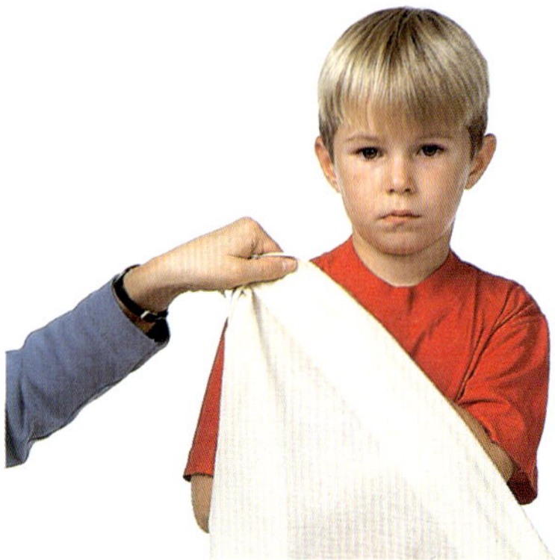

**1 Placez un bandage triangulaire** Après que votre enfant a posé ses doigts du côté blessé sur l'autre épaule, tenez une pointe d'un tissu en forme de triangle au niveau de ses doigts, et rabattez le côté le plus long devant lui, l'autre pointe arrivant sous le coude à soutenir.

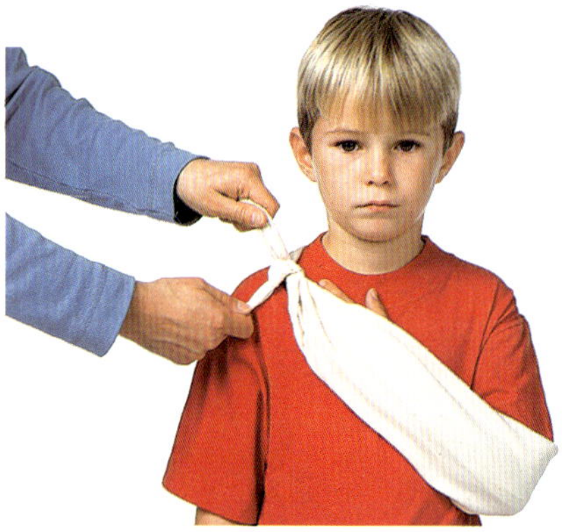

**2 Nouez le bandage** Passez le bandage sous le coude, de manière à soutenir le bras blessé. Ramenez le bandage dans le dos de l'enfant. Nouez-le du côté opposé à la blessure, en veillant à ce que plusieurs doigts soient visibles.

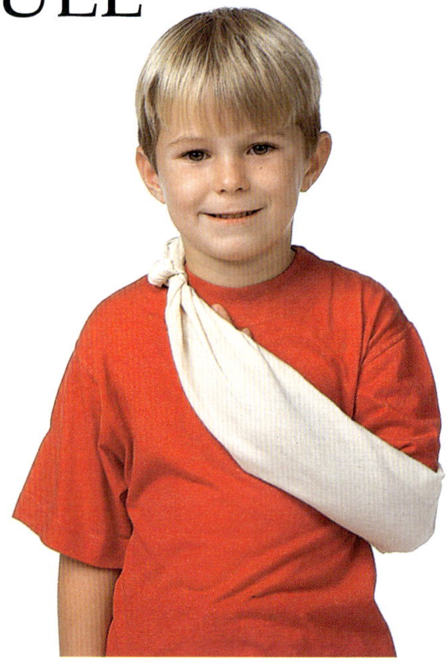

**Écharpe terminée** Le surcroît de tissu au niveau du coude a été replié derrière l'écharpe. Vous pouvez aussi l'épingler sur le devant. Vérifiez régulièrement les doigts de votre enfant. S'ils deviennent pâles, froids, ou insensibles, desserrez l'écharpe.

# FRACTURE DU BRAS

En cas de fracture du bras, de l'avant-bras ou du poignet, ou de luxation de l'épaule, placez le bras de votre enfant en écharpe avant de le conduire à l'hôpital afin de prévenir une aggravation et d'atténuer la douleur. Si la fracture se situe à proximité du coude, n'utilisez pas d'écharpe : allongez votre enfant et appelez les secours d'urgence.

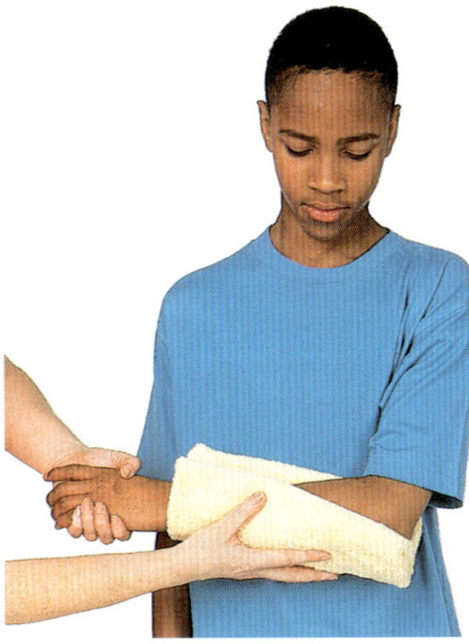

**1 Entourez la blessure**
Placez doucement le bras blessé devant la poitrine de votre enfant. Entourez le bras d'une serviette roulée avec précaution ou d'un journal, tout en maintenant le bras blessé de votre autre main.

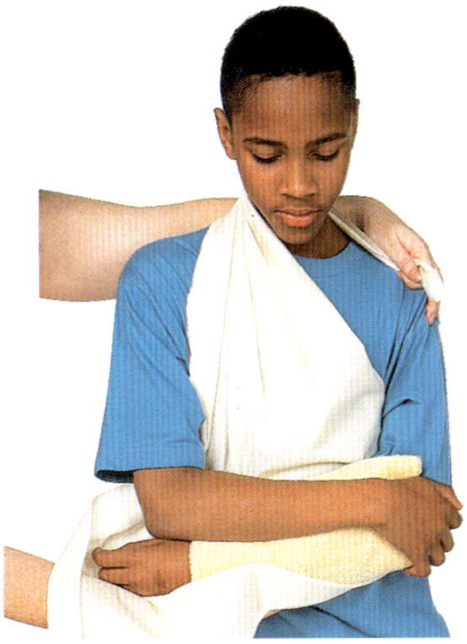

**2 Installez un bandage triangulaire**
Placez un tissu plié en triangle entre la poitrine et le bras blessé, le côté le plus long du triangle partant de l'épaule saine, et la pointe arrivant sous le coude à soutenir.

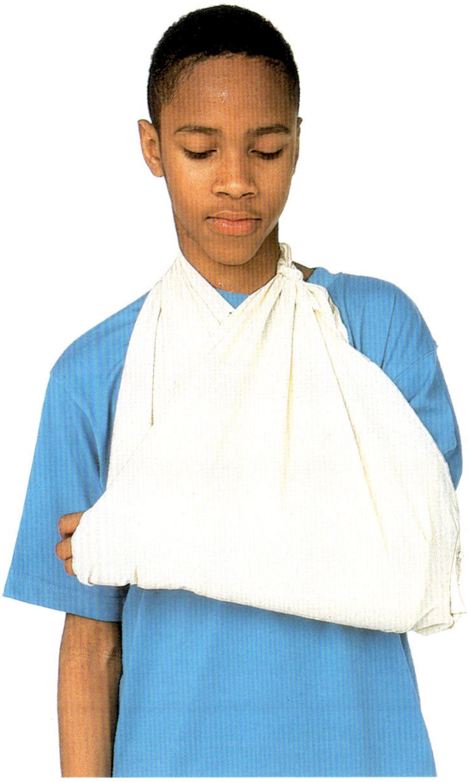

**Écharpe terminée**
L'angle inférieur du bandage a été ramené par-dessus l'avant-bras et autour du cou. Les deux extrémités ont été nouées du côté blessé. Le surcroît de tissu au niveau du coude a été épinglé sur le devant du bandage.

# INGESTION DE SUBSTANCES TOXIQUES

Si votre enfant a ingéré des feuilles ou des baies toxiques, une substance chimique, de l'alcool ou des médicaments, appelez votre médecin ou des secours d'urgence avant de le traiter. Identifiez la nature et la quantité de la substance avalée. Si l'enfant ne peut pas vous l'indiquer lui-même, cherchez des signes révélateurs (flacon de médicament ou bouteille d'alcool ouverte), et ouvrez-lui la bouche pour voir s'il reste des produits non avalés.

**ATTENTION**
**SI VOTRE ENFANT A AVALÉ UNE SUBSTANCE TOXIQUE**

- Ne tentez pas de le faire vomir.
- Ne faites rien boire à votre enfant, car cela risquerait de répandre plus rapidement la substance toxique dans l'organisme.

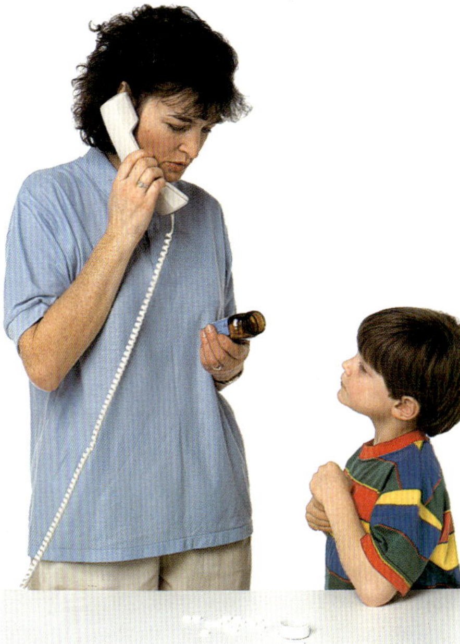

**Déterminez la substance avalée**
En cas de brûlure des lèvres, rincez-les doucement à l'eau. Si l'enfant est inconscient, placez-le en POSITION LATÉRALE DE SÉCURITÉ (p. 203). Surveillez sa respiration et son pouls (p. 202-203), et, si nécessaire, pratiquez la RESPIRATION ARTIFICIELLE (p. 205) ou la RÉANIMATION CARDIO-PULMONAIRE (p. 206-207).

# PREMIERS SOINS

La plupart des maladies ne nécessitent pas de soins particuliers. Veillez cependant à ce que votre enfant ne se déshydrate pas, surtout s'il a de la fièvre ou la diarrhée, ou s'il a vomi. Un enfant malade manque souvent d'appétit ; proposez-lui de petites portions de ses aliments favoris, mais ne l'obligez pas à manger. Si l'alitement n'est pas indispensable, il préférera peut-être se reposer et lire ou jouer calmement en compagnie d'un autre membre de la famille.

## PRENDRE LA TEMPÉRATURE

Si votre enfant semble souffrant et si vous pensez qu'il a de la fièvre, prenez sa température. Vous pouvez utiliser l'un des trois types de thermomètres présentés ci-dessous. Un enfant de plus de 7 ans peut tenir un thermomètre digital sous sa langue. En revanche, ne placez jamais un thermomètre dans la bouche d'un enfant plus jeune.

La solution la plus facile pour prendre la température d'un jeune enfant consiste à placer un thermomètre à mercure ou digital sous son aisselle ou dans le rectum, ou à appliquer un thermomètre cutané sur son front. N'oubliez pas d'ajouter 0,6 °C au résultat obtenu sous l'aisselle ou sur le front pour obtenir la température corporelle interne.

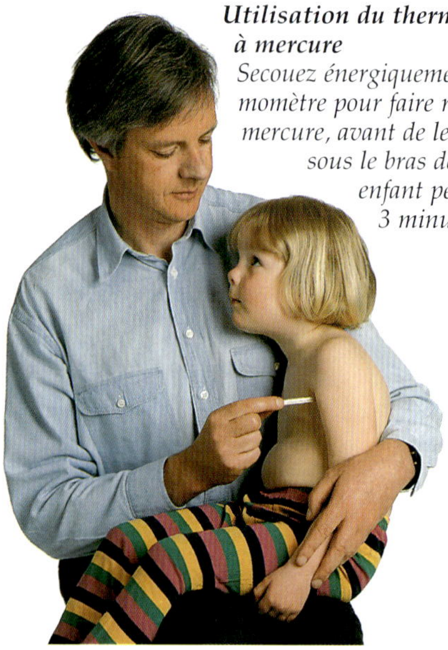

***Utilisation du thermomètre à mercure***
*Secouez énergiquement le thermomètre pour faire retomber le mercure, avant de le placer sous le bras de votre enfant pendant 3 minutes.*

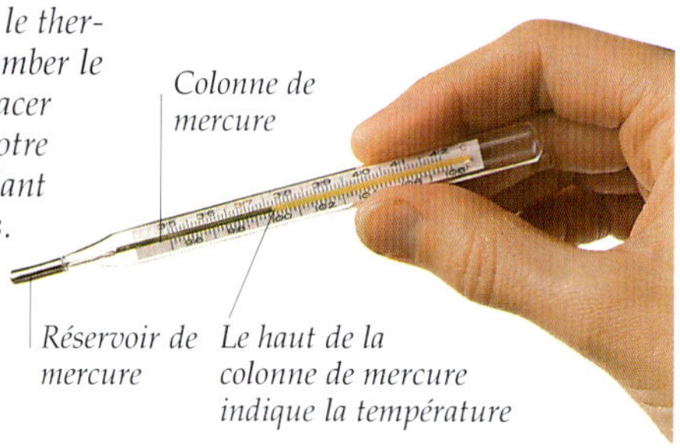

*Colonne de mercure*

*Réservoir de mercure*

*Le haut de la colonne de mercure indique la température*

***Lecture du thermomètre à mercure***
*Retirez le thermomètre de l'aisselle, et lisez la température indiquée. La fièvre correspond à une température de 38 °C ou plus. Si la température est élevée, prenez-la toutes les 2 ou 3 heures. Après usage, nettoyez le thermomètre à l'alcool, et séchez-le.*

### TYPES DE THERMOMÈTRES

Les thermomètres à mercure, digitaux et cutanés sont en vente libre en pharmacie. Les thermomètres digitaux, bien que relativement coûteux, sont faciles à utiliser et donnent une lecture rapide et précise, idéale pour les jeunes enfants. Les thermomètres cutanés et digitaux reviennent automatiquement à leur niveau normal. En revanche, il faut secouer énergiquement le thermomètre à mercure pour que le mercure redescende dans son réservoir, à un niveau inférieur à 36 °C.

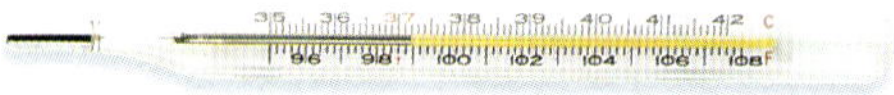

THERMOMÈTRE À MERCURE

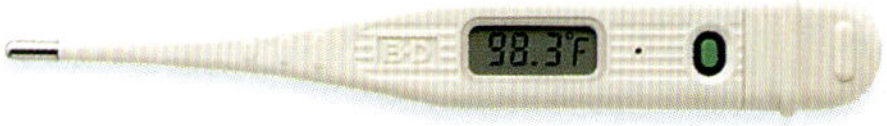


THERMOMÈTRE DIGITAL

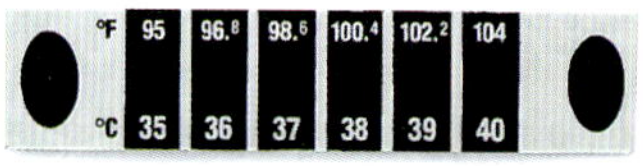


THERMOMÈTRE CUTANÉ

## POUR ADMINISTRER LES MÉDICAMENTS

Soyez très attentif aux doses de médicaments liquides. Secouez le flacon avant chaque utilisation et respectez les recommandations de stockage ; certains médicaments liquides doivent être conservés au réfrigérateur. Utilisez une seringue (voir ci-dessous) pour un jeune enfant, afin de vous assurer qu'il reçoit la dose de médicament voulue. Si votre enfant est plus grand, vous pouvez utiliser une cuillère en plastique de 5 ml.

Les enfants ont souvent du mal à avaler les comprimés : préférez ceux que l'on peut dissoudre ou écraser et mélangez à du jus de fruits ou à du miel. Un traitement antibiotique doit toujours être suivi jusqu'à son terme.

***Pour remplir la seringue***
*Fixez un adaptateur sur le flacon et enfoncez la seringue. Retournez le flacon, et tirez doucement le piston jusqu'à ce que la seringue contienne la dose de liquide voulue.*

ADAPTATEUR UNIVERSEL

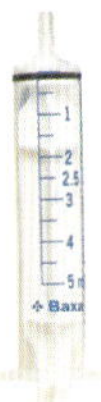

SERINGUE

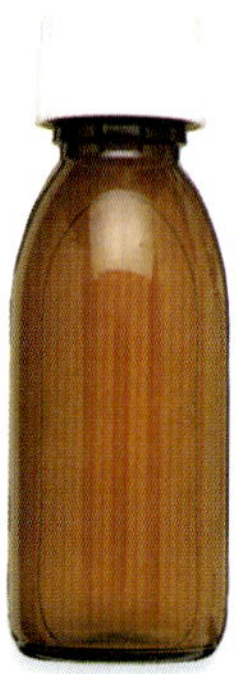

FLACON DE MÉDICAMENT

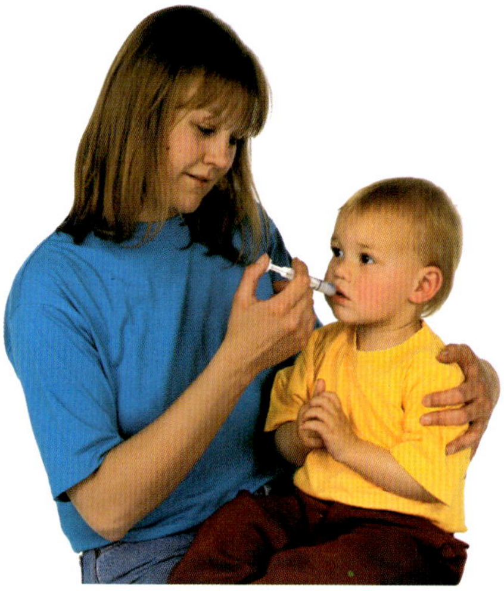

***Pour administrer un médicament à la seringue***
*Retirez la seringue pleine de l'adaptateur. Introduisez la pointe de la seringue dans la bouche de votre enfant, en la dirigeant vers la joue, et pressez doucement le piston.*

# INDEX

Les numéros de pages en **caractères gras** indiquent les fiches de symptômes. Les numéros de pages en *italiques* renvoient aux encadrés et illustrations qui expliquent les mesures à prendre, les techniques de premiers secours, ou les évaluations.

## A



## B



## C



## D

# N



# O



# P



# R



# S



# T

# REMERCIEMENTS


L'auteur souhaite remercier ses professeurs, le Dr H.V.L. Finlay et le Dr R.J.K. Brown, dont l'expérience et la sagesse se reflètent dans ces pages. Il est également très reconnaissant au Dr Jackie Bucknall et au Dr Warren Hyer, ses principaux secrétaires, qui ont vérifié les fiches des symptômes et apporté quelques commentaires très utiles. Il remercie le Dr Robert Youngston, qui a rédigé les rubriques consacrées aux troubles de l'œil et de la vue, le Dr Bryan Lask et le Dr Sarah Benton, auteurs des rubriques consacrées aux troubles affectifs et du comportement, et le Dr David P. Cocker, qui a vérifié les informations concernant les affections dentaires. Il remercie également le Dr Tony Smith, qui l'a encouragé depuis des années à écrire un ouvrage médical, et qui a révisé et amélioré ce manuscrit.

DORLING KINDERSLEY souhaite remercier :
**Autres conseillers médicaux** : Ursula Arens, British Nutrition Foundation ; Tam Fry, Fondation pour la Croissance de l'Enfant ; Hôpital Guy's et St Thomas ; le Dr John A. Henry, Département de Toxicologie Médicale, ; Joanna Tempowski, National Poisons Information Service ; le Dr Frances Williams
**Autres assistants éditoriaux** : le Dr Amanda Jackson ; Zal Knowles ; Ruth Midgley ; Cathy Shilling
**Assistant maquettiste** : Nicola Webb
**Photographie** : Andy Crawford
**Assistant photographe** : Gary Ombler
**Autres photographes** : Mike Good ; Steve Gorton ; Dave King ; Philip Powell ; Susanna Price ; Jules Selmes ; Stephen Schott
**Recherche iconographique** : Christine Rista
**Index** : David Harding
**Modèles** : George Allen ; Hugo Allen ; Freda Belle ; Charles Wilson Barnard ; Emma Barnard ; Rae Chen ; Jane Cunningham ; Max Cunningham ; Anita Eade ; Sally Evason ; Lily Blawat Farr ; Emma Foa ; Lia Foa ; Karen Good ; Olivia Grosvenor ; Nicola Hampel ; Jason Haniff ; Ellen Harris ; Joseph Lauder ; Rebecca Lauder ; Mary Lindsay ; Michelle Papadopoulos ; Nuna Papadopoulos ; Francesca Pritlove ; Joe Rollinson ; Archie Walker ; Aidan Walls ; Mark J. Wilde ; Amelia Wooding ; Sally Wooding.

**CRÉDITS PHOTOGRAPHIQUES**
**Abréviations** : h = haut ; c = centre ; b = bas ; g = gauche ; d = droite.
**Heather Angel** 152 ; **AVS Imperial College School of Medicine at St Mary's** 31 bg, 200 bg ; **Biophoto Associates** 31 bd, 79 hc, 79 cg, 120 bg, 120 cd, 134 bd, 139 cd ; **Collections** / Anthea Sieveking 79 cd ; **Sally Greenhill** 177 bd ; **KeyMed** 184 cd ; **Médical Slide Library** 79 cc, 120 hg, 130 cg, 135 cg, 136 cg, 163 bg, 165 hc, 166 bc, 178 cg ; **National Medical Slide Bank** 79 hd, 118, 121 cd, 132 bc, 139 cg, 141 bg ; **Dr Price, Northwick Park Hospital** 183 hg ; **John Radcliffe Hospital, Oxford** 200 hd ; **Science Photo Library** 137 bc, 180 cg, 184 cc, 187 cg, 200 hg/Alex Bartel 178 bd; Biophoto Associates 146 bg ; Biozentrum 148 bg ; Oscar Burriel/Latin Stock 173 ; Chris Bjornberg 155 bc ; Scott Camazine 15 ccg, 15 cd/John Durham 146 bg ; CNRI 159 bg, 184 bc, 187 bd, 198 ; Eric Grave 199 ; John Heseltine 174 ; London School of Hygiene and Tropical Medicine 124 hd ; Dr P. Marazzi 31 cd ; 119 hg, 119 bg, 137 cg, 138 bg, 140, 142 bg, 151 hd, 169 cd, 175 bg, 176 hd ; Will et Deni McIntyre 160 bd ; Hank Morgan 172 bd ; NIBSC 125, 151 bc ; Omikron 123 ; David Parker 141 hc ; John Radcliffe Hospital, Oxford 143 hc ; Service de Radiologie, Salisbury District Hospital 128 cr ; David Scharf 153 cg ; Garry Watson 88 bg ; Western Ophtalmic Hospital 166 hd ; **J. Sorrell** 184 bd ; **Dr Bernard Valman** 79 hg, 147 hcd, 158 bc ; **C. James Webb** 143 bg ; **Timothy Woodcock Photolibrary** 176 bc / Steve Horsted 172 hc ; **Mike Wyndham Picture Collection** 15 bg, 15 bd.

ISBN : 2-03-501029-2
Imprimerie : Graphicom, Vicenza.
Imprimé en italie (Printed in Italie) – décembre 1997
Dépôt légal : janvier 1998 – 100 501029 01